国家卫生健康委员会“十三五”规划教材
全国中医药高职高专教育教材

供护理专业用

# 老年护理

第3版

主　　编　唐凤平　郝　刚

副 主 编　孙建萍　林　梅　韩巧梅　赵久华

编　　委　(按姓氏笔画排序)

刘立珍(湖南中医药高等专科学校)
孙建萍(山西中医药大学)
李　媛(安徽中医药高等专科学校)
张　宏(大庆医学高等专科学校)
张瑜晶(黑龙江护理高等专科学校)
陈　姝(遵义医药高等专科学校)
林　梅(四川中医药高等专科学校)
屈晓敏(南阳医学高等专科学校)
赵久华(皖西卫生职业学院)
郝　刚(遵义医药高等专科学校)
唐凤平(湖南中医药高等专科学校)
韩巧梅(江西中医药高等专科学校)

学术秘书　刘立珍(兼)　陈　姝(兼)

人民卫生出版社

图书在版编目(CIP)数据

老年护理 / 唐凤平,郝刚主编. —3 版. —北京:人民卫生出版社,2018

ISBN 978-7-117-26545-4

Ⅰ. ①老… Ⅱ. ①唐…②郝… Ⅲ. ①老年医学－护理学－高等职业教育－教材 Ⅳ. ①R473

中国版本图书馆 CIP 数据核字(2018)第 159972 号



老 年 护 理
第 3 版

主 编:唐凤平 郝 刚
出版发行:人民卫生出版社(中继线 010-59780011)
地 址:北京市朝阳区潘家园南里 19 号
邮 编:100021
E - mail:pmph @ pmph.com
购书热线:010-59787592 010-59787584 010-65264830
印 刷:北京铭成印刷有限公司
经 销:新华书店
开 本:787 × 1092 1/16 印张:14
字 数:323 千字
版 次:2010 年 6 月第 1 版 2018 年 8 月第 3 版
2022 年 8 月第 3 版第 4 次印刷(总第 13 次印刷)
标准书号:ISBN 978-7-117-26545-4
定 价:38.00 元

# 《老年护理》数字增值服务编委会

**主　　编**　唐凤平　郝　刚

**副 主 编**　孙建萍　林　梅　韩巧梅　赵久华

**编　　委**　（按姓氏笔画排序）

刘立珍（湖南中医药高等专科学校）
孙建萍（山西中医药大学）
李　媛（安徽中医药高等专科学校）
张　宏（大庆医学高等专科学校）
张瑜晶（黑龙江护理高等专科学校）
陈　姝（遵义医药高等专科学校）
林　梅（四川中医药高等专科学校）
屈晓敏（南阳医学高等专科学校）
赵久华（皖西卫生职业学院）
郝　刚（遵义医药高等专科学校）
唐凤平（湖南中医药高等专科学校）
韩巧梅（江西中医药高等专科学校）

**学术秘书**　刘立珍（兼）　陈　姝（兼）

# 修订说明

为了更好地推进中医药职业教育教材建设，适应当前我国中医药职业教育教学改革发展的形势与中医药健康服务技术技能人才的要求，贯彻落实《国家中长期教育改革和发展规划纲要（2010—2020年）》《医药卫生中长期人才发展规划（2011—2020年）》《中医药发展战略规划纲要（2016—2030年）》精神，做好新一轮中医药职业教育教材建设工作，人民卫生出版社在教育部、国家卫生健康委员会、国家中医药管理局的领导下，组织和规划了第四轮全国中医药高职高专教育、国家卫生健康委员会“十三五”规划教材的编写和修订工作。

本轮教材修订之时，正值《中华人民共和国中医药法》正式实施之际，中医药职业教育迎来发展大好的际遇。为做好新一轮教材出版工作，我们成立了第四届中医药高职高专教育教材建设指导委员会和各专业教材评审委员会，以指导和组织教材的编写和评审工作；按照公开、公平、公正的原则，在全国1400余位专家和学者申报的基础上，经中医药高职高专教育教材建设指导委员会审定批准，聘任了教材主编、副主编和编委；启动了全国中医药高职高专教育第四轮规划第一批教材，中医学、中药学、针灸推拿、护理4个专业63门教材，确立了本轮教材的指导思想和编写要求。

第四轮全国中医药高职高专教育教材具有以下特色：

**1. 定位准确，目标明确** 教材的深度和广度符合各专业培养目标的要求和特定学制、特定对象、特定层次的培养目标，力求体现“专科特色、技能特点、时代特征”，既体现职业性，又体现其高等教育性，注意与本科教材、中专教材的区别，适应中医药职业人才培养要求和市场需求。

**2. 谨守大纲，注重三基** 人卫版中医药高职高专教材始终坚持“以教学计划为基本依据”的原则，强调各教材编写大纲一定要符合高职高专相关专业的培养目标与要求，以培养目标为导向、职业岗位能力需求为前提、综合职业能力培养为根本，同时注重基本理论、基本知识和基本技能的培养和全面素质的提高。

**3. 重点考点，突出体现** 教材紧扣中医药职业教育教学活动和知识结构，以解决目前各高职高专院校教材使用中的突出问题为出发点和落脚点，体现职业教育对人才的要求，突出教学重点和执业考点。

**4. 规划科学，详略得当** 全套教材严格界定职业教育教材与本科教材、毕业后教育教材的知识范畴，严格把握教材内容的深度、广度和侧重点，突出应用型、技能型教育内容。基础课教材内容服务于专业课教材，以“必须、够用”为度，强调基本技能的培养；专业课教材紧密围绕专业培养目标的需要进行选材。

**5. 体例设计,服务学生** 本套教材的结构设置、编写风格等坚持创新,体现以学生为中心的编写理念,以实现和满足学生的发展为需求。根据上一版教材体例设计在教学中的反馈意见,将"学习要点""知识链接""复习思考题"作为必设模块,"知识拓展""病案分析(案例分析)""课堂讨论""操作要点"作为选设模块,以明确学生学习的目的性和主动性,增强教材的可读性,提高学生分析问题、解决问题的能力。

**6. 强调实用,避免脱节** 贯彻现代职业教育理念。体现"以就业为导向,以能力为本位,以发展技能为核心"的职业教育理念。突出技能培养,提倡"做中学、学中做"的"理实一体化"思想,突出应用型、技能型教育内容。避免理论与实际脱节、教育与实践脱节、人才培养与社会需求脱节的倾向。

**7. 针对岗位,学考结合** 本套教材编写按照职业教育培养目标,将国家职业技能的相关标准和要求融入教材中。充分考虑学生考取相关职业资格证书、岗位证书的需要,与职业岗位证书相关的教材,其内容和实训项目的选取涵盖相关的考试内容,做到学考结合,体现了职业教育的特点。

**8. 纸数融合,坚持创新** 新版教材最大的亮点就是建设纸质教材和数字增值服务融合的教材服务体系。书中设有自主学习二维码,通过扫码,学生可对本套教材的数字增值服务内容进行自主学习,实现与教学要求匹配、与岗位需求对接、与执业考试接轨,打造优质、生动、立体的学习内容。教材编写充分体现与时代融合、与现代科技融合、与现代医学融合的特色和理念,适度增加新进展、新技术、新方法,充分培养学生的探索精神、创新精神;同时,将移动互联、网络增值、慕课、翻转课堂等新的教学理念和教学技术、学习方式融入教材建设之中,开发多媒体教材、数字教材等新媒体形式教材。

人民卫生出版社医药卫生规划教材经过长时间的实践与积累,其中的优良传统在本轮修订中得到了很好的传承。在中医药高职高专教育教材建设指导委员会和各专业教材评审委员会指导下,经过调研会议、论证会议、主编人会议、各专业编写会议、审定稿会议,确保了教材的科学性、先进性和实用性。参编本套教材的800余位专家,来自全国40余所院校,从事高职高专教育工作多年,业务精纯,见解独到。谨此,向有关单位和个人表示衷心的感谢!希望各院校在教材使用中,在改革的进程中,及时提出宝贵意见或建议,以便不断修订和完善,为下一轮教材的修订工作奠定坚实的基础。

人民卫生出版社有限公司<br>2018年4月

# 全国中医药高职高专院校第四轮第一批规划教材书目

| 教材序号 | 教材名称 | 主编 | 适用专业 |
|---|---|---|---|
| 1 | 大学语文(第4版) | 孙　洁 | 中医学、针灸推拿、中医骨伤、护理等专业 |
| 2 | 中医诊断学(第4版) | 马维平 | 中医学、针灸推拿、中医骨伤、中医美容等专业 |
| 3 | 中医基础理论(第4版)* | 陈　刚　徐宜兵 | 中医学、针灸推拿、中医骨伤、护理等专业 |
| 4 | 生理学(第4版)* | 郭争鸣　唐晓伟 | 中医学、中医骨伤、针灸推拿、护理等专业 |
| 5 | 病理学(第4版) | 苑光军　张宏泉 | 中医学、护理、针灸推拿、康复治疗技术等专业 |
| 6 | 人体解剖学(第4版) | 陈晓杰　孟繁伟 | 中医学、针灸推拿、中医骨伤、护理等专业 |
| 7 | 免疫学与病原生物学(第4版) | 刘文辉　田维珍 | 中医学、针灸推拿、中医骨伤、护理等专业 |
| 8 | 诊断学基础(第4版) | 李广元　周艳丽 | 中医学、针灸推拿、中医骨伤、护理等专业 |
| 9 | 药理学(第4版) | 侯　晞 | 中医学、针灸推拿、中医骨伤、护理等专业 |
| 10 | 中医内科学(第4版)* | 陈建章 | 中医学、针灸推拿、中医骨伤、护理等专业 |
| 11 | 中医外科学(第4版)* | 尹跃兵 | 中医学、针灸推拿、中医骨伤、护理等专业 |
| 12 | 中医妇科学(第4版) | 盛　红 | 中医学、针灸推拿、中医骨伤、护理等专业 |
| 13 | 中医儿科学(第4版)* | 聂绍通 | 中医学、针灸推拿、中医骨伤、护理等专业 |
| 14 | 中医伤科学(第4版) | 方家选 | 中医学、针灸推拿、中医骨伤、护理、康复治疗技术专业 |
| 15 | 中药学(第4版) | 杨德全 | 中医学、中药学、针灸推拿、中医骨伤、康复治疗技术等专业 |
| 16 | 方剂学(第4版)* | 王义祁 | 中医学、针灸推拿、中医骨伤、康复治疗技术、护理等专业 |

续表

| 教材序号 | 教材名称 | 主编 | 适用专业 |
| --- | --- | --- | --- |
| 17 | 针灸学(第4版) | 汪安宁　易志龙 | 中医学、针灸推拿、中医骨伤、康复治疗技术等专业 |
| 18 | 推拿学(第4版) | 郭　翔 | 中医学、针灸推拿、中医骨伤、护理等专业 |
| 19 | 医学心理学(第4版) | 孙　萍　朱　玲 | 中医学、针灸推拿、中医骨伤、护理等专业 |
| 20 | 西医内科学(第4版)* | 许幼晖 | 中医学、针灸推拿、中医骨伤、护理等专业 |
| 21 | 西医外科学(第4版) | 朱云根　陈京来 | 中医学、针灸推拿、中医骨伤、护理等专业 |
| 22 | 西医妇产科学(第4版) | 冯　玲　黄会霞 | 中医学、针灸推拿、中医骨伤、护理等专业 |
| 23 | 西医儿科学(第4版) | 王龙梅 | 中医学、针灸推拿、中医骨伤、护理等专业 |
| 24 | 传染病学(第3版) | 陈艳成 | 中医学、针灸推拿、中医骨伤、护理等专业 |
| 25 | 预防医学(第2版) | 吴　娟　张立祥 | 中医学、针灸推拿、中医骨伤、护理等专业 |
| 1 | 中医学基础概要(第4版) | 范俊德　徐迎涛 | 中药学、中药制药技术、医学美容技术、康复治疗技术、中医养生保健等专业 |
| 2 | 中药药理与应用(第4版) | 冯彬彬 | 中药学、中药制药技术等专业 |
| 3 | 中药药剂学(第4版) | 胡志方　易生富 | 中药学、中药制药技术等专业 |
| 4 | 中药炮制技术(第4版) | 刘　波 | 中药学、中药制药技术等专业 |
| 5 | 中药鉴定技术(第4版) | 张钦德 | 中药学、中药制药技术、中药生产与加工、药学等专业 |
| 6 | 中药化学技术(第4版) | 吕华瑛　王　英 | 中药学、中药制药技术等专业 |
| 7 | 中药方剂学(第4版) | 马　波　黄敬文 | 中药学、中药制药技术等专业 |
| 8 | 有机化学(第4版)* | 王志江　陈东林 | 中药学、中药制药技术、药学等专业 |
| 9 | 药用植物栽培技术(第3版)* | 宋丽艳　汪荣斌 | 中药学、中药制药技术、中药生产与加工等专业 |
| 10 | 药用植物学(第4版)* | 郑小吉　金　虹 | 中药学、中药制药技术、中药生产与加工等专业 |
| 11 | 药事管理与法规(第3版) | 周铁文 | 中药学、中药制药技术、药学等专业 |
| 12 | 无机化学(第4版) | 冯务群 | 中药学、中药制药技术、药学等专业 |
| 13 | 人体解剖生理学(第4版) | 刘　斌 | 中药学、中药制药技术、药学等专业 |
| 14 | 分析化学(第4版) | 陈哲洪　鲍　羽 | 中药学、中药制药技术、药学等专业 |
| 15 | 中药储存与养护技术(第2版) | 沈　力 | 中药学、中药制药技术等专业 |

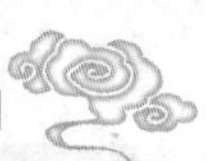

续表

| 教材序号 | 教材名称 | 主编 | 适用专业 |
|---|---|---|---|
| 1 | 中医护理(第3版)* | 王　文 | 护理专业 |
| 2 | 内科护理(第3版) | 刘　杰　吕云玲 | 护理专业 |
| 3 | 外科护理(第3版) | 江跃华 | 护理、助产类专业 |
| 4 | 妇产科护理(第3版) | 林　萍 | 护理、助产类专业 |
| 5 | 儿科护理(第3版) | 艾学云 | 护理、助产类专业 |
| 6 | 社区护理(第3版) | 张先庚 | 护理专业 |
| 7 | 急救护理(第3版) | 李延玲 | 护理专业 |
| 8 | 老年护理(第3版) | 唐凤平　郝　刚 | 护理专业 |
| 9 | 精神科护理(第3版) | 井霖源 | 护理、助产专业 |
| 10 | 健康评估(第3版) | 刘惠莲　滕艺萍 | 护理、助产专业 |
| 11 | 眼耳鼻咽喉口腔科护理(第3版) | 范　真 | 护理专业 |
| 12 | 基础护理技术(第3版) | 张少羽 | 护理、助产专业 |
| 13 | 护士人文修养(第3版) | 胡爱明 | 护理专业 |
| 14 | 护理药理学(第3版)* | 姜国贤 | 护理专业 |
| 15 | 护理学导论(第3版) | 陈香娟　曾晓英 | 护理、助产专业 |
| 16 | 传染病护理(第3版) | 王美芝 | 护理专业 |
| 17 | 康复护理(第2版) | 黄学英 | 护理专业 |
| 1 | 针灸治疗(第4版) | 刘宝林 | 针灸推拿专业 |
| 2 | 针法灸法(第4版)* | 刘　茜 | 针灸推拿专业 |
| 3 | 小儿推拿(第4版) | 刘世红 | 针灸推拿专业 |
| 4 | 推拿治疗(第4版) | 梅利民 | 针灸推拿专业 |
| 5 | 推拿手法(第4版) | 那继文 | 针灸推拿专业 |
| 6 | 经络与腧穴(第4版)* | 王德敬 | 针灸推拿专业 |

* 为"十二五"职业教育国家规划教材

# 第四届全国中医药高职高专教育教材建设指导委员会



# 第四届全国中医药高职高专护理类专业教材评审委员会

# 前　言

我国是世界上拥有老龄人口最多的国家，也是老龄人口增长最快的国家，因此对老年护理专业人才的需求激增。为了培养专业能力强、具有良好职业道德的实用型老年护理人才，积极推进教材建设，提升高职高专老年护理教材水平具有重要的意义。

本教材在遵循整套教材编写的指导思想和原则下，我们对全国中医药高职高专院校教材护理学专业《老年护理》第2版进行了修订和完善更新内容，体现“以整体护理观为指导，以老年人的健康为中心，以护理程序为主线，以提高老年人生活质量为目的”，使教材定位和内容更符合高职高专护理教育培养“实用型”人才的目标。全书共九章，内容包括：绪论，老年人的健康保健、照护与管理，老年人的健康评估，老年人的日常生活护理，老年人心理卫生与常见心理问题护理，老年人的常见安全问题与护理，老年人常见健康问题与护理，老年人常见疾病与护理，老年人的康复护理。在传承原教材优秀部分、更新各章节陈旧知识的基础上，修订后的第3版教材主要特点如下：

1. 突出老年护理专业特点　反映老年人群护理的重要知识点，体现对健康老年人和患病老年人的全面护理，日常保健、生活护理和疾病护理及康复护理并重。

2. 各章内容不同程度地更新和补充　为避免与其他相关教材的重复或遗漏，删除了老年临终护理章节，增设了老年康复护理相关内容及老年护理常用护理技术，使之更具有实用性和可操作性。

3. 教材体现数字融合　为了给教师教学和学生自主学习提供方便，帮助读者更好地理解教材内容，实现和满足学生的发展需求，在每章内容前设有学习要点、正文中增加相关知识链接，章末设立复习思考题，以引导学生梳理思维；并增加了二维码数字增值服务，读者可通过手机二维码扫描下载直接查看相应章节资源。

本教材主要供高职高专护理专业使用，也可作为临床护理人员继续教育、老年护理岗位培训、养老护理员资格培训及老年护理机构工作人员的参考书。

在本书编写过程中，得到了人民卫生出版社的热情指导和帮助，各编者所在单位给予了大力支持和鼓励，在此一并表示诚挚的谢意！

由于编写时间有限，编者的知识水平和能力有限，难免存在不足与疏漏，敬请专家、读者及使用本教材的师生和护理界同仁不吝指正。

《老年护理》编委会

2018年4月

# 目　录

第一章　绪论……1
第一节　老化与人口老龄化……1
一、老化的概念及特点……2
二、老年人的年龄划分标准……3
三、人口老龄化……4
第二节　老年护理学概述……7
一、老年护理及其相关概念……7
二、老年护理的目标与原则……7
三、老年护理特点……9
四、老年护理人员的素质要求……10
第三节　老年护理学的发展……11
一、国外老年护理的发展……11
二、我国老年护理的发展……12

第二章　老年人的健康保健、照护与管理……14
第一节　老年人的健康保健……14
一、健康保健新理念……14
二、老年保健与健康管理……15
第二节　老年保健……15
一、老年保健目标……15
二、老年保健的重点人群……16
三、老年保健的基本原则、任务和策略……16
四、老年人的自我保健……18
第三节　养老与照护……20
一、养老……20
二、社会发展对养老照顾的影响……21

三、养老照顾模式……22
第四节　老年人健康管理……26
一、健康管理的目标与程序……26
二、老年人个人、家庭及社区健康管理……27

第三章　老年人的健康评估……30
第一节　老年人各器官、系统的老化改变……30
一、感觉器官……30
二、呼吸系统……31
三、消化系统……32
四、循环系统……32
五、泌尿系统……33
六、内分泌系统……33
七、运动系统……34
八、神经系统……34
第二节　老年人健康评估概述……34
一、评估原则……35
二、评估方法……35
三、评估注意事项……36
第三节　老年人身体健康评估……37
一、健康史……37
二、体格检查……37
三、功能状态评估……38
四、辅助检查……41
第四节　老年人心理健康评估……42
一、认知功能评估……42
二、情绪与情感评估……43
第五节　老年人社会健康评估……45
一、角色功能评估……45
二、环境评估……46
三、文化评估……47
四、家庭评估……47

第四章　老年人的日常生活护理……49
第一节　老年人的生活及环境……49
一、日常生活护理的注意事项……50
二、环境的要求与调整……51

第二节　老年人沟通……52
一、非语言沟通的技巧……52
二、语言沟通的技巧……54
第三节　老年人的饮食与排泄……55
一、饮食与营养……55
二、老年人的饮食护理……56
三、老年人的排泄护理……58
第四节　老年人的活动与休息……59
一、老年人的活动……59
二、老年人运动的指导……60
三、老年人休息与睡眠……62
第五节　老年人的皮肤清洁与衣着卫生……63
一、老年人的皮肤清洁……63
二、老年人的衣着卫生……65
三、卧床老年人体位的变换……66

第五章　老年人心理卫生与常见心理问题护理……67
第一节　老年人的心理卫生……67
一、老年人的心理变化……67
二、老年人心理变化的影响因素……69
第二节　老年人常见心理健康问题与护理……70
一、离退休综合征……70
二、空巢综合征……71
三、焦虑……72
四、抑郁……73
第三节　老年人心理健康的维护与促进……75
一、心理健康内涵……75
二、老年人心理健康的维护与促进……77

第六章　老年人的常见安全问题与护理……80
第一节　老年人用药护理……80
一、老年人药物代谢和药效学特点……81
二、老年人常见药物不良反应及原因……82
三、老年人用药原则……83
四、老年人安全用药的护理……85
第二节　老年人常见安全问题与护理……87
一、跌倒……87

二、吞咽障碍……93
三、烧烫伤……97
四、中暑……100
五、低体温综合征……102

第七章　老年人常见健康问题与护理……104
第一节　疼痛……104
第二节　便秘……106
第三节　尿失禁……109
第四节　老年感知障碍……112
一、老年性耳聋……112
二、老年性白内障……114
第五节　皮肤瘙痒症……117
第六节　睡眠呼吸暂停综合征……120
第七节　围绝经期综合征……122

第八章　老年人常见疾病与护理……126
第一节　老年高血压……126
第二节　老年冠状动脉粥样硬化性心脏病……129
一、老年心绞痛……130
二、老年急性心肌梗死……132
第三节　脑卒中……135
一、脑梗死……136
二、脑出血……139
第四节　老年肺炎……141
第五节　胃食管反流病……144
第六节　老年糖尿病……147
第七节　骨质疏松症……151
第八节　老年退行性骨关节病……155
第九节　老年期痴呆……158
第十节　帕金森病……163

第九章　老年人的康复护理……168
第一节　老年康复的相关知识……168
一、相关概念……168
二、老年康复护理目标与护理原则……169
三、老年康复护理行为……170

第二节 常用老年康复护理技术…… 171
一、体位的摆放…… 172
二、体位转移…… 173
三、生活自理能力的训练…… 178
四、功能训练…… 180

附录一 老年人常用评估量表…… 183
量表 1 Barthel 指数…… 183
量表 2 Katz 日常生活功能指数评价表…… 184
量表 3 Lawton 功能性日常生活能力量表…… 184
量表 4 Pfeffer 功能活动问卷…… 185
量表 5 简易智力状态检查…… 186
量表 6 汉密尔顿焦虑量表…… 187
量表 7.1 状态 - 特质焦虑问卷…… 188
量表 7.2 特质焦虑问卷…… 189
量表 8 抑郁自评量表…… 190
量表 9 汉密尔顿抑郁量表…… 191

附录二 老年人日常生活护理操作技能…… 192
1. 喂食…… 192
2. 拐杖使用…… 193
3. 助步器使用…… 193
4. 穿脱衣裤…… 194
5. 协助翻身…… 195
6. 协助坐起…… 196
7.1 移位的照护 - 协助床上移动…… 197
7.2 移位的照护 - 床椅间转移…… 198

主要参考书目…… 201

# 第一章

# 绪　　论

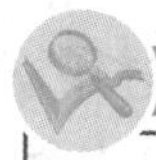

## 学习要点

1. 老化、人口老龄化、老龄化社会、老年护理学的概念。

2. 老年人年龄划分标准；人口老龄化的常用指标；中国人口老龄化带来的影响及解决策略；老年护理的目标与原则。

3. 人口老龄化的现状与趋势；老年护理学的发展。

随着社会的进步和经济的发展，人类预期寿命普遍延长，人口老龄化已成为全世界关注的问题。学习和研究老年人护理的有关理论、知识、方法和技术，对护理专业人员具有重要的现实意义。

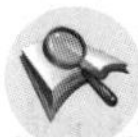

## 案例分析

**2个上班族赡养一个退休老人**

中国社会科学院发布的《中国养老金融发展报告(2016)》预计，2030年老龄化人口将达到2.8亿人，占比为20.2%；2055年达到峰值4亿人，占比27.2%，意味着到那时，我国人口中有近三分之一是老年人。从人口抚养比来看，2018年全国城镇企业职工基本养老保险每5个人就有一个人不缴费，而到2022年则几乎变成每4个人就有一个人不缴费；2018年全国超过2个缴费者来赡养一个退休者，而到2022年则不到2个缴费者需要赡养一个退休者。

请问：1. 影响人口老龄化的主要因素有哪些？

2. 人口老龄化给社会带来哪些影响？如何应对？

## 第一节　老化与人口老龄化

生老病死是一切生物物种的普遍规律。人在出生、发育、成熟至死亡的生命历程中，会发生一系列生理和心理改变。“老年”从生理意义上讲，是生命过程中组织器官在形态和功能上发生进行性、衰退性变化的阶段。

## 一、老化的概念及特点

### （一）老化的概念

老化即衰老，是指机体生长发育到成熟期以后，随着增龄而出现的身体结构或功能逐渐减退或退化的过程。是所有生物种类在生命延续过程中的一种生命现象。

老化可分为生理性老化和病理性老化。生理性老化（physiological senility）是符合自然规律的，即机体在生长过程中随增龄而发生的生理性、衰退性的变化，是一种正常的老化现象。病理性老化（pathological senility）即在生理老化的基础上，因某些生物、心理、社会及环境等因素所致的异常老化。两者很难严格区分，往往结合在一起，从而加快了老化的进程。

### （二）老化的特点

1. 累积性　老化并非一朝一夕所致，而是在日复一日、年复一年的岁月变迁中，机体结构和功能上的一些微小变化长期逐步积累到一定程度，机体的形态结构才会出现明显的退行性变化，生理功能才会有所下降，一旦表现出来，不可逆转。

2. 普遍性　老化是多细胞生物普遍存在的生物学现象，且同种生物的老化进程所表现出来的老化征象大致相同。任何个体都不可避免走向衰老和死亡。

3. 渐进性　老化是一个循序渐进的演变过程，且逐步加重，而非跳跃式发展，往往在不知不觉中即出现了老化的征象，且同一物种所表现出来的老化征象相同。

4. 内生性　老化源于生物本身固有的特性（如遗传），同一物种所表现出来的老化征象相同。环境因素只能影响老化的进程，或加速老化，或延缓老化，但不能阻止老化。

5. 危害性　老化的过程是机体的结构和功能衰退的过程，导致机体功能下降乃至丧失，因而往往对生存不利，使机体越来越容易感染疾病，终致死亡。

### （三）老化的原因与机制

1. 老化原因　老化是一种多因素引起的机体内各脏器细胞功能减低的生物现象。凡能直接或间接引起生物老化的因素均是老化的原因。研究者在尸检过程中发现，真正由于衰老而导致的死亡仅占死亡人数的5%或更少。目前对于引起衰老的因素尚不十分清楚，大致分为遗传因素和非遗传因素。

(1) 遗传因素：人类部分遗传基因是决定人的寿命和衰老的主要物质，其主要成分是脱氧核糖核酸（DNA）所组成的遗传单位。线粒体上的DNA基因与生物的寿命有关。染色体上的DNA基因主管生命遗传信息的调控和表达，从而影响生物的生殖、发育和衰老等过程。衰老基因位于衰老细胞内，能使各种细胞的代谢功能减退而导致衰老。凋亡基因与衰老基因共同作用导致生物衰老。在生物的生殖、发育和衰老的过程中，不同基因在特定的调控下，对生命过程起着特定的作用。

(2) 非遗传因素：虽然遗传基因对人的最高寿命起决定作用，但人往往不能活到最高寿命。其原因是人的寿命还受到非遗传因素的影响。包括生理因素、心理因素、社会环境因素和生活方式等。尤其是心理与社会方面的老化受个体认知、社会化过程、身体功能退化以及社会的期待等因素的影响。

2. 老化机制　人体老化机制的认识过程一直在不断探索和发展之中，至今人体老化的真正原因和机制未完全清楚。基因决定了机体的衰老，基因是衰老的始动因素。这是衰老的内因。除此之外，营养不均衡、运动量过少、环境污染、精神与心理因素等构成了衰老的外因，它们在衰老发生机制的不同环节发挥作用，导致了衰老的进程加速。这便是衰老的内外双因论。

目前关于老化的机制归纳为三大类：一是老化的生物学理论。其重点探究老化过程中生物体生理改变的特点和原因。迄今，科学家根据各自的研究结果，提出了种种关于老化的学说或理论。现有的生物老化理论可分为随机老化理论与非随机老化理论。随机老化理论认为老化的发生是随机损伤积累的过程；标志性的理论有体细胞突变理论、分子交联理论、自由基理论等。非随机老化理论认为与年龄相关的分子和细胞水平的变化都是固有的或预设的，是受程序控制的，即老化是程序控制的过程。标志性的理论有神经内分泌理论、免疫理论、基因程控理论等理论。二是老化的心理学理论。其重点研究和解释老化过程中对老年人的认知思考、心智行为与学习动机的影响。标志性的理论有人格发展理论、自我效能理论。三是老化的社会学理论。其主要研究、了解及解释社会互动、社会期待、社会制度与社会价值对老化过程适应的影响。标志性的有隐退理论、活跃理论、次文化理论、交换理论等理论。

## 二、老年人的年龄划分标准

人体衰老是个渐进的过程。个体老化的进度不同，即使在同一个人身上，各脏器系统的衰老变化也不完全一致，因此，很难准确界定个体进入老年的时间。目前国际上对老年人的年龄界限无统一的标准，多数是根据各国国内情况所规定的。

知识链接

**人类年龄划分的其他标准**

1. 时序年龄（又称历法年龄） 是指按出生年月计算出的年龄，指个体离开母体后在地球上生存的时间。

2. 心理年龄 一般有两个含义，首先常用心理年龄反映心情状态，心理年龄与时序年龄可不相符，心理年龄可较时序年龄年轻，亦可较时序年龄年老；其次心理年龄是心理学“智力测验”的术语，系根据标准化测量表的常模衡量智力水平。将心理年龄与时序年龄相对照，可看出其智力绝对水平的高低。

3. 生理学年龄（又称生物学年龄） 是以正常个体生理学上或解剖上的状况所推算的年龄，通常是同一功能状态的人的时序年龄的平均值。

### （一）世界卫生组织标准

在发达国家将 65 岁以上的人群定义为老年人，而在发展中国家（特别是亚太地区）则将 60 岁以上的人群定义为老年人。

近些年，WHO 根据现代人生理与心理结构上的变化，将人的年龄界限又作了新的划分：44 岁以下为青年人；45～59 岁为中年人；60～74 岁为年轻老人（the young old）；75～89 岁为老老年人（the old old）；90 岁以上为非常老的老年人（the very old）或长寿老年人（the longevous）。

### （二）我国标准

根据我国实际情况，中华医学会老年医学分会于 1982 年决定：我国 60 岁以上为老年人。人口学中则认定：60～69 岁为低龄老年人；70～79 岁为中龄老年人；80 岁以上为高龄老年人。我国现阶段划分老年人的标准见表 1-1。

表 1-1 我国现阶段划分老年人的标准

| 年龄分期（岁） | 分期名称 | 中文称呼 |
| --- | --- | --- |
| 45～59 | 老年前期（初老期） | 中老年人 |
| 60～89 | 老年期 | 老年人 |
| 90 以上 | 长寿期 | 长寿老人 |

## 三、人口老龄化

### （一）人口老龄化

人口老龄化简称人口老化，是指老年人口占总人口的比例不断上升的动态过程。人口老龄化是人类群体的老化，出生率和死亡率的下降、平均预期寿命的延长是世界人口趋向老龄化的直接原因。

### （二）老龄化社会

即在某国家或地区的总人口构成中，老年人口数占总人口的比例，称为老年人口系数，是评价人口老龄化的重要指标。计算公式为：

老年人口系数（%）=（60 或 65 岁以上人口数 / 总人口数）× 100%

世界卫生组织对老龄化社会的划分有两个标准，见表 1-2。

表 1-2 老龄化社会的划分标准

| | 发达国家 | 发展中国家 |
| --- | --- | --- |
| 老年人界限年龄 | 65 岁 | 60 岁 |
| 青年型（老年人口系数） | <4% | <8% |
| 成年型（老年人口系数） | 4%～7% | 8%～10% |
| 老年型（老年人口系数） | ≥7% | ≥10% |

1. 发达国家的标准　65 岁以上人口占总人口的 7% 以上，定义为老龄化社会（老龄化国家或地区）。

2. 发展中国家的标准　60 岁以上人口占总人口的 10% 以上定义为老龄化社会（老龄化国家或地区）。

### （三）人口老龄化的现状与趋势

人口老龄化是世界人口发展的普遍趋势，标志着人类平均寿命延长，是科学与经济不断发展以及社会进步的体现。

1. 世界人口老龄化趋势及特点　全球人口老龄化生要特点有：

(1) 人口老龄化的速度加快：1950 年全球大约有 2.0 亿老年人，1990 年则为 4.8 亿，2002 年已达 6.29 亿，2011 年上升至 7.43 亿，占总人口的 11%。据联合国预测，2050 年老年人数量将猛增到 20 亿，占世界总人口的 21%，平均每年增长 9000 万。据分析，从1950年到2025年，世界人口将增加2倍多，而老年人口将增加4倍多。

（2）发展中国家老年人口增长速度快：发展中国家老年人口的增长率是发达国家的2倍，也是世界人口增长率的2倍。目前65岁老年人口数量每月以80万的速度增长，其中66%集中在发展中国家。预计2050年，世界老年人口约有82%的老年人即超过16亿人将生活在发展中地区，4亿老年人将生活在发达地区。

（3）人口平均预期寿命不断延长：19世纪许多国家的人口平均寿命只有40岁左右，20世纪末则达到60～70岁，一些国家已经超过80岁。世界卫生组织2011年《世界卫生统计资料》显示，日本和欧洲国家圣马力诺2009年人均寿命均为83岁，并列世界首位。2010年世界平均寿命70岁，发达国家为77岁，发展中国家为67岁。其中最大增幅出现在非洲，当地人均寿命提高9.4岁，达到60岁。

（4）高龄老年人增长速度最快：80岁以上高龄老人是老年人口中增长最快的群体，平均每年以3.8%的速度增长，极大超过60岁以上人口的平均速度(2.6%)。2010年全球80岁以上老年人口超过1.05亿，预计到2050年，高龄老人约3.8亿，占老年人总数的1/5。

（5）女性老年人占老年人口中的多数：一般而言，老年男性死亡率高于女性。如美国女性老人的平均预期寿命比男性老人高6.9岁，日本为5.9岁，法国为8.4岁，中国为3.8岁，这种性别差异致使多数国家老年人口中女性超过男性。

2. 中国人口老龄化趋势及特点　1999年10月，中国开始迈入老年型国家。《中国人口老龄化发展趋势预测研究报告》指出，从2001年—2100年，中国的人口老龄化可以分为三个阶段：从2001年—2020年是快速老龄化阶段，到2020年，老年人口将达到2.48亿；2021年—2050年是加速老龄化阶段，到2050年，老年人口总量将超过4亿；2051年—2100年是稳定的重度老龄化阶段，老年人口规模将稳定在3亿～4亿。2030年—2050年是中国人口老龄化最严峻的时期；重度人口老龄化和高龄化将日益突出；中国将面临人口老龄化和人口总量过多的双重压力。我国的人口老龄化社会进程具有以下主要特点：

（1）老年人口规模大：第六次全国人口普查数据显示，截至2010年11月1日，全国人口为13.39亿，60岁以上的老年人达1.78亿，占总人口的13.26%，其中65岁以上老年人为1.19亿，占总人口的8.87%。这表明我国不仅仍是世界第一人口大国，也是世界上唯一老年人口超过1亿的国家，占全球老年人口总量的五分之一。

（2）老龄化发展迅速：65岁以上老年人占总人口的比例从7%提升到14%，发达国家大多用了45年以上的时间，中国只用27年就完成这个历程，并且将长时期保持较高的递增速度，属于老龄化速度最快国家之列。

（3）地区发展不平衡：人口老龄化发展的速度和程度在很大程度上取决于经济发展状况，我国东部地区尤其是经济发达的大中城市人口老龄化的速度和程度，明显快于西部经济欠发达地区。上海在1979年最早进入人口老年型行列，和最迟2012年进入老年型人口行列的宁夏相比，时间跨度长达33年。

（4）城乡比例倒置显著：我国农村老年人口数量为1.04亿人，占全国老年人口比例的58.3%。农村人口老龄化的程度已经达到15.4%，比全国13.3%的平均水平高出2.1个百分点，高于城市老龄化程度，但是城市应对人口老龄化的能力明显强于农村。随着人口老龄化的加速推进，农村地区应对人口老龄化面临的问题更为严峻。

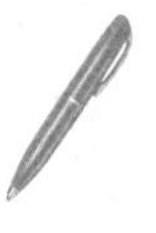

(5) 老龄化超前于现代化：发达国家是在基本实现现代化的条件下进入老龄社会的，属于“先富后老或富老同步”，而中国则是在尚未实现现代化，经济尚不发达的情况下进入老龄社会的，属于“未富先老”。发达国家进入老龄社会时人均国内生产总值一般都在5000～10 000美元，而中国1999年进入老龄化社会时人均国内生产总值尚不足1000美元，2010年才突破4000美元，应对人口老龄化的经济实力还比较薄弱。

(6) 人口老龄化与家庭小型化、空巢化相伴随：随着年轻人异地工作、求学，父母与子女异地居住，空巢老人越来越多。据统计，2010年城乡空巢家庭接近50%，而农村65岁及以上的留守老人近2000万。第六次全国人口普查数据显示，目前我国平均每个家庭3.1人，家庭小型化使家庭养老功能明显弱化，导致部分老年人经济生活状况较差，心理问题突出。

### (四) 人口老龄化的主要影响

社会人口老龄化所带来的问题，尤其是老年人口的高龄化，将给未来经济的可持续发展和人民生活等各领域带来广泛而深刻的影响，也造成养老保障、医疗保障、养老服务等多方面的压力。

1. 社会负担加重　老年人口负担系数(60岁以上人口与15～59岁人口的比例)1999年为1∶8.2，2000年为1∶6，据最新预测，2020年约3个劳动年龄人口负担1个老人，而2030年则约2.5个劳动年龄人口负担1个老人。另外，人口老龄化使国家用于老年社会保障的费用大量增加，医疗费用和养老金是社会对老年人主要的支出项目，加上各种涉老救助和福利，庞大的财政开支给各国政府带来沉重的负担。

2. 社会保障费用增加　人口老龄化使国家用于老年社会保障的费用大量增加，医疗费用和养老金是社会对老年人的主要支出项目，加上各种涉老救助和福利，庞大的财政开支给国家政府带来沉重的负担。预计到2030年，我国离退休人员将猛增到1.5亿多人，届时离退休人员将相当于在职人员的40%以上，这将给国家造成沉重的负担，影响经济的可持续发展。

3. 老年人对医疗保健的需求加剧　随着老年人口增加和寿命延长，因疾病、伤残、衰老而失去生活能力的老年人显著增加。预计到2015年，失能老年人将达到4000万人。老年人发病率高，且其多患有肿瘤、心脑血管病、糖尿病、老年精神障碍等慢性病，病程长、花费大，消耗卫生资源多，不仅使家庭和社会的负担加重，同时也对医疗资源提出挑战，对医疗设施、医护人员和卫生费用的需求急剧增大。

4. 社会养老服务供需矛盾突出　随着人口老龄化、高龄化、家庭少子化，传统的家庭养老功能日趋削弱，养老负担越来越多地依赖于社会。但我国社会服务的发展仍相对滞后，养老服务供需矛盾突出。截至2010年底，全国各类养老福利机构近4万家、床位314万张，养老床位总数仅占老年人口的1.8%，低于发达国家5%～7%的比例，也低于一些发展中国家2%～3%的水平。按照民政部《全国民政人才中长期发展规划(2010—2020年)》的目标，养老护理员的数量要从2010年的3万人发展至2020年的600万人，目前还不到60万人，持证上岗的养老护理员不足10万人，远远不能满足老龄事业的发展需要。

## 第二节 老年护理学概述

老年护理学源于老年学，是一门跨学科、多领域，同时又具有其独特性的综合性学科。与老年学、老年医学关系密切。

### 一、老年护理及其相关概念

#### （一）老年学（gerontology）

老年学是研究人类老化及其所引起一系列经济和社会等与老年有关问题的综合性学科，主要包括老年生物学、老年医学、老年社会学、老年心理学、老年护理学等。

#### （二）老年医学（geriatrics）

老年医学是医学科学中的一门重要学科，是从医学的角度研究人类衰老的机制、探索老化发展过程、实施保障老年人身心健康，以及研究预防和治疗人类老化及老年疾病预防和治疗的学科。包括老年基础医学、老年临床医学、老年康复医学、老年流行病学、老年预防保健医学、老年社会医学等内容。

#### （三）老年护理学（geriatric nursing）

老年护理学是以老年人为研究对象，研究老年期的身心健康和疾病护理特点与预防保健的学科，也是研究、诊断和处理老年人对自身现存和潜在健康问题的反应的学科。它是护理学的一个重要分支，与社会科学、自然科学相互渗透。

老年护理学起源于现有的护理理论和社会学、生物学、心理学、健康政策等学科理论。美国护士协会（American Nurses Association，ANA）1987年提出用“老年护理学（geriatric nursing）”概念代替“老年病护理（geriatric nursing）”概念，意味着老年护理学涉及的范畴更广泛，包括评估老年人的健康和功能状态，制订护理计划，提供有效护理和其他卫生保健服务，并评价效果。老年护理学强调保持和恢复、促进健康，预防和控制由急慢性疾病引起的残疾，发挥老年人的日常生活能力，实现老年人机体的最佳功能，保持人生的尊严和舒适生活直至死亡。

### 二、老年护理的目标与原则

个体步入老年象征着一种成就，但随着增龄其心身功能会逐渐衰退，也会面临诸多慢性疾病的折磨，因而老年护理的最终目标是保持老年人的最佳功能状态，提高生活质量。

#### （一）老年护理的目标

1. 增强自我照顾能力　老年人在许多时候都以被动的形式生活在依赖、无价值、丧失权利的感受中，自我照顾意识淡化，久而久之将会丧失生活自理能力。因此，应尽量维持老年人的自我照顾能力，鼓励和强化其自我护理能力，避免过分依赖他人护理。对生活不能自理者，尽可能在保持个人独立及自尊的情况下提供协助，适时给予全补偿、部分补偿的护理服务。

2. 延缓恶化及衰退　通过三级预防策略，广泛开展健康教育，提高老年人的自我防护意识，改变不良的生活方式和行为，促进健康。避免和减少健康危险因素的危害，做到早发现、早诊断、早治疗。鼓励老年人树立积极的健康观念，积极配合医务人员进行疾病诊治，防止病情恶化，预防并发症的发生，防止伤残。

3. 提高生活质量 护理的目标不仅仅是疾病的转归和寿命的延长，而应促进老年人在生理、心理和社会适应方面的完美状态，提高生活质量，体现生命意义和价值。老年人要在健康基础上长寿，做到年高不老，寿高不衰，更好地为社会服务，而不是单纯满足人们长寿的愿望，让老年人抱病余生。

4. 做好善终服务 护理工作者应从生理、心理和社会方面做好临终老人服务。综合评估分析，识别、预测并满足临终老人的需求，以确保老人生命终末阶段有人陪伴和照料，能够无痛、舒适地度过生命的最后时光。

### （二）老年护理原则

1. 满足需求 人的需要满足程度与健康成正比。因此，首先应基于满足老年人的多种需求。护理人员应当增强对老化过程的认识，将正常及病态老化过程及老年人独特的心理社会特性与一般的护理知识相结合，及时发现老年人现存的和潜在的健康问题和各种需求，使护理活动能提供满足老年人的各种需求和照顾的内容，真正有助于其健康发展。

2. 早期防护 衰老起于何时，尚无定论。又由于一些老年病发病演变时间长，如高脂血症、动脉粥样硬化、高血压、糖尿病、骨质疏松症等一般均起病于中青年时期，因此，一级预防应该及早进行，老年护理的实施应从中青年时期开始入手，进入老年期更加关注。要了解老年人常见病的病因、危险因素和保护因素，采取有效的预防措施，防止老年疾病的发生和发展。对于有慢性病、残疾的老人，根据情况实施康复医疗和护理的开始时间也越早越好。

3. 关注整体 由于老年人在生理、心理、社会适应能力等方面有别于与其他人群，尤其是老年患者往往有多种疾病共存，疾病之间彼此交错和影响。因此，护理人员必须树立整体护理的理念，研究多种因素对老年人健康的影响，提供多层次、全方位的护理，在护理业务、护理管理、护理制度、护理科研和护理教育各个环节的整体配合，共同保证护理水平的整体提高。

4. 因人施护 衰老是全身性的、多方面的、复杂的退化过程，老化程度因人而异；影响衰老和健康的因素也错综复杂，特别是机体出现病理性改变后，老年个体的状况差别很大，加上患者病情、家庭、经济等各方面情况不同，因此，既要遵循一般性护理原则，又要注意因人施护，执行个体化护理的原则，做到针对性和实效性护理。

5. 面向社会 老年护理的对象不仅是老年患者，还应包括健康的老人及其家庭成员。因此老年护理必须兼顾到医院、家庭和人群，护理工作场所不仅仅是病房，而且也应包括社区和全社会，从某种意义上讲，家庭和社会护理更加重要，因为不但本人受益，还可大大减轻家庭和社会的负担。

6. 连续照顾 老年人，特别是高龄老人，处于患病和日常生活自理能力下降两种状况，同时存在且相互影响的状态，单一的医疗保健服务不能满足他们的需求，他们需要的是集医疗护理和生活照护于一体的综合服务。因此，对老年人的照护要持续很长时间，甚至是无限期。

## 三、老年护理特点

### （一）老年护理的主要工作

老年护理的重点在于通过护理程序的方法，延缓老年期的衰老性变化和减少各种危险因素给老年人带来的消极功能影响，消除或减低自我照顾的限制，最大限度地维持和促进老年人的最佳功能状态。

### （二）老年护理场所

各种养老机构（如老人院、日间或夜间老年人护理中心、老人之家等），老年人家庭和社区、各种长期照顾老年人的机构、临终关怀中心、医院或门诊等均是老年护理工作的场所。老年护理学强调个案与其家庭的照顾，可以在各种情境中展开。

### （三）老年专科护理人员角色

老年专科护理人员的角色呈现多元化形式，即照顾者、执业者、个案管理者、沟通者、协调者、咨询者、教育者、研究者，以及医疗团队的成员或领导者、维护老年人健康和权利的代言人与保护者，甚至是社会活动者等。

### （四）健康老年人的护理

1. 老年人的安全护理　随着老年人的年龄增长，机体出现一系列衰退性的变化。主要表现为组织器官储备能力减弱，各种功能衰退，对内外环境的适应能力降低，容易出现生活自理能力差；反应迟钝，手足协调功能下降，平衡功能减退，易发生意外伤害。因此，应特别注意保护老年人的安全，避免发生意外损伤，必要时可帮助老年人使用助听器、老花镜、手杖与助行器等日常生活辅助用品；注意做好健康教育，如运动、营养膳食及自我保健等方面的指导。

2. 老年人的心理护理　主要表现为精神活动能力减弱，运动反应时间延长，学习和记忆能力减退以及人格改变和情绪变化。如注意力不集中、记忆力下降、孤独、多疑、自卑、抑郁以及情绪不稳、脾气暴躁等消极情绪。因此，护理人员要以极大的耐心和热心护理老年人，加强情感沟通，帮助老年人树立正确的人生观、死亡观，抛开一切烦恼，颐养天年。

3. 老年社会问题与护理　老年人由于离退休、丧偶、孤独、疾病等原因，其家庭角色和社会角色发生了变化，产生诸多心理社会问题。因此，要加强老年社会学方面的研究，帮助老年人保持健康的心态，成立老年协会、休闲娱乐活动中心，辅助健康老年人再就业，鼓励老年人多参与社会活动，促使老年人保持乐观的情绪和良好的心态，保证家庭和社会的稳定。

### （五）患病老年人的护理

老年慢性病多系慢性退行性改变，有时生理和病理的界限难以区分。即使老年人与青年人患同一种疾病，其临床症状和体征、疾病进展、康复与预后亦不完全一致。因而，应针对老年疾病的特点来护理老年患者。老年人患病的特点与护理主要有：

1. 发病缓慢、临床表现不典型　由于老年人感受性的降低，往往疾病已经较为严重，却无明显的自觉症状，或临床表现不典型。据统计，有 35%～80% 的老年人发生心肌梗死时无疼痛，常呈无痛性急性心肌梗死；49% 的老年人患腹膜炎时无明显疼痛反应，严重感染时也仅仅出现低热，甚至不发热，容易被漏诊或误诊。故护理人员要仔细观察，同时要善于观察老年人的病情变化，及时发现不典型症状，准确评估老年患者的健康状况，为及早明确诊断提供依据，以免延误诊治。

2. 多种疾病同时存在　约有 70% 的老年人同时患有两种或两种以上疾病，而且各种症状的出现及损伤的累积效应也随着年龄的增大而逐渐增加，因而病情错综复杂。故护理老年患者应考虑周全，要同时注意多个护理问题，制订全面的护理计划，方能满足老年患者的需要。

3. 病程长、恢复慢、并发症多　老年患者免疫力低，抗病与修复能力差，致病程长、恢复慢，且容易出现意识障碍、水电解质紊乱、运动障碍、多器官功能衰竭、出血倾向等多种并发症，导致病情危重。故护理老年患者要特别注意病情观察，要有耐心，对预期目标不能操之过急，多进行有关疾病护理及预防并发症的健康教育，同时应鼓励老年患者及家属树立战胜疾病的信心，使老年人和家属共同参与康复护理计划的制订。

## 四、老年护理人员的素质要求

老年人具有特殊的生理心理特点，因而对从事老年护理工作的人员也提出了更严格的素质要求。

### （一）职业素质

1. 高度的责任心、爱心、细心、耐心与奉献精神　尊老敬老是中华民族的传统美德。老年人操劳一生，对家庭和社会均有很大的贡献，理应受到尊重和爱戴。老年人对护理人员的依赖性较大，老年患者的护理问题众多，加之其生理、心理复杂多变，增加了老年护理的难度。故要求护理人员要以“老人为本”，不论其地位高低，社会背景如何，均应平等相待，一视同仁，尊重老年人的人格和尊严；要有足够的责任心、爱心、细心和耐心对待老年人，全身心地投入到老年护理活动中，使老年人感到舒适，有信任感。

2. 恪守“慎独”精神　老年患者病程长、病情重而复杂。护理老年患者要一丝不苟，严格履行岗位职责，认真恪守“慎独”精神，在任何情况下均应自觉地对老年人的健康负责。

3. 良好的沟通技巧和团队合作精神　老年护理的开展需要多学科的合作，因此护理人员必须具备良好的沟通技巧和团队合作精神，促进专业人员、老年人及其照顾者之间的沟通与配合，在不同情况下给予老年人照顾护理服务。

### （二）业务素质

具有博、专兼备的专业知识、精益求精的技术是对护理人员的业务素质要求。老年人多数都身患多种疾病，有多脏器功能受损，故要求护理人员应全面掌握专业知识以及相关学科的知识，并将其融会贯通，同时还要精通专科领域的知识和技能。只有这样，才能做到全面考虑、处理问题，有重点地解决问题，帮助老年人实现健康方面的需求。

### （三）能力素质

具有准确、敏锐的观察力，正确的判断力和良好的沟通能力是对护理人员的能力素质要求。老年人的机体代偿功能相对较差，健康状况复杂多变，因此要求护理人员必须具备敏锐的观察力和准确的判断力，能够及时发现老年人的问题与各种细微的变化，对老年人的健康状况做出准确的判断，以便及早采取相应的护理措施，保证护理质量。

## 第三节 老年护理学的发展

老年护理学的发展起步较晚，它伴随着老年医学而发展，是相对年轻的科学。其发展大致经历了四个阶段。①理论前期（1900 年—1955 年）：在这一阶段没有任何的理论作为指导护理实践的基础；②理论初期阶段（1955 年—1965 年）：随着护理专业的理论和科学研究的发展，老年护理的理论也开始发展和研究，第一本老年护理教材问世；③推行老人医疗保险福利制度后期（1965 年—1981 年）：在这一阶段，老年护理的专业活动与社会活动相结合；④全面完善和发展的时期（1985 年至今），形成了较完善的老年护理学理论并指导护理实践。

### 一、国外老年护理的发展

#### （一）国外老年护理发展概况

世界各国老年护理发展状况不尽相同，各有特点，这与人口老龄化程度、国家经济水平、社会制度、护理教育发展等有关。1870 年荷兰成立了第一支家居护理组织，以后家居护理在荷兰各地相继建立起来。德国的老年护理始于 18 世纪；英国 1859 年开始地段访问护理，19 世纪末创建教区护理和家庭护理，1967 年创办世界第一所临终关怀医院。日本 1963 年成立了老人养护院。老年护理作为一门学科最早出现于美国，1900 年，老年护理作为一个独立的专业需要被确定下来，至 20 世纪 60 年代，美国已经形成了较为成熟的老年护理专业。美国老年护理的发展对世界各国老年护理的发展起到了积极的推动作用。

自 20 世纪 70 年代以来，美国老年护理教育开始发展，特别是开展了老年护理实践的高等教育和训练。如培养高级执业护士（Advanced Practice Nurses，APNs）此外，老年护理场所的创新实践模式、长期护理照顾、家庭护理等问题也受到重视。近年来，由美国政府资助成立老年教育中心或老年护理研究院，以改进老年护理实践质量。有关老年护理的研究也有了长足的发展。在发展的影响下，许多国家的护理院校设置了老年护理课程，并设立以此为主修科目的老年护理学硕士、博士项目。

#### （二）各国老年护理模式

1. 瑞典　在 1990 年就建立了健康护理管理委员会（简称 HCB），主要负责家庭护理（Nursing Care at Home）、老人护理院及其他老年护理机构的事务，其中包括精神和智力残障老人的护理。

2. 日本　近 30 年对高龄化社会进行摸索，并建立了从医疗、保健、福利、介护、教育等一系列福利措施，提供“医院 - 社区护理机构 - 家庭护理机构”的一条龙服务，建立了“疾病护理 - 预防保健 - 生活照顾”为一体的网络系统。

3. 澳大利亚　老年卫生保健的服务方式包括：社区服务、医院服务、护理之家和老年公寓。社区护理模式主要为居住性老年护理和老年病房的治疗与护理。

4. 美国　老年护理模式有社区诊所、附属于某机构的社区护理中心，如附属于医院、健康维持机构和教育机构等，常见附属于护理学院（系）及私人社区护理中心，由护士企业家管理。

## 二、我国老年护理的发展

### （一）发展历程

中国老年医疗强身、养生活动已有3000多年历史，但作为现代科学研究，中国老年学与老年医学研究开始于20世纪50年代中期，比起国际老年学发展，我国起步并不晚，但由于中国老年护理学长期以来被归为成人护理学范围，严重影响了老年护理学的发展。直到1977年后老年护理才重获新生。尤其是20世纪80年代以来，国家对老龄事业十分关注，在加强领导、人力配备、政策指引、机构发展、国内外交流、人才培养和科研等方面，都给予了关心和支持，有力地促进了老龄事业的发展；并建立了老年学和老年医学研究机构，与之相适应的老年护理学也作为一门新兴学科受到重视和发展。

我国老年护理体系的雏形是医院的老年患者的护理，如综合医院成立老年病科，开设老年门诊与病房，按专科收治和管理患者；很多大城市均建立了老年病专科医院，按病情不同阶段，提供不同的医疗护理。同时，老年护理医院的成立，对适应城市人口老龄化的需要发挥了积极的作用，其主要工作包括医疗护理、生活护理、心理护理和临终关怀。有的城市还成立了老年护理中心、护理院，为社区内的高龄病残、孤寡老人提供上门医疗服务和家庭护理；对老年重病患者建立档案，定期巡回医疗咨询，老人可优先受到入院治疗、护理服务和临终关怀服务。

20世纪90年代，我国高等护理教育发展迅速，老年护理学陆续被全国多所护理高等院校列为必修课程，有关老年护理的专著、教材、科普读物相继出版。各种杂志关于老年护理的论著、经验总结文章陆续发表，有关老年护理的研究开始起步。至今，护理院校正酝酿开设老年护理专业，护理研究生教育中也设立了老年护理研究方向。此外，国内外老年护理方面的学术交流逐步开展，与国外护理同行建立了科研合作关系。

### （二）中国老年护理的使命

人口老龄化带给我们最大的难题是日益增多的老年人口的抚养和照料问题，特别是迅速增长的“空巢”、高龄和患病老年人的服务需求、寿命延长与“寿而不康”造成的医疗卫生和护理的压力。另外，老年护理教育明显滞后，老年护理专科护士的培养刚刚起步，这种现状难以满足我国老龄人口的就医保健需求。因此，我们应借鉴国外的先进经验，积极营造健康老龄化的条件和环境。

1. 积极参与建设旨在提高老年人生活质量的系统工程　中国老年护理的使命是结合国情积极推进医疗卫生保险制度改革，形成提供老年人预防、保健、护理、理疗、康复训练和健康教育为一体的连续性综合性的服务；重视医院提供的老年患者护理；重视建立托老所、老人公寓、家庭病床等服务机构与项目；重视发展和完善老年医疗保险事业，开拓专业护理保健市场，发展老年服务产业；逐步建立以“居家养老为基础、社区服务为依托、机构养老为补充”的养老服务体系。

2. 加强老年护理教育和专业老年护理人员培养　随着医疗与护理的分工，居家养老、机构养老中的相关工作人员的素质也需要不断提高，这样才能满足老年人不断提高的护理要求。目前我国的护理行业还停留在关注老人的基本需要方面，老年人精神文化生活和心理健康等方面的需求都不同程度地受到了忽视。要提升老年护理

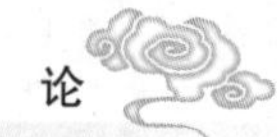

品质，就需要引入一些专业人才。要扩大护理教育规模，缓解护理人力紧张状况；开设老年护理专业，加强老年护理教育，加快专业护理人才培养，适应老年护理市场的需求。

3. 加强健康教育和科普工作，增强老年人自我保健意识和能力 采取不同方法，对老年人进行健康教育。教会他们健康的保健知识，改变不健康的生活方式，掌握基本的家庭自我护理措施，学会初级的自救和他救方法，提高生活质量，促进健康老龄化。

4. 加强老年人常见疾病的防治护理研究 为减少社会经济负担，提高老年人生活质量，在积极开展社区防治的同时，积极开展老年病的防治和家庭护理研究，解决好老年人口的就医保健问题是非常重要的。努力探索、研究和建立我国老年护理的理论和技术，构建有中国特色的老年护理理论和实践体系，不断推进我国老年护理事业的发展。

5. 强化科研意识，开发老年护理设备 老年护理工作者应强化科研意识，重视并推广老年人或老年病相关的研究课题，使科研成果及时转化。积极开发成本低、效用高的老年护理设备器材，为社区护理和家庭护理提供良好的基础条件，真正满足老年群体在日常生活照顾、精神慰藉、临终关怀、紧急救助等方面日益增长的需求。

6. 突出中医特色 中医是我国的传统医学，历史悠久，对于许多慢性疾病的控制与康复有着肯定的疗效，易为老年人所接受，尤其是中医养生法具有简单易行，经济实惠，实用有效的特点，适合在社区、家庭开展，符合医疗护理以家庭为中心的理念。因此，应采取多种形式的教育和培养手段，提高中医药和中西医结合人才队伍的整体素质，注重以学科建设为载体，运用现代科学技术手段，继承和发展中医药特色，为老年护理服务。

总之，中国传统的家庭照顾已受到工业化、城市化发展的严重挑战。中国未来的老年护理事业，需要国家、社区、非营利性组织、志愿组织等与家庭密切合作，共同分担照顾老年人的责任，这是历史发展的必然趋势。

（唐凤平）

## 复习思考题

扫一扫
测一测

1. 简述老年护理服务的目标。
2. 讨论人口老龄化对护理工作的挑战。
3. 从事老年护理工作的人员有哪些更高的素质要求？

课件

# 第二章

# 老年人的健康保健、照护与管理

扫一扫 知重点

**学习要点**

1. 健康老龄化、积极老龄化、成功老龄化、和谐老龄化的概念。
2. 老年保健的概念、目标、基本原则、任务和策略。
3. 养老与照护的主要内容。
4. 常见的养老模式。
5. 老年健康管理。

随着人口老龄化速度的加快，建立和完善老年保健组织和养老照顾体系及养老机构，加强老年人的健康管理，为老年人提供满意的医疗保健服务和养老照顾，是当今我国老年工作的重要任务。

## 第一节　老年人的健康保健

老年人健康状况随着年龄的增长逐渐衰退，做好老年健康保健与照护工作，建立合理和完善的老年保健与照护体系，促进健康老龄化、积极老龄化、成功老龄化和和谐老龄化具有重要意义。

### 一、健康保健新理念

#### （一）健康老龄化

健康老龄化是指老年人在晚年能够保持躯体、心理和社会生活的完好状态，将疾病或生活不能自理推迟到生命的最后阶段。联合国提出将健康老龄化作为全球解决老龄问题的奋斗目标。

1. 健康老龄化的内涵　其一是个体的健康老龄化，体现为老年期的健康时段延长，伤残或功能丧失只出现在生命晚期，且持续时间很短，老年人生存质量提高，晚年生活更加有意义；其二是群体的健康老龄化，即健康者在老年人群中所占的比例愈来愈大，老年人口的健康预期寿命延长。

2. 健康老龄化的外延　一是老年人个体健康，即老年人具有良好的身心健康和

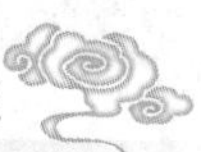

社会适应能力；二是老年人群体健康，即老年人健康预期寿命延长，并与社会整体相协调；三是人文环境健康，即有良好的老龄化的社会氛围以及社会发展的持续性、有序性并符合规律。

#### （二）积极老龄化

积极老龄化是指在健康老龄化基础上强调老年人不仅在机体、社会、心理方面保持良好的状态，而且要积极地面对晚年生活，作为家庭和社会的重要资源，继续为社会做出有益的贡献。

积极老龄化强调个体应不断参与社会、经济、文化、精神和公民事务，强调尽可能地保持老年人个体的自主性和独立性，强调从生命全程的角度关注个体的健康状况，使个体进入老年期后还能尽量长时间地保持健康和生活自理。

#### （三）成功老龄化

成功老龄化是指在老龄化过程中，外在因素只是中性作用甚至抵消内在老龄化进程的作用，从而使老年人的各方面功能没有下降或只有很少下降。成功老龄化通常定义为生活在社区里、在日常生活生理能力方面没有问题、在一般体力活动方面没有太大困难、在认知能力评价中正常、自评健康状况好。

#### （四）和谐老龄化

和谐老龄化是指老年人口在社会总人口中所占比例增长的过程必须与人类自身的再生产相适应，必须与整个社会经济发展相适应，必须保证老年人的身心健康，使老年人的物质生活和文化生活的保障水平随社会经济发展而不断改善，让老年人能生活在有尊严、平等、友爱、互助、愉悦的家庭和社会环境里。人口老龄化是社会经济和谐发展的必然趋势，人口老龄化也要求社会各个方面进一步和谐发展。

### 二、老年保健与健康管理

#### （一）老年保健的概念

世界卫生组织（WHO）老年卫生规划项目认为，老年保健是指在平等享用卫生资源的基础上，充分利用现有的人力、物力，以维护和促进老年人的健康为目的，发展老年保健事业，使老年人得到基本的医疗、护理、康复、保健等服务。如，建立健康手册、健康教育、健康咨询、健康体检、功能训练等都属于老年保健范畴。

老年保健事业是以维持和促进老年人健康为目的，为老年人提供疾病的预防、治疗、功能锻炼等综合性服务，促进老年保健和老年福利事业的发展。

#### （二）老年人健康管理概念

老年人健康管理是指通过对老年个体和群体的健康状况进行全面检测、分析和评估，进而提供老年健康咨询与指导、制定老年健康危险因素干预计划和进行老年慢性病防控、疾病诊治、康复护理、长期照顾与临终关怀的全过程。

## 第二节　老年保健

### 一、老年保健目标

老年保健并非单纯延长老年人的预期寿命，而是最大限度地延长老年期独立生

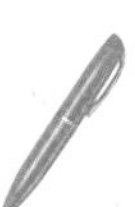

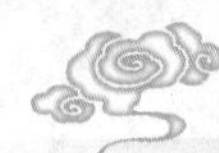


活自理的时间，缩短功能丧失及在生活上依赖他人的时段，达到延长健康预期寿命、提高老年人生命质量的目的，进而实现健康老龄化。

## 二、老年保健的重点人群

### （一）高龄老人

高龄老年群体中 60%～70% 的人有慢性疾病，常有多种疾病并存。随着年龄增长，退行性疾病容易导致活动受限甚至残疾，生活不能自理。老年人的健康状况不断下降，精神心理健康状况也令人担忧，如老年性痴呆、早老性痴呆的发病率增高，对医疗、护理、健康保健等方面的需求加大。

### （二）独居老人

随着社会的发展和人口的老龄化、高龄化及我国推行计划生育政策所带来的家庭结构变化和子女数的减少，家庭已趋于小型化，只有老年人组成的家庭比例逐渐增高。可能出现情感空虚，出现孤独感、多余感。独居老人很难外出看病，对医疗保健的社区服务，如购置生活必需品，定期巡诊、送医送药上门，提供健康咨询和开展社区老年保健服务等需求量增加。

### （三）丧偶老人

丧偶老人随年龄增高而增加，丧偶对老年人的生活影响很大，所带来的心理问题也非常严重。丧偶使多年的夫妻生活，所形成的互相关爱、互相支持的平衡状态突然被打破，使夫妻中的一方失去了关爱和照顾，常会使丧偶老人感到生活无望、乏味，甚至积郁成疾。据世界卫生组织报告，丧偶老人的孤独感和心理问题发生率均高于有配偶者，这种现象对老年人的健康是有害的，尤其是近期丧偶者，常导致原有疾病的复发。

### （四）患病的老年人

老年人患病后，身体状况差，生活自理能力下降，需要全面系统的治疗与照顾，经济负担加重。为缓解经济压力，部分老年人会自行购药、服药，易导致延误诊断和治疗。因此，应做好老年人健康检查、健康教育、保健咨询，配合医师治疗，促进老年人的康复。

### （五）新近出院的老年人

近期出院的老年人因疾病未完全恢复，身体状况差，常需要继续治疗和及时调整治疗方案，如遇到经济困难等不利因素，疾病极易复发甚至导致死亡。因此，从事社区医疗保健的人员，应根据老年患者的情况，定期随访。

### （六）精神障碍的老年人

老年人中的精神障碍者主要是老年期痴呆患者。痴呆使老年人生活失去规律，严重时生活不能自理，常伴有营养障碍，从而加重原有的躯体疾病。因此，痴呆老年人需要的医疗和护理服务明显高于其他人群，应引起全社会的重视。

## 三、老年保健的基本原则、任务和策略

老年保健工作的目标是运用老年医学知识开展老年病的防治工作，加强老年病的监测，控制慢性病和伤残的发生；开展老年健康教育，指导老年人日常生活和健身锻炼，提高健康和自我保健能力，延长健康期望寿命，提高生活质量，为老年人提供

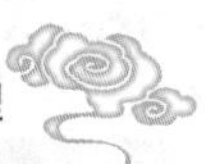

满意的医疗保健服务，达到延长健康预期寿命、提高老年人生命质量的目的，进而实现健康老龄化。

### （一）老年保健的基本原则

老年保健原则是开展老年保健工作的行动准则，为老年保健工作提供指导。

1. 全面性原则 老年人的健康包括躯体、心理和社会多方面的健康，所以老年保健应该是全方位和多层面的。全面性原则包括：①帮助解决老年人的躯体、心理及社会适应能力和生活质量等方面的问题；②疾病和功能障碍的治疗、预防、康复及健康促进。即老年保健应包括诊疗、护理、康复指导及心理咨询等全面服务。

2. 区域化原则 老年保健的区域化原则是指为老年人能方便、快捷地获得保健服务。提供以社区为基础的老年保健服务。为所服务区域的老年人进行疾病的早期预防、早期发现和早期治疗，并能进行营养、意外事故、安全和环境问题及精神障碍的识别。

3. 费用分担原则 老年保健的费用采取多渠道筹集社会保障基金的办法，即政府承担一部分、保险公司的保险金补偿一部分、老年人自付一部分。这种“风险共担”的原则越来越为大多数人所接受。

4. 功能分化原则 老年保健的功能分化是指在对老年保健的全面性有充分认识的基础上，对老年保健的各个层面有足够的重视，具体体现在老年保健计划、组织、实施和评价等方面。如老年人可能存在特殊的生理、心理和社会问题，不仅需要从事老年医学研究的医护人员，还应该有精神病学家和社会工作者参与老年保健，这就要在老年保健的人力配备上体现明确的功能分化。

5. 防止过分依赖原则 由于传统文化的影响，社会中大多数人包括老年人本身，认为老年人即弱者，生活中理应得到家人周到、细致的照顾，而忽视了老年人的主观能动性。因而老年人容易占有患者角色，容易对医护人员或家人产生依赖。生活中过分的照顾和保护，影响了老年人机体正常功能和能力的开发，最终导致功能废用。因此，对老年人的保健护理，必须防止其过分依赖，要充分调动老年人自身的主观能动性，依靠其自身力量，维护健康，促进康复。

### （二）老年保健的任务

老年保健的主要任务是充分利用社会资源，做好老年保健工作，实现老年人在养老机构和医疗机构之间享受医疗、健康等服务，促进社区卫生服务中心、老年医疗服务机构和综合医院老年科，与社区托老所的无缝衔接。

1. 医院的保健服务 目前各三级综合医院、专科医院和老年院等都要可提供老年病急性期的医疗服务。医院内医护人员应掌握老年患者的临床特征，运用老年医学和护理知识配合医师有针对性地做好住院老年患者的治疗、护理和健康教育工作。

2. 养老服务机构的保健服务 通过老年人疗养院、日间老年护理站、养（敬）老院、老年公寓等老年服务保健机构的老年保健护理，可以增进老年人对所面临健康问题的了解和调节能力，指导老年人每日按时服药、康复训练，帮助老年人满足生活需要。

3. 社区卫生服务中心的保健服务 社区卫生服务中心是老年医疗保健和护理的重要场所。老年人可不脱离社区和家庭环境，解决老年人的基本医疗、护理、健康保健、康复服务等需求，并减轻社会医疗负担。

### （三）老年保健的策略

根据老年保健目标，针对老年人的特点和权益，我国的老年保健策略归纳：

1. 老有所养——老年人的生活保障问题　家庭养老仍然是我国老年人养老的主要方式，但是由于家庭养老功能的逐渐弱化，养老必然由家庭转向社会，特别是社会福利保健机构。建立完善社区老年服务设施和机构，增加养老资金的投入，确保老年人的基本生活和服务保障，将成为老年人安度幸福晚年的重要方面。

2. 老有所医——老年人的医疗保健　大多数老年人的健康状况随着年龄的增长而下降，健康问题和疾病逐渐增多，老有所医关系到老年人的生活质量。改善老年人口的医疗状况，必须解决医疗保障问题。通过深化医疗保健制度的改革，逐步实现社会化的医疗保险，运用立法的手段和国家、集体、个人合理分担的原则，将大多数的公民纳入这一体系中，才能改变目前支付医疗费用的被动局面，真正实现“老有所医”。

3. 老有所学——老年人的发展　老年人可根据自己的兴趣爱好，选择学习内容，如医疗保健、绘画、诗歌、舞蹈、烹调、缝纫、少儿教育等学习，为老年人的社会交往创造条件，这些知识又给“老有所为”创造条件，并有助于其潜能的发挥。

4. 老有所为——老年人的成就　老年人虽然在体力和精力上不如青年人和中年人，但老年人在人生岁月中积累了丰富的经验和广博的知识，是社会的宝贵财富。老年人可通过直接参与社会发展活动，如从事相关技术咨询服务、医疗保健服务、人才培养等；参与间接社会发展活动，如献计献策、社会公益活动、编史或写回忆录、参加家务劳动、支持子女工作等，对改善自身生活质量和缓解社会矛盾起到积极的作用。

5. 老有所乐——老年人的文化生活　老年人享受生活的乐趣，积极引导老年人正确和科学地参与社会文化活动，提高身心健康水平和文化修养。如在社区建立老年活动站，开展琴棋书画、阅读欣赏、体育文娱活动，饲养鱼虫花草、组织观光旅游、参与社会活动等。

6. 老有所教——老年人的教育和精神生活　科学的、良好的教育和精神文化生活是老年人生活质量和健康状况的前提和根本保障，社会有责任对老年人进行科学的教育，帮助老年人建立健康、丰富、高品位的精神文化生活。

## 四、老年人的自我保健

自我保健是指人们为保护自身健康所采取的一些综合性的保健措施。老年自我保健是指健康或罹患某些疾病的老年人，利用自己所掌握的医学知识、科学的养生保健方法和简单易行的治疗、护理和康复手段，依靠自己、家庭或周围的资源进行自我观察、诊断、预防、治疗和护理等活动。通过不断地调适和恢复生理和心理的平衡，逐步养成良好的生活习惯，建立适合自身健康状况的保健方法，达到促进健康，预防疾病，提高生活质量，延缓衰老和延年益寿的目标。

### （一）老年人自我保健措施

1. 自我观察　是通过“看”“听”“嗅”“摸”等方法观察身体的健康状况，及时发现异常或危险信号，做到疾病的早期发现和早期治疗。自我观察内容包括：观察与生命活动有关的重要生理指标；观察疼痛的部位和特征；观察身体结构和功能的变化等。通过自我观察，掌握自身的健康状况及时寻求医疗保健服务。

2. 自我预防　建立健康的生活方式，养成良好的生活、饮食、卫生习惯，坚持适

度运动，调整和保持最佳的心理状态是预防疾病的重要措施。

3. 自我治疗　指老年人对慢性疾病的自我治疗，如患有心肺疾病的老年人可在家中用氧气袋、小氧气瓶等氧疗，糖尿病患者自己进行皮下注射胰岛素，常见慢性疾病的自我服药等。

4. 自我护理　增强生活自理能力，运用护理知识进行自我照料、自我调节、自我参与及自我保护等护理活动。

老年人自我保健中应注意的问题

(1) 要根据自我保健的目的以及个体身体情况来选用适当的自我保健方法。常用的方法有：精神心理卫生保健、膳食营养保健、运动保健、生活调理保健、传统医学保健、物理疗法保健和药物疗法保健等。

(2) 自我保健中应采用非药物疗法和药物疗法相结合，以非药物疗法为主。如急性传染病、慢性病的发病期或感染性疾病等，应以药物疗法为主；而老年人的一些慢性病以非药物疗法为主（如生活调理、营养、运动、物理及心理治疗等），效果不明显时再采用药物疗法进行治疗。

(3) 体弱多病的老年人保健常采用综合性保健措施，但要分清主次、合理调配，起到协同作用，提高自我保健的效果。

(4) 使用药物自我保健时应慎重，应根据自身的健康状况、个体耐受性及肝肾功能情况合理使用，以非处方药为主，如需要治疗用药，应根据医嘱用药，并注意掌握适应证、剂量、用法和疗程，以免产生药物不良反应。

### （二）自我保健的中医方案

1. 调情志悦精神　老年人气血衰少，应当收敛神气，避免精神的过度耗散，同时要注意有意识地克制、疏导不良情绪，做到无大怒、无大喜、无大悲、无大忧等，尽量减少到导致情绪异常波动的场合、减少从事竞技性的体育运动，从身心两方面做减法而非加法，推荐采用书画、音乐、园艺等较为舒缓的方式和悦精神，含饴弄孙，与幼儿在一起玩耍，往往能够让老年人感到勃勃生机，有益老年人的精神。

2. 适四时避寒暑　年老腠理空虚，卫气不固，所以进入老年阶段后，更要注意对气候变化造成的影响，适时增减衣物，避免在大热、大寒、大风、大雨等较为极端的气候条件下外出；老年人阳气衰退，更不能贪凉喜冷，夏天应尽量减少使用空调，风扇也要避免直吹；在外出游玩过程中，应事先了解当地气候，减少暑热或寒湿的侵袭。

3. 动四极活气血　流水不腐，户枢不蠹，老年人气血容易凝滞，应当参加一定的体育运动。太过剧烈的运动对于老年人非但无益，反而有害，运动当以营卫调和、微见汗出、不感疲乏为宜。可以参与八段锦、五禽戏、太极拳等传统运动方式、也可使用快走、慢跑、散步、小球等方法，还可使用接受推拿按摩的方法，被动地使经络气血通利。

4. 少嗜欲节饮食　若欲长生，胃中长空。老年人脾胃消化腐熟功能减退，应当避免生冷、油腻、坚硬以及太过酸、辣、甜、咸、苦的食物，做到五味调和而不过度，不可有所偏嗜，更不可暴饮暴食，使肠胃中有过多食物存留，吃饭以七八成饱而不感饥饿为度，饮水当小口慢呷为宜。另外在饮食结构上，贯彻“五谷为养，五果为助，五畜为益，五菜为充，气味合而服之，以补精益气”的原则；适当饮酒有益气血流通，但不可过量，老年人不宜饮用高度烈酒。

5. 安心神调睡眠　睡眠是最好的补药，良好的睡眠，是人体卫气入营，阴阳交泰的过程，相当于人体的充电过程。老年人气血亏虚，经脉不利，容易出现阳浮于上，不能敛降的证候，表现出头晕目眩、烦躁易怒、消化不良、腰膝冷痛酸软等临床症状。睡眠当先睡心，而后睡眼，临睡之前首先应清空念头，安神定志，不做激烈运动，避免过度用脑，应形成规律的睡眠节律，最好在晚上亥时（21—23 时）安寝。

6. 常摩腹通二便　通畅的二便是排除体内废物的必要条件。老年人肠燥津枯，容易发生便秘，应当适量摄入一些杏仁、桃仁、核桃仁、郁李仁等滋润型食物，或香蕉等水果，并形成定时排便的习惯。另外，食后摩腹可以辅助脾胃的运化，使腑气通降，是一个疗效明显、操作方便、人人可行的方法，可采用正摩九、反摩九，九九八十一圈的方式，三餐后定时进行。此外，老年人应注意及时排出小便，避免尿液的长时间羁留。

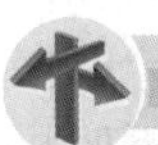
知识链接

**美国老年学会推荐的“老年保健标准”**

1. 锻炼　包括三项内容。一是体能，每天要做操或散步，要活动每一个关节和每一块肌肉；二是头脑，每天要看书报或学习一门新课，如绘画、园艺、钓鱼等；三是精神，回忆过去或幻想未来，探讨一个新问题或新概念，尽量使自己融入多彩的世界而不脱离于生活之外。

2. 娱乐　要学会“玩”，玩得投入、放松。要心情愉快，开怀大笑，笑可以改善机体生化状态，是最佳保健。

3. 睡眠　定时入睡，尽量不用安眠药，睡眠时间因人而异，不必固定，以醒来感觉舒服为标准，白天也要注意休息。

4. 氧气　使生活环境充满新鲜空气，室内要经常通风换气。要常到大自然中去呼吸新鲜空气。

5. 营养　定时定量摄取合乎营养的膳食，提倡平衡饮食，包括奶、蛋、肉、水果、蔬菜和五谷杂粮，做到低脂肪、少盐、高蛋白质。

6. 目的　老年人退休后生活一定要有目的，无所事事最有害健康。要做到“老有所为”，精神有所寄托。

## 第三节　养老与照护

我国老龄化社会，高龄化、“未富先老”等特征日益明显，老年人对养老照顾的需求与养老机构的发展需求越来越引起人们的关注，并已经成为普遍关注的社会问题。如何构建社会养老保障体系和养老照顾模式，制定社会保障制度和养老保险制度，解决养老照顾问题。

### 一、养老

#### （一）基本概念

1. 养老　是指老年人随着年龄的增长，躯体功能逐渐衰退，退出生产领域，日常生活自理能力减弱，需要外界提供经济、生活、心理情感等方面的支持。

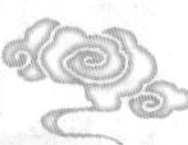

国际老龄联合会2002年提出全球养老新理念：养老的概念已从满足物质需求向满足精神需求方向发展；养老的原则已从经验养生向科学养生发展；养老的目标已不仅是长寿，健康才是现代养老的目标。养老目标由追求生活质量向追求生命质量转化；养老的意义由安身立命之本向情感心理依托转变。

2．老年照顾　又称老年照护，也称全面或全方位照料和护理，是指对因高龄、患病等身心功能存在或可能存在障碍的老年人提供医疗、保健、护理、康复、心理、营养、生活服务等全面的照顾。广义的“照护”概念不仅指因生理疾病所需要的照护，还包括因健康所引起的心理和社会适应性受损所需要的照护。目的在于增进或维持老年人身心功能，锻炼老年人自我照顾及独立生活的能力，尽量保持老年人的正常生活状态。

3．长期照护　是指在老年人群中，由于疾病和身体的自然衰老等原因，部分老年人在相当长的时间内将伴随病残和在不能自理的状况下度过，为了让老年人能够恢复或保持一定的健康状态，以尽可能少的痛苦走完人生，需要提供一系列长期的服务，包括医疗、护理和生活帮助等称为长期照护。

#### （二）养老与照护内容

1．经济支持　包括养老金、医疗费用和衣食住行等物质方面的支持。

2．生活支持　包括日常生活支持和社会生活支持。日常生活支持，即生活照料，具体包括：①躯体功能方面：如吃饭、穿衣、洗澡、如厕、大小便控制等；②日常生活方面：包括做饭、洗衣服、清洁卫生、采购物品、外出、管理钱物等；③健康维护方面：包括就诊、体检、健康教育、卫生保健等；④社会生活支持：包括在文化娱乐、劳动就业、社会活动、社会交往等方面的支持。

3．精神慰藉　包括多种方式提供支持，如倾听、诉说、交谈、陪伴、咨询、关心、宽慰、尊敬、性爱等。

### 二、社会发展对养老照顾的影响

随着我国逐渐步入老龄化社会，高龄化、“未富先老”等特征日益明显，老年人对养老照顾的需求与养老机构的发展规模和能力还不能适应老龄化的需要之间的矛盾也日趋严重。如何满足老年人养老与照顾的需求，让老年人安享晚年，已成为世界各国的重要社会问题。我国社会发展对养老照顾的主要影响表现在以下两个方面。

#### （一）家庭结构的变化难以承担家庭养老的重任

随着年龄的增长，老年人心理、生理功能逐渐衰退，慢性疾病增加，健康状况日益下降甚至恶化，独立生活的能力逐渐降低，对他人的依赖程度越来越高。在老年人照顾系统中，家庭是满足老年人日常生活照顾需要的主体，家庭养老被视为我国养老照顾的主要形式。然而随着经济发展和工业化、城市化进程不断加快，家庭小型化趋势日益明显，人们居住方式和生活方式深刻变化，“空巢家庭”逐渐增多，社会转型带来生活节奏加快和工作压力增加等原因，导致家庭养老功能日益弱化，子女为老年人提供的照顾越来越少，老年人日常生活照料缺位现象日益增多，传统家庭养老模式受到了严峻挑战，需要找到一个融家庭养老长处与社会化为老服务共存的新模式。

#### （二）社会养老机构不能满足老年人养老与照顾的需求

养老机构是指为老年人提供住养、生活照顾及护理的综合性服务的机构，如老年公寓、养老院和敬老院、日间护理院、托老所、临终关怀机构等。近年来，我国老年人

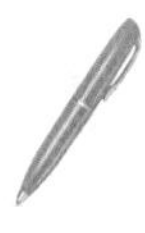

养老与照顾需求越来越大，虽然我国在养老和照顾机构建设方面有了一定的发展，但仍不能适应人口老龄化的需求，特别是在经济欠发达地区，老年福利事业机构数量少、规模小、设施和功能不全、服务内容贫乏单一、专业水平低，与老年人日益增长的多样化服务需求有较大的差距，养老照顾机构服务的总体供求之间呈现严重的失衡状态。因此，迫切需要一种经济、便捷、周到、连续的养老照顾模式出现。

## 三、养老照顾模式

目前，各国努力探索构建社会养老保障体系和养老照顾模式，制定社会保障制度和养老保险制度，解决养老照顾问题。面对中国庞大的老年人口，我国建立"以居家养老为基础、社区养老为依托、机构养老为补充"的社会化养老服务体系。其中居家养老是我国主要采取的养老模式，也是学者最为推崇的一种养老模式。

### （一）居家养老照顾模式

居家养老照顾模式是指老年人居住在家中，以家庭为核心、以社区为依托、以专业化服务为依靠，由专业人员或社区志愿者及家人为居家老年人提供日常生活照料和照顾为主要内容的社会化服务。它是一种社会化养老模式，而不是我国传统的家庭养老方式。具有投资少、成本低、服务广、收益大、收费低、服务方式灵活等特点。

居家养老照顾主要依托社区，以社区服务为保障，把社区养老服务延伸到家庭，体现家庭养老和社会养老双重优势的一种养老照顾模式，强调社区照顾在居家养老照顾中的重要作用，是老年人及其家属最愿意接受的养老照顾方式，也是我国未来养老照顾的主流。这种模式更注重对老年人心理和情感的关怀，使老年人尽可能过上正常化的生活，提高老年人的生活质量。

1. 居家养老服务的内容

（1）综合性评估老人健康与功能状态，确定老人所需的服务项目。

（2）提供治疗、药疗及基本生活照料等。

（3）对老人及其亲属提供健康指导。

（4）根据老人的活动能力调整家居环境，使之适合老人的生活起居；提供进行日常生活自理的辅助性工具，如助行器、沐浴椅等。

（5）检查和改进家居安全，安装烟火探测装置、配备急诊呼救系统等。

（6）协调安排购物、供餐及家居清洁等服务。

（7）对生活不能自理的老人的长期照顾者给予心理、技术等支持，必要时安排老人短期入住养护机构。

居家养老服务的提供者主要有居家养老服务机构、老年社区、老年公寓、托老所的医疗保健、护理、家政服务人员及社会志愿者等。服务中心按约定安排工作人员到老人家中为老人提供烹调、清洁等家政服务和陪护老人、倾听老人诉说等亲情服务。

2. 居家养老的主要优点

（1）满足老年人的意愿和情感需要，符合我国的传统文化习俗：与西方文化不同，我国老年人在希望获得服务的同时，更看重家庭带给自己的安全感、亲情感和归属感，这种超越服务层次的需求，往往只有在家里才能得到。居家养老正是满足老年人这种情感需要的最好方式。

（2）符合我国"未富先老"的社会特点：与机构养老服务相比，居家养老服务具有

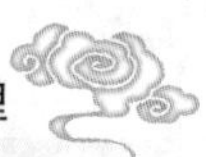

成本较低、覆盖面广、服务方式灵活等诸多优点，有利于解决中低收入家庭养老的后顾之忧，有利于推动和谐社区的发展和建设，在社区内形成尊老、助老的优良风气，提高社会道德风尚，从而促进家庭和谐、社区和谐和代际和谐。

（3）有效预防日常生活自理能力丧失：高龄或认知能力受损的老人对陌生环境的适应能力减退，易造成意外事故发生，日常生活自理能力不可逆下降，而居家养老避免了不必要的搬迁，在老人熟悉的环境中，达到有效预防老人丧失原有的日常生活自理能力的效果。

（4）减轻机构养老服务的压力，解决养老机构不足的难题：虽然我国已培养了一批养老护理员，但与日益增加的老年人口数量相比较，仍存在很大缺口，加之居家养老服务体系及从业人员专业化水平不够，很难满足老年人日益增长的多元化养老需求。居家养老在缓解老龄化、高龄化压力的同时，带动了服务行业、地区经济的发展，因此具有很好的发展前景。

（5）有利于推动和谐社区的发展和建设：在社区内形成尊老、助老的优良风气，提高社会道德风尚。

### （二）机构养老照顾模式

机构养老照顾是指老年人居住在专业的养老机构中，由养老机构中的服务人员提供全方位的、专业化服务的养老照顾。也是社会普遍认可的一种社会养老照顾模式，适合于高龄多病和无人照料的老年人。

1. 养老照顾机构的种类

（1）老年公寓：老年公寓指具有齐全的公共服务功能，为老年人提供环境符合老年人身心特征的家庭居室的养老照顾机构，适合于日常生活能自理、自身事务能自己安排的老年人。根据老年人的健康状态，老年公寓提供外出的交通工具、代为购物、营养保健、生活起居照料等服务，因此老人能得到更便捷的服务，患病时能得到及时的救治，健康状态衰退至生活不能自理时则转到养老院。

（2）养老院和敬老院：养老院指我国城市开办的集中供养老人的福利机构。养老院的生活服务设施比较齐全，有文化娱乐室、康复治疗室、洗衣房、浴室等。较大型的养老院通常根据老人的健康状态和所需护理的程度，分为若干个区域，进行分类管理和人力配备。接收的对象为无依无靠、无家可归、无经济来源的城市孤寡老人和残疾人。

敬老院主要由乡政府建立，接收对象为农村孤寡老人。敬老院对老人实行保住、保吃、保穿、保医、保葬，一般不收取费用。由于申请入院需要层层审批，覆盖面很窄，加之资金严重缺短、条件差、规模小、社会效益不高，目前敬老院的发展面临很大的困境。

（3）日间护理院：适合于日常生活基本能自理的老人，也为轻度认知能力减退的老人提供简单的体格检查、餐饮及照料，给老人营造一个安全、舒适的环境。在日间护理院里，各种专门为老人设计的集体活动有利于防止其功能的退化，同时日间照顾使老人的主要照顾者能从事其他的工作或得到休息。

（4）托老所：托老所为社区老年服务项目之一，方式灵活多样，有日托、全托和临时托三种形式。白天家中无人照料、感到生活不便的老人可以日托；无子女或子女不在身边的老人可以全托；子女临时出差或照顾者需要缓解压力的老人可以临时托。由于收费较高，出现了设施利用不足，入住率低的现象。

（5）临终关怀机构：临终关怀机构以“善终”为服务宗旨，虽非专为老年人而设，但使用者以老年人居多。以生活护理和临床护理为主，姑息、支持疗法为辅，并通过谈心、暗示等心理疗法缓解、疏导临终者的情绪，以减少其肉体和精神上的痛苦，让他们平静安然地死去。

2. 机构养老的主要优点

（1）养老机构采用集中管理，能够使老年人得到全面的、专业化的照顾和医疗护理服务；良好的生活环境、无障碍的居住条件和配套设施齐全的养老机构能使老年人的生活更加便利和安全。

（2）养老机构中各种社会活动和丰富的文化生活有助于解除老人的孤独感，从而提高其生活品质。

（3）可以减轻家庭的经济负担。老年人的子女可以从繁杂的日常照料中解脱出来，减轻压力，使他们有更多的时间与精力投入到工作和学习中。

（4）可以充分发挥专业分工的优势，创造就业机会，从而缓解就业压力。

3. 机构养老的主要不足

（1）家庭和社会经济负担加重：生活环境和居住条件好的养老机构收费过高，只有经济收入高、家庭较富有的老人才有能力在此颐养天年。对于家庭经济状况一般的多数老年人则因费用太高而被拒之门外。有关数据表明，预计到2030年，每4个中国人中就会有一位老人，如果要满足社会所有老人的需求，国家就必须耗资巨大兴建大批养老院，这将会增加社会的经济负担。

（2）亲情、友情相对淡化：机构养老容易造成老人与子女、亲朋好友间情感的缺失。将老人送至养老机构后，子女们认为有养老机构的照顾相对比较放心，会因为工作忙等原因而减少了对老人的探望，使老年人生活在一个与亲情、天伦之乐相距遥远的环境当中，容易造成亲情、友情的淡化和缺失。

（3）养老机构管理体和运营机制不能完全满足老年人的需求：机构养老容易使老人生活在一个与亲情、天伦之乐相距遥远的环境当中，容易造成老人与子女、亲朋好友间情感的淡化和缺失。削弱原有社会支持和家庭支持系统，不能完全满足老年人的需求。

### （三）“医养结合”养老照顾模式

“医养结合”养老照顾模式是指将医疗资源与养老资源结合，养老机构和医院功能结合，集医疗、护理、康复、养生、养老于一体，实现社会资源利用的最大化，为老年人提供生活照料和医疗、康复、护理服务的新型养老照顾模式。“医养结合”是对传统养老服务的延伸和补充。

1.“医养结合”养老照顾的主要内容 “医”不等同于医院，主要包括三个部分：

（1）急性医疗：可以在养老项目中设置医疗室，急救设施或是120急救车，与医院合作开通急救通道，让老人在身体出现异样时得到及时的救助和治疗。

（2）健康管理：也是“医养结合”服务模式的核心价值所在，针对老年慢性疾病进行健康管理。

（3）康复和护理：以养老机构为主体，对老年人进行康复锻炼指导和生活护理。与一般养老机构相比，“医养结合”服务对象重点面向患有慢性病、易复发病、大病恢复期、残障、失能以及绝症晚期老人提供养老和医疗服务。

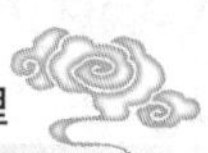

目前，我国的医疗机构和养老机构功能相互独立，医疗和养老机构场所分离。空巢老人及居住养老机构老人的常见病、多发病冶疗、护理问题及失能和半失能老人的照顾问题困扰着养老机构和家庭，急需加强“医养结合”，加快养老产业的发展。

2.“医养结合”养老照顾的主要优点

（1）能有效整合现有的医疗和养老资源，拓展养老机构的功能，为老年人提供健康教育、生活照护、医疗保健、康复护理、文化娱乐等服务，体现老有所养、老有所医、老有所乐。

（2）在传统的老年人基本生活需求保障、日常照顾的基础上，能对老年人特别是空巢老人和失能、半失能老人开展医疗护理、康复训练，健康保健等服务。

（3）在老年人日常生活、医疗需求、慢病管理、康复锻炼、健康体检及临终关怀服务中实现一站式服务，可以提高老年人的生活品质和生命质量。

### （四）其他养老照顾模式

1. 智慧养老模式　是利用先进的信息技术手段（如互联网，云计算、可穿戴设备等），为老年人提供便捷、高效、灵活、个性化、高质量的生活照料、健康管理、精神慰藉、医疗护理、康复训练、安全监管与应急救助等服务。

智慧养老模式强调社区的智能化服务功能在居家养老中的重要作用。老人通过可穿戴设备将血糖、体温、血压、脉搏等相关数据传送到社区服务中心，医疗护理专业人员可随时监测老人的身体变化情况，使老年人的健康、安全得到保障。先进的互联网设备，使老人与儿女之间、朋友之间、社区服务中心、医院等沟通也更加便捷，可以减轻社会和家庭的照顾负担，提升老人的幸福感和生活质量。

智慧养老是信息技术、人工智能和互联网思维与居家养老服务机制相融合。依托社区智慧养老服务信息化平台的智慧化服务功能，实时远程监测，医疗保健团队对监测数据进行分析，并根据养老个性化需求，提供高质量的养老照顾服务。智慧养老又可促进老龄化产业发展，如智能产品、健身设备的制造销售等，拓展了养老服务市场，促进老龄化产业发展。

2. 互助养老照顾模式　是指老人与家庭外的其他人或同龄人，自愿相互结合、相互照顾、相互扶持的一种养老照顾模式。老年人共同购买一栋别墅，分户而居，由相对年轻的老人照顾高龄老人。

3. 以房养老模式　指老年人为养老将自己的房屋出租、出售、抵押，以获得一定数额养老金来维持自己的生活的一种养老模式。以房养老被认为是一种最有效的养老方式。

4. 候鸟式养老模式　指老年人像候鸟一样随季节、时令变化而变换生活地点的养老方式。这种养老方式能使老年人总是享受最好的气候条件和生活环境。

5. 异地养老模式　利用移入地和移出地不同地域生活费用标准等差异或利用环境、气候等条件的差别，以移居并适度集中方式养老。

6. 乡村田园模式　喜欢大自然的老人退休后选择在乡村的田园、牧场、小镇等地养老，享受乡村新鲜空气、生态环境和生活成本低廉。

7. 旅游养老模式　旅游机构通过与各地养老机构合作，为老年人提供医、食、住、行、玩等一系列服务，帮助老年人到各地欣赏秀美景色、体会不同的风俗民情，在旅游过程中实现养老。

# 第四节　老年人健康管理

健康管理最早在美国兴起，随后英国、德国、法国和日本等发达国家也积极效仿和实施健康管理。健康管理由健康体检发展而来，由健康保险推动而发展，由健康信息技术支撑而普及，由世人不断增长的健康物质和精神需求牵引而壮大，目前已成为世界各国提高国民健康水平，扩大内需，拉动消费，促进社会经济可持续发展的重大举措和有效途径。

## 一、健康管理的目标与程序

老年人群因易患病、慢性病比例高、不易治愈等特点，是健康管理的重点人群。老年人健康管理按生活环境不同可分为自我（个人）管理、家庭管理、医院管理、社区管理和养老院管理。其中医院管理主要针对急危重症和长期康复护理的老年患者实施疾病诊治、急危重症救治及康复护理等。

### （一）健康管理的意义和目标

1. 意义　从世界卫生组织发布的健康公式“健康＝15%遗传＋10%社会因素＋8%医疗＋7%气候因素＋60%生活方式”可以看出，生活方式对健康的影响十分重大。生活方式不当引起的疾病以慢性病居多，如癌症、脑血管病等，这些慢性病很多可以通过全面健康管理有效预防。老年人多患慢性病，实施“战略前移”从疾病发生的“上游”入手，对疾病发生的危险因素实行有效的控制与管理，从以患者为中心转向以健康或亚健康人群为中心；实施“重心下移”将卫生防病工作的重点放在社区和家庭，对预防慢性病的发生和发展、维护和促进老年人身心健康，提高老年人生活质量，降低医疗费用都有重要的现实意义。

2. 目标　老年人健康管理的服务对象是所有老年人。其目标是调动老年人的积极性和主动性，最大限度地利用有限资源，通过改善环境、养成良好的生活方式等手段，预防疾病发生、延缓疾病发展，以维护和促进老年人身心健康，提高生命质量，降低疾病负担。达到健康老龄化、积极老龄化、成功老龄化、和谐老龄化。

### （二）老年健康管理的程序

实施老年人健康管理的程序是实现老年人健康管理目标的重要步骤。通常老年人健康管理工作流程包括以下三个步骤。

1. 健康调查　又称健康测量，是实施健康管理的第一步，是健康管理的基础，目的在于发现影响健康的因素。调查内容包括个人一般情况（性别、年龄等）、目前健康状况和疾病史、家族史、生活方式（膳食结构、睡眠情况、活动锻炼、吸烟饮酒等）、体格检查及辅助检查。

2. 风险评估　即综合个人生活行为、生理心理、社会环境诸多因素的前瞻性、个体化的定性与定量相结合的分析。根据所收集的健康信息，评估老年人目前的健康状况及在未来5年内患慢性病的危险程度、发展趋势及与其相关的危险因素，从而帮助其认识健康风险，并为其建立健康管理方案提供依据。

3. 健康干预　在健康调查和风险评估的基础上，健康管理者帮助管理对象制订个性化的健康干预计划，通过参加专项健康维护课和生活跟踪指导等多种形式帮助服务

对象矫正不良生活方式，控制危险因素。与一般健康教育不同的，健康管理过程中的健康干预是个体化，根据个人的疾病危险因素，由医生进行个体指导，并动态追踪效果。

健康管理是一个长期、连续不断、周而复始的过程。在实施健康干预措施一定时间后，应评价其效果、重新调整计划和干预措施。只有长期坚持，才能达到健康管理的预期效果。

## 二、老年人个人、家庭及社区健康管理

### （一）个人健康管理

现代医学的目的不仅是追求长寿，还要追求健康的长寿，达到健康老龄化。健康不能只靠医生，更取决于自己。世界卫生组织在21世纪的健康箴言中就提醒人们：最好的医生是自己。要想健康长寿，就要进行自我健康管理。

1. 树立自我健康管理的信心和责任心　健康是人生存及发展的基础，也是家庭幸福、社会和谐与发展的基础。没有健康，个人要经受病痛的折磨，还会给家庭、社会带来负担。因此，指导老年人采取积极的生活态度，主动承担起个人对自身健康的责任，以自立为荣，尽可能保持独立生活的能力，尽可能延长没有病痛、健康幸福的生命时光；即使在有伤残或慢性疾病的情况下，也能提高自己的生活质量和尊严。

2. 学习健康保健知识、达到自我监护　可通过社区组织的健康知识讲座、老年刊物有关卫生保健知识的宣传、电视传播以及网络保健知识查询等途径，提高卫生知识水平，学习健康保健知识，并在护理人员的帮助下实施有效的自我监护，达到疾病的及时发现和早期诊治，减少患病痛苦，降低医疗费用，节约医疗资源。自我监护的内容包括以下几个方面。

（1）生命体征监测和日常生活监测：对于居家养老的老年人，医务人员可指导其购置简单易操作的生命体征测量工具，指导老年人及其家属学会生命体征的测量方法，了解生命体征的正常值范围。家庭不能购置测量工具的老年人，可定期到社区卫生服务站进行血压监测、心脏听诊检查等。老年人每天写生活日记，记录饮食、排泄、运动、睡眠、情绪等，可为医生了解和分析老年人生活起居细节提供资料。

（2）认识疾病症状与先兆：当身体出现某些严重疾病的早期信号或危险信号时，应及时到医院就诊。

1）中风预兆：如遇到突然出现一过性说话困难、视力模糊、有眩晕或站立不稳、一侧脸部或手脚突然感到麻木或软弱无力、嘴角歪斜、流口水，应考虑有短暂性脑缺血发作或脑血栓形成早期，应尽快到附近医院就诊。运送途中要尽量避免颠簸，患者平卧，头偏向一侧以防吸入呕吐物。

2）出血：痰、粪便、尿、鼻涕中带有血丝、血点或血块，牙龈出血、皮下有出血点或片状瘀斑时，都应引起警惕。

3）头晕、头痛：经常发生头晕、头痛的情况可能是高血压或脑动脉硬化引起的脑部供血不足，也可能是颈椎病引起或服用某些药物的副作用。

4）排泄异常：如有尿频、尿急、排尿痛症状时，常为泌尿道炎症引起；男性老人排尿不畅，多为前列腺肥大导致的排尿困难；慢性腹泻或便秘应查明是功能性还是器质性疾病所致；大肠及直肠肿瘤，在早期常有排便形态、量、频率和粪便形状的异常。

5）食欲改变：胃部及消化系统其他器官（肝、肠）的肿瘤通常有食欲下降的症状。

吞咽困难并且愈来愈重，可能是食管肿瘤的征兆。

6）体重改变：短期内没有明显原因而进行性的消瘦，大都表明有消耗性的疾病，如肿瘤或糖尿病；体重明显增加应查明是肥胖、水肿或其他原因。

7）咳嗽：平时无呼吸系统疾病也没感冒的老年人，如果忽然经常咳嗽，应做胸部检查。

8）疲劳感：在一段时间内有持续无明显原因的疲劳感，应彻底查明原因，可能存在某种消耗性疾病。

9）视力障碍：发现视力模糊，看东西像隔着一层雾，看灯光周围是彩虹样光环，伴有头痛，应到眼科检查是否有青光眼。此外白内障、视网膜病变也可引起视力障碍。

（3）用药监护：老年人多因慢性病要长期服用某些药物。记录用药的时间、药名、剂量、效果等，可帮助医生监测长期服药后患者体内所产生的耐药性、抗药性情况，以及时调整治疗方案。

（4）运动监护：详见第四章老年人的日常生活护理相关内容。

（5）慢性病监护：老年人易发疾病中有一部分具有遗传性或属于遗传性疾病，若父母一方或双方都患有某种疾病时就应特别注意。如糖尿病患者有阳性家族史者占20%以上，父母都患有糖尿病者至少有25%的机会发生糖尿病，而且由于遗传作用，其发生期也惊人地相似。故凡父母患有糖尿病、高血压、中风、癌症等疾病者，要特别重视定期体检，如糖尿病患者对血糖的监测、卒中患者对血液流变学的定期监测、高血压患者对血压的自我监测、慢性支气管炎等呼吸系统疾病患者对缺氧状态和症状改变的监测、消化性溃疡患者对消化道出血的监测等都是必要的。

3. 主动制订并实施健康计划　根据个人体质、习惯和能力制定健康目标，设计健康维护和康复计划，如制定饮食和运动计划、改变不良生活习惯和行为、创建和谐家庭和社会人际关系、保持心情愉快等，并在实施过程中不断总结、评估自己的计划，也可根据实际情况适当调整。

4. 患病及时就医　患慢性病的老年人可根据医嘱在家庭和社区进行自我用药、常规治疗及康复训练；做好定期复查；如有疾病加重或新患病症状，应及时到医院就医，以便早期诊断和治疗。

5. 为健康投资　健康投资是指老年人为了获得良好的健康而消费的食品、衣物、健身时间、医疗服务和生存环境等。据报道，“我国一个人一生在健康方面的投入中有60%～80%是花在临死前一个月的治疗上”。这一反常现象提示，人们在身体出现问题前，不重视健康投资。

知识链接

**健商**

健商指人们已具有的健康意识、健康知识、健康能力与该时代应具有的健康意识、健康知识和健康能力的比值。一个人的情感、心理状态以及生存环境和生活方式，都可以对他的健康产生直接影响。

提高健商的途径是个体在获得健康知识的基础上，转变对健康的看法，作出关于自我健康的决定。

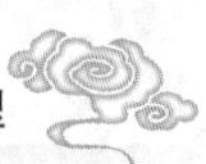

（二）家庭健康管理

在我国，由于传统赡养模式的影响、经济条件的限制以及老年人固有的地缘、亲缘情结，导致老年人不能或不愿进入养老机构，加之我国现阶段“未富先老”的国情，国家支持老年福利养老的能力还较弱。因此，目前我国老年人的养老方式以居家养老为主。针对老年人的家庭健康管理包括以下几方面：

1. 老年人家庭评估　收集家庭及其成员的基本材料，分析家庭结构和功能，评估居家环境。

2. 家庭健康风险评估　通过对评估资料的分析，确定对居家老年人健康有影响的生理、心理、家庭、社会、环境等方面的因素。

3. 老年人家庭护理健康干预　以家庭护理诊断和预测为依据，结合家庭实际情况，充分利用家庭资源，发挥优势，制订切实可行的健康维护计划。其内容包括：创造良好的居家环境，完成老年病居家治疗工作，提供多种形式的日常生活照护，实施保健与康复及心理调适。对家庭照顾者评估及指导。

（三）社区健康管理

社区健康管理是新医改形势下基层社区卫生服务机构为社区居民提供的一种全新服务模式，由疾病治疗为主转向预防干预为主。老年人多患有慢性病，其多数时间在家庭和社区中度过，因此老年人健康管理的重点实施在社区。社区老年人健康管理的内容包括：

1. 建立社区老年人健康档案　老年人患病时，健康档案可帮助医务人员快速掌握其病史，及时诊断、治疗，也可避免重复检查，从而降低医疗费用。

2. 指导老年人常规体检　健康体检是在身体健康时主动到医院或专门的体检中心对整个身体进行检查，目的是了解老年人的身体状况，预防疾病的发生，发现是否有潜在的疾病，以便做到早发现、早诊断、早治疗。

3. 家庭访视　进入老年人所在家庭，在收集资料的同时，对居家养老的老年人进行疾病监测、健康教育、康复指导、心理护理、对照顾者的评估及宣教等方面的指导和护理工作。

4. 组织社区健康维护与促进活动　社区健康维护与促进活动可引导老年人树立健康意识，养成良好的健康行为和生活方式，提高自我保健能力。如开展社区卫生运动、组织健康义诊、进行各种形式的健康宣教、召开社区运动会等，通过生动活泼、喜闻乐见的组织形式，提高老年人的健康意识，消除老年人内心的寂寞，丰富老年人生活。

（林　梅）

## 复习思考题

扫一扫
测一测

1. 健康老龄化的含义是什么？如何实现健康老龄化？
2. 描述老年人自我保健的原则及要点。
3. 老年人的家庭健康管理包括哪些内容？

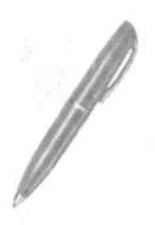

课件

03章PPT

# 第三章

扫一扫
知重点

# 老年人的健康评估

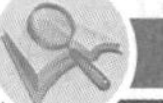

学习要点

1. 老年人各器官、系统的老化改变。
2. 老年人健康评估的原则和注意事项。
3. 老年人身体健康评估的主要内容和评估方法。
4. 老年人心理健康评估的主要内容。
5. 老年人社会健康评估的主要内容。

老年人的健康评估过程与成年人基本相同。但由于受生理性和病理性老化的影响，老年人的听觉、视觉功能减退，接受外界信息的能力下降，认知功能和反应能力也相应出现不同程度的变化。因此，护士对老年人进行健康评估时，应注意掌握老年人生理变化的特点，区分生理性老化和病理性老化以及疾病改变，尤其注重整体功能状态的评估，同时充分应用语言和非语言沟通的技巧，通过耐心细致地观察、询问及护理体检等方法，以获得全面、客观、准确的健康资料，来判断老年人的健康状况及功能状态，为科学、有效的临床护理决策提供依据。

## 第一节　老年人各器官、系统的老化改变

随着增龄，衰老会不同程度地影响着老年人的各个生理系统、器官以及组织功能，了解老年人各系统的变化特点和老化特征，能更好地评估老年人的健康状态。

### 一、感觉器官

1. 皮肤　皮肤的老化是最早且最容易观察到的征象。老年人皮肤脂肪减少、弹性纤维变性，使皮肤松弛、弹性差而出现皱纹。表皮色素沉着即老年斑；皮脂腺分泌减少或成分改变，使皮肤表面干燥、粗糙、无光泽并伴有糠秕状脱屑；因神经细胞缺失，神经传导速度减慢，皮肤感觉迟钝，痛觉、温度觉及触觉均减弱。皮肤变薄、抵抗力下降，长期卧床老人易出现压疮。

2. 眼和视觉　老年人眼部由于肌肉弹性减弱，脂肪组织减少，眼周形态改变，上

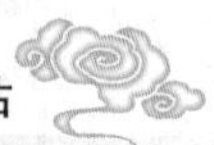

眼睑下垂，下眼睑松弛，出现眼袋。

角膜边缘基质因脂质沉积形成灰白色环状的“老年环”；晶状体柔韧性变差，眼底动脉硬化，易发生老视眼、青光眼和白内障；玻璃体液化和玻璃体后脱离，可引起飞蚊症；视网膜周边带变薄，出现老年性黄斑变性；视觉和调视功能减退，视野宽度缩小，色素上皮细胞及细胞内黑色素减少，脂褐质增多，视力下降，对低色调色彩辨认困难，对光线的适应能力减弱。

3. 耳及听觉　超过 50 岁，人的听力开始下降，50～59 岁被视为中国老年人听力老化的转折期。老年人外耳道皮肤毛囊、皮脂腺、耵聍腺萎缩，分泌减少，腔道变宽，集音功能减低。鼓膜变薄且浑浊逐渐加重，听骨退行性改变，感受声音的内耳退化，听神经的神经纤维数及听中枢的细胞数减少，致使听力下降，易患老年性耳聋。鉴别语音能力降低，听觉反应时间延长。

4. 味觉　老年人味蕾数目明显减少，味觉刺激阈值增大，味觉功能减退，甜味觉尤甚。老年人活动减少，机体代谢缓慢，加之唾液分泌减少，口腔干燥，会造成食欲缺乏，食而无味，影响机体对营养物质的摄取，还可增加老年性便秘的可能性。

5. 嗅觉　脑嗅球细胞丧失和鼻内膜感觉细胞减少导致老年人嗅觉减退，主要表现为敏感性减退和对气味的分辨能力下降，男性尤为明显。嗅觉丧失会对一些有毒气体、烟味等的分辨和下降，继而威胁老年人的安全。

6. 触觉　老年人触觉小体数量减少，敏感度下降，阈值升高，触觉减弱，特别是对温度、压力、疼痛等的感受的减弱，加上对需要手眼协调的精细动作不能很好地执行，使得一些日常生活活动，如系鞋带、剪指甲等出现障碍，对一些危险环境如过热的水、电热器具等的感知度降低，使老人对危险环境的感知度降低，增加危险发生的机会。

## 二、呼吸系统

1. 胸廓、呼吸肌　老年人由于老年人普遍发生骨质疏松，胸椎椎体的退行性变、压缩，致脊柱后凸，胸骨前凸，多呈桶状胸。肋软骨钙化，肋骨活动度降低，肋骨关节硬化，椎肋、胸肋关节支持组织脱水、钙化、骨化甚至强直等退行性变，导致胸廓活动幅度受限，通气功能下降。呼吸肌肌纤维减少，肌肉萎缩，呼吸肌肌力下降和呼吸效率降低，使老年人易发生呼吸道感染。

2. 鼻、咽、喉　老年人鼻道变宽，鼻黏膜的加温、加湿和防御功能下降，易患鼻窦炎及呼吸系统感染。咽黏膜和淋巴组织萎缩，呼吸道的防御功能下降，易患下呼吸道感染。由于咽喉黏膜、肌肉退行性变或神经通路障碍，防御反射变得迟钝而出现吞咽功能失调，易发生呛咳、误吸甚至窒息。

3. 气管和支气管　老年人气管和支气管黏膜上皮和黏液腺退行性变，纤毛运动减弱，防御和清除能力下降，小气道管腔变窄，气流阻力增加，易发生呼吸道感染及呼气性呼吸困难。

4. 肺　肺泡萎缩，弹性回缩力下降，易致肺泡不能有效扩张，肺通气不足。肺泡壁变薄，泡腔增大，弹性降低，肺弹性回缩力降低，导致肺活量降低，残气量增多；肺毛细血管黏膜表面积减少，肺活量减低，残气量升高，气体交换能力减弱，换气效率明显下降。

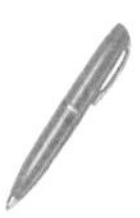

## 三、消化系统

1. 口腔　老年人口腔黏膜逐渐角化，唾液腺萎缩，唾液分泌减少，质较稠，导致口干、吞咽不畅。唾液中的淀粉酶减少，影响淀粉食物的消化。牙齿的釉质和牙本质随增龄而磨损，使神经末梢外露，对冷、热、酸、甜等刺激过敏而疼痛；牙龈随增龄逐渐萎缩、牙根外露，易患牙周炎。口腔黏膜上皮细胞萎缩，表面过度角化而增厚，失去对有害物质清除，易引起慢性炎症。

2. 食管　老年人食管黏膜萎缩，黏膜固有层弹力纤维增加，食管蠕动减弱，排空延迟，引起吞咽困难和食管内食物滞留。食管下段括约肌松弛、位置上移，胃十二指肠内容物自发性反流，而使老年人反流性食管炎、食管癌的发病率增高。食管平滑肌萎缩，食管裂孔增宽，易发生老年人食管裂孔疝。

3. 胃　老年人胃黏膜萎缩，弹性降低，胃腔扩大，易出现胃下垂。老年人胃腺体萎缩，胃酸分泌减少，对细菌杀灭作用减弱；胃蛋白酶原分泌减少，使胃消化作用减退，影响营养物质的吸收，可致老年人出现营养不良、缺铁性贫血等。胃蠕动减慢，食物与消化酶不能充分混合，排空时间延长，易引起消化不良、便秘、慢性胃炎等。

4. 肠　小肠黏膜和肌层萎缩、肠上皮细胞数减少，肠液分泌减少，消化吸收功能减退，易造成老年人吸收不良。结肠壁的肌肉或结缔组织变薄，肠蠕动减弱，肠内容物通过时间延长，水分重吸收增加，直肠对扩张的敏感性降低，易发生或加重便秘；结肠内压上升，易形成结肠憩室；盆底肌肉及肛提肌萎缩、无力，易发生直肠脱垂。

5. 肝、胆　老年人肝脏体积变小、重量减轻，肝细胞吞噬功能和解毒能力下降，导致药物在肝脏内代谢、排出速度减慢，易引起药物性不良反应，甚至产生毒性作用。老年人胆囊壁及胆管壁变厚，弹性降低，功能下降，胆囊不易排空，胆汁减少变浓，胆汁中胆固醇增多，易使胆汁淤积而发生胆石症。

6. 胰腺　胰酶的分泌量和浓度下降，影响老年人对脂肪的吸收，产生脂肪泻。胰腺分泌胰岛素的生物活性下降，导致葡萄糖耐量下降，易患老年性糖尿病。

## 四、循环系统

1. 心脏　老年人因肩部变窄、脊柱后突、心脏下移，心尖搏动在锁骨中线旁。心室壁弹性减弱，心室的再充填所需时间延长，影响到整个心脏的功能。心肌细胞纤维化，脂褐素沉积，胶原增多，淀粉样变，心肌的兴奋性、自律性、传导性均降低，心瓣膜退行性变和钙化，心脏传导系统发生退行性变。

2. 血管　老年人因弹性蛋白减少、胶原蛋白增加，动脉、静脉和毛细血管均发生老化，加上钙沉积使血管变硬、韧性降低、管腔缩小，造成收缩压增加。静脉回流不佳易致静脉曲张；单位面积内有功能的毛细血管数量减少，血流缓慢，代谢率下降，导致机体各部位供氧不足。

3. 心功能　心肌收缩力减弱使心脏泵血功能降低；静息心率减慢，对运动的反应迟钝；静脉回心血量减少；心室壁顺应性下降，心室舒张终末期压力增高，导致心排血量减少。另外，老年人神经调节能力进行性下降，心脏节律细胞的数量减少，特别是窦房结内的起搏细胞数目减少；希氏束和束支纤维丧失，使老年人易发生发生心律失常。

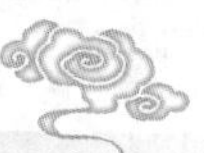

## 五、泌尿系统

1. 肾脏　老年人肾动脉粥样硬化，肾血流量减少。肾脏实质渐渐萎缩，肾小球数量减少，皮质变薄，重量减轻。老年人对氨基和尿酸的清除率、肾小球滤过率、肾脏的浓缩与稀释功能均下降，容易导致水钠潴留、代谢产物蓄积、药物蓄积中毒甚至肾衰竭。

2. 输尿管　老年人输尿管肌层变薄，张力减弱，且支配肌肉活动的神经细胞减少，尿液进入膀胱内流速减慢，容易产生反流而引起逆行感染。

3. 膀胱　肌肉萎缩，肌层变薄，纤维组织增生，膀胱括约肌收缩无力，使之不能充满和排空，故老年人容易出现尿外溢，残余尿增多，常伴有尿频、尿急、夜尿量增多等。老年女性盆底肌肉松弛，易引起压力性尿失禁，造成日常生活的不便。由于老年人饮水较少，尿液中的代谢产物容易在膀胱内积聚而形成结石，且易造成泌尿道感染甚至诱发膀胱癌。

4. 尿道　老年人的尿道易纤维化、括约肌萎缩，使尿的流速变慢，排尿无力、不畅，导致残余尿和尿失禁。老年女性尿道球腺分泌减少，抗菌能力下降，感染发生率增高；老年男性因前列腺增生，易发生排尿不畅甚至排尿困难。

## 六、内分泌系统

1. 下丘脑　增龄导致下丘脑的重量减轻，血液供给减少。由于单胺类含量和代谢紊乱，引起中枢性调控失常，使各种促激素释放激素分泌减少或作用降低，接受下丘脑调节的垂体及下属靶腺的功能也随之发生全面减退，容易引发老年人各方面功能的减退，故下丘脑又称为“老化钟”。

2. 垂体　老年期垂体体积缩小，重量减轻。垂体前叶的生长激素释放减少，易发生肌肉萎缩、骨质疏松、脂肪增多及蛋白质合成减少等。垂体分泌的抗利尿激素逐渐减少，导致肾小管重吸收减少及细胞内外水分重新分配，而出现多尿，尤其是夜尿增多等现象。

3. 肾上腺　老年人肾上腺皮质发生退行性改变主要为纤维化。皮质和髓质细胞数目减少由于老年人下丘脑 - 垂体 - 肾上腺系统功能减退，激素的清除能力明显下降，使老年人对外界环境的适应能力和对应激的反应能力均明显下降。

4. 甲状腺和甲状旁腺　老年人甲状腺体积缩小，甲状激素的生成率减少，以 $T_3$ 最为明显，导致基础代谢率下降、体温调节功能受损、皮肤干燥、怕冷、便秘、精神障碍、思维和反射减慢等变化的出现。甲状旁腺细胞减少，结缔组织和脂肪细胞增厚，血管狭窄，甲状旁腺激素的活性下降。

5. 性腺　睾酮分泌下降，受体数目减少或其敏感性降低，使性功能逐渐减退。游离睾酮具有维持骨密度的作用，老年男性由于缺乏雄激素，影响骨密度、肌肉、脂肪组织、造血功能的作用。老年女性卵巢发生纤维化，雌激素和孕激素分泌减少，易出现性功能和生殖功能减退、围绝经期综合征、骨质疏松等；子宫和阴道萎缩、分泌物较少、乳酸菌较少等易导致老年性阴道炎的发生。

6. 胰岛　老年人胰岛萎缩，B 细胞释放胰岛素延迟，糖代谢能力减低；而细胞膜上胰岛素受体减少，机体对胰岛素的敏感性下降，导致老年人葡萄糖耐量降低，导致老年人糖尿病的发病率增高。另外，胰高血糖素分泌异常增加，使 2 型糖尿病的发病率增高。

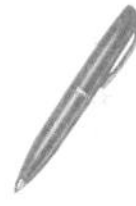

7. 松果体　松果体血管逐渐变窄，细胞减少，重量减轻，脂肪增多，产生的胺类和肽类激素减少，导致其调节功能减退，下丘脑敏感阈值升高，对应激反应延缓。

## 七、运动系统

1. 骨骼　骨质吸收速度超过骨质形成速度是老年人骨骼改变的总特征。骨骼中的有机物质如骨胶原、骨黏蛋白质含量减少或逐渐消失，骨质发生进行性萎缩。骨骼中的矿物质逐渐减少，骨质密度减少而导致骨质疏松，脆性增加，易发生骨折，可出现脊柱弯曲、变短，身高降低。又因骨细胞与其他组织细胞的老化，骨的修复与再生能力减退。

2. 关节　老年人普遍存在关节的退行性改变，尤以承受体重较大的膝关节、腰和脊柱最明显。关节软骨面变薄，软骨粗糙、破裂，完整性受损，表面软骨成为小碎片，脱落于关节腔内，形成游离体，使老年人在行走时关节疼痛；骨和关节的韧带、腱膜、关节囊因纤维化及钙化而僵硬，表现出关节活动受限；颈部和腰部的椎间盘因长期负重，纤维环中的纤维变粗，弹性下降、变硬，椎间盘周围韧带松弛。

3. 肌肉　肌纤维萎缩、弹性下降，肌肉总量减少，这些变化使老年人容易疲劳，出现腰酸腿痛。由于肌肉强度、持久力、敏捷度持续下降，加上老年人脊髓和大脑功能的衰退，活动更加减少，最终导致老年人动作迟缓、笨拙，行走缓慢不稳等。

## 八、神经系统

1. 脑与神经元　老年人脑体积逐渐缩小，重量减轻。脑萎缩可引起蛛网膜下腔增大、脑室扩大、脑沟增宽、脑回变窄。轴突和树突也伴随神经元的变性而减少，使运动和感觉神经纤维传导速度减慢，老年人出现步态不稳，蹒跚步态，或“拖足”现象，手的摆动幅度减小，转身时不稳，易发生跌倒。

2. 脑血管　老年人脑血管的改变使动脉粥样硬化和血脑屏障退化，引起脑供血不足、脑梗死或脑血管破裂出血，导致脑组织软化、坏死。血脑屏障功能减弱，易发生神经系统感染性疾病。

3. 神经递质　脑神经突触数量减少，神经传导速度减慢，神经反射时间延长，导致老年人灵活性及动作协调能力下降，对外界反应迟钝。脑内蛋白质、核酸、神经递质及脂类物质等逐渐减少，并在脑内可见脑老化的重要标志，如类淀粉样物质沉积、神经元纤维缠结、脂褐质沉积等，因而易导致脑萎缩、震颤麻痹、认知功能障碍等老年性神经系统疾病。

4. 反射　老年人反射反应时间延长且易受抑制，如一般老年人深部腱反射偏弱，部分老年人跟腱反射消失。

# 第二节　老年人健康评估概述

**案例分析**

张大爷，69岁，独居，1年前诊断为老年退行性膝骨关节炎。近1个月来，出现膝关节疼痛，久坐或晨起后关节有僵硬感，不能立即活动，确诊为左膝关节炎，需要接受关节置换手术。

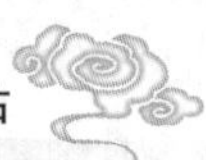

育有1子，在外地定居，半年前刚做完肾移植手术，在家养病。他一方面担心无法支付手术费用，另一方面担心住院期间无人照顾。此外，张大爷由于腿疾，很少出门，常独居在家，时常感到孤独。

请问：1. 对张大爷进行健康评估，其目前存在的健康问题有哪些？

2. 对张大爷进行健康评估时应注意哪些事项？

老年人的健康评估包括身体、心理健康评估及社会角色功能等方面，即从躯体、精神、社会心理、自理能力等多个维度测量老年人整体健康功能水平，以便全面、客观地收集健康资料，准确反映其健康状况和保健需求。

## 一、评估原则

### （一）了解老年人的身心变化

随增龄而出现的各种退行性改变，属于正常生理性改变；而由于生物及理化因素所致老年性疾病引起的变化，属于异常性的、病理性改变。在大多数老年人身上，生理变化和病理性改变往往同时存在，相互影响。应认真进行健康评估，注意老年人心理变化个体差异性大，身心变化不同步，心理发展具有潜能和可塑性的特点；区分正常老化和现存/潜在健康问题，采取适宜的干预措施。

### （二）正确解读辅助检查结果

老年人辅助检查结果异常存在以下三种情况：①正常的老年期变化；②疾病引起的异常改变；③老年人服用的某些药物的影响。评估者应结合病情变化，确认辅助检查值的异常是何种变化所致，采取适当的处理方式，避免延误诊断或处理不当造成严重后果。

### （三）注意疾病中非典型性表现

非典型性表现是指由于老年人因感受性降低，且常并发多种疾病，症状和体征不典型。例如，老年人患肺炎时常无症状，或仅表现出食欲差，全身无力，脱水，或突然意识障碍，而无呼吸系统的症状；阑尾炎导致肠穿孔的老年人，临床表现可能没有明显的发热体征，或仅主诉轻微疼痛。因此，对老年人的评估要重视客观检查，尤其体温、脉搏、血压及意识的评估尤为重要。

## 二、评估方法

### （一）访谈法

收集资料最重要的手段是访谈，按照提问和回答结构方式的不同，访谈法可分为无结构访谈和有结构访谈两类。通过交谈了解老年人疾病的发生发展过程、诊治经过及现存/潜在的主要健康问题及老年人的心理状况和社会功能，从而对老年人的健康状况做出判断。访谈时，要与老年人及其主要照顾者建立良好的信任关系，注意运用有效地沟通技巧，有效地获取相关健康资料。

### （二）观察法

观察法是指在一定时间内，由评估者对特定个体的心理行为的外在表现、疾病症状及药物副反应等进行观察，从而判断其综合的生活质量，适合一些特殊疾病患者的生活质量评价，比如精神病、失智症、危重症病患等。评估者运用自身感觉器官对老年人的精神状态、心理反应及身体姿势、表情、言语、动作等进行有目的、有计划的观察和记录；必要时，可采用辅助仪器，以增强观察效果。

#### （三）主观报告法

指被测者根据自己的健康状况和对生活质量的理解，报告一个对其生活质量的评价（分数或等级数）。

#### （四）症状定式检查法

症状定式检查法是指把各种可能的症状或副作用列成表格，由评价者或患者逐一选择。其选项可以是“有”“无”两项，也可根据程度分为不同项，主要用于当生活质量的测定主要限于疾病症状和治疗的毒副作用时。

#### （五）标准化量表法

标准化量表法根据评价主体的不同可分为自评法和他评法两种，指使用经考察且有较好信度、效度和反应度的正式标准化测定量表对被测者的生活质量进行多维的综合评价。

#### （六）体格检查

指检查者运用自己的感觉器官或借助检查器具来了解被检查者的健康状况。方法包括视、触、叩、听、嗅以及中医的望、闻、问、切。

#### （七）其他

1. 测试　常用标准化的量表或问卷测试老年人的身心状况，但量表或问卷的选择须根据老年人的具体情况来确定，且使用时还需考虑量表或问卷的信效度。

2. 查阅　可通过查阅病历、各种临床记录、辅助检查结果等相关资料，获取健康资料，并分析其临床意义。

### 三、评估注意事项

老年人的健康评估过程应结合老年人身心变化的特点，护士应注意以下事项：

#### （一）环境适宜

老年人因感觉功能降低，血流缓慢、代谢率及体温调节功能降低，易受凉感冒，体检时室温应以 22～24℃为宜；老年人因视力和听力下降，评估时应避免光线的直接照射，环境应安静、无干扰，并注意保护老年人隐私。

#### （二）时间充分

老年人由于感官的退化，反应较慢，行动迟缓，思维能力下降，加之老年人多病共存，因此，所需评估时间较长。护士应根据老人的具体情况，分阶段进行健康评估，让其有充足的时间回忆过去发生的事件，避免老人疲惫，同时获得详尽的健康史。

#### （三）方法适当

对老年人进行躯体评估时，在全面评估的基础上，重点检查易发生皮损的部位。对有移动障碍的老年人，可取合适的体位。检查口腔和耳部时，要取下义齿和助听装置。在进行感知觉检查，特别是痛觉和温觉检查时，有些老人部分触觉感觉功能减退或消失，需要较强的刺激才能引出，故应注意刺激强度适当，不要损伤老人。

#### （四）沟通良好

进行沟通时，护士应适当灵活运用有效的沟通技巧，先自我介绍，并说明交谈目

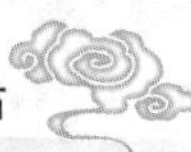

的和所需时间；交谈时应面对面，距离以使其能看清护理人员的面部表情及口型、能听清对方的声音、伸手可触及对方为宜；提出问题时语速减慢、语音清晰，注意适时停顿和重复；注意观察非语言信息，适时运用非语言沟通技巧，如适当的目光接触、温和的面部表情、优雅的姿态、恰当的手势、治疗性的触摸等；及时核实前后矛盾、含糊不清或存有疑问的内容；交谈过程中应显示出对其回答的问题感兴趣和关心，对其陈述表示理解、认可和同情；为有记忆功能障碍、语言表达功能障碍及认知功能障碍的老年人收集资料时，询问要简洁得体，必要时可通过其家属或照护者获取资料。

（五）资料准确

收集资料时应客观、准确，避免护士的主观判断引起偏差。如在进行功能状态评估时，护士应通过直接观察进行合理判断，避免受老年人自身评估的影响。

## 第三节　老年人身体健康评估

老年人身体健康的评估内容主要包括健康史采集、体格检查、功能状态的评估和辅助检查四个方面，评估过程同其他年龄段人员。

### 一、健康史

健康史是关于老年人过去和现在的健康状况、影响因素、自身认识、日常生活和社会活动能力等方面的主观资料。其目的是收集资料，并为进一步形成护理诊断、制定护理计划提供依据。采集时健康史常出现：老年人记忆不确切、反应迟钝、表述不清，主诉与症状不相符，隐瞒或夸大疾病事实的现象。

（一）基本情况

主要包括老年人的姓名、性别、出生日期、民族、婚姻状况、职业、籍贯、文化程度、宗教信仰、经济状况、医疗费用支付方式、家庭住址及联系方式、入院时间等方面的资料。

（二）健康状况

1. 既往健康状况　主要包括：既往疾病史，手术与外伤史，食物、药物、花粉等过敏史，药物使用情况，参与日常生活和社会活动的能力等。

2. 目前健康状况　目前有无急慢性疾病；疾病发生的时间，主要的症状有无加重，治疗情况及恢复程度，目前疾病的严重程度，对日常生活活动能力和社会活动的影响。

### 二、体格检查

随着年龄的增加，老年人患心脑等疾病的危险因素增加。一般情况下，老年人应1～2年进行一次全面的健康检查。

（一）全身状况

1. 身高、体重　老年人身高随增龄逐渐缩短，而体重逐渐增加，体重在65～75岁达高峰，随后下降。若短期身高下降太快，或总体幅度下降太大，要警惕骨质疏松症，防止发生椎体骨折等并发症。

2. 生命体征　老年人基础体温和最高体温较成年人低，70岁以上的老年人发生感染时常无发热表现。如果老年人午后体温比清晨高1℃以上，应视为发热。测脉搏

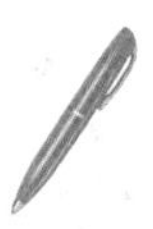

的时间不应少于 30 秒，注意脉搏的不规则性。评估呼吸时注意呼吸方式与节律、有无呼吸困难。老年人正常呼吸频率为 16～25 次 / 分，在其他临床症状和体征出现之前，老年人呼吸 > 25 次 / 分，可能是下呼吸道感染、充血性心力衰竭或其他病变的信号。高血压和直立性低血压在老年人中较为常见，平卧 10 分钟后测定血压，然后直立后 1、3、5 分钟各测血压一次，如直立时任何一次收缩压比卧位时血压降低≥20mmHg 或舒张压降低≥10mmHg，称为直立性低血压。

3. 营养状态　评估老年人每日活动量、饮食状况以及有无饮食限制，并测量身高、体重。

4. 意识状态　意识状态主要反映老年人对周围环境的认识和对自身所处状况的识别能力，有助于判断有无颅脑病变及代谢性疾病。

5. 体位、步态　疾病常可导致体位发生改变，如心、肺功能不全的老年患者，可出现强迫坐位。不同的步态对疾病诊断有一定帮助，如慌张步态见于帕金森病，醉酒步态见于小脑病变。

（二）各部位评估

1. 皮肤黏膜与淋巴结

（1）皮肤黏膜：评估老年人皮肤的完整性与特殊感觉、皮肤颜色及温湿度、有无癌前病变等。卧床老人应重点检查易于破损的部位，注意观察有无压疮的发生。

（2）全身浅表淋巴结：检查颈部、锁骨上窝、腋下淋巴结有无肿大、肿大的淋巴结表面是否光滑、与周围组织有无粘连、触痛及质地等情况。

2. 头面部与颈部　评估老年人头面部及颈部的外部和内在变化。如头发颜色，有无脱发；眼睛是否有双侧角膜老年环、老视眼、玻璃体混浊、老年性白内障、青光眼、眼底出血等情况；听力有无改变，如是否有耳鸣、老年性耳聋，甚至听力丧失等；鼻腔是否干燥及嗅觉情况；食欲及牙齿缺失情况，同时应注意鉴别老年人口唇黏膜的色素沉着；对颈部的评估应包括颈部的活动范围、颈静脉充盈度与颈部血管杂音、甲状腺等情况。

3. 胸部与腹部　评估老年人胸壁有无压痛、胸廓外形及顺应性、呼吸运动方式等；乳房是否有硬结及包块；心脏有无杂音、心肌肥厚与心脏扩大等变化。腹部主要评估老年人腹部是否有压痛、肿块、肠鸣音亢进或减退情况。

4. 泌尿生殖系统　老年男性主要评估前列腺是否有组织增生而引起的排尿困难；老年女性应重点检查有无外阴炎、外阴瘙痒、老年性阴道炎等情况。

5. 脊柱与四肢　主要检查老年人的关节和活动范围，注意有无畸形、关节疼痛、运动障碍等情况；关节有无退行性变、水肿、脊柱活动是否受限等。检查时应注意观察有无下肢皮肤溃疡、足冷痛等。

6. 神经反射　主要评估老年人肢体动作的协调能力，有无步态蹒跚、震颤，是否容易发生跌倒等。还可通过检查老年人手足的精细触觉、针刺觉、位置觉、闭眼时手指的精细动作和握拳动作以及下肢肌张力、腱反射、膝反射等完成情况，来判断老年人的感觉功能是否减退。

## 三、功能状态评估

功能状态主要指老年人处理日常生活的能力，其完好与否影响着老年人的生活

质量。定期对老年人的功能状态进行客观的评估是良好老年护理的开始，对维持和促进老年人独立生活能力、提高其生活质量有着重要的指导意义。

### （一）评估内容

功能状态的评估包括日常生活能力、功能性日常生活能力、高级日常生活能力三个层次。其受年龄、视力、躯体疾病、运动功能、情绪等因素影响。因此，对老年人功能状态的评估要结合躯体健康、心理健康及社会健康状况进行，避免主观判断偏差和霍桑效应，同时对功能状态评估结果的解释应谨慎。

1. 日常生活能力（activities of daily living，ADL） 老年人最基本的自理能力，是老年人自我照顾、从事每天必需的日常生活的能力。如衣（穿脱衣、鞋、帽，修饰打扮）、食（进餐）、行（行走、变换体位、上下楼）、个人卫生（洗漱、沐浴、如厕、控制大小便）等，这一层次的功能受限，将影响老年人基本生活需要的满足。ADL 不仅是评估老年人功能状态的指标，也是评估老年人是否需要补偿服务的指标。

2. 功能性日常生活能力（instrumental activities of daily living，IADL） 指老年人在家中或寓所内进行自我护理活动的能力，包括购物、家庭清洁和整理、使用电话、付账单、做饭、洗衣、旅游等，即为支持独立生活所需要的诸项活动。IADL 提示老年人是否能独立生活并具备良好的日常生活功能。

3. 高级日常生活能力（advanced activities of daily living，AADL） AADL 是指与生活质量相关的一些活动，反映老年人的智能能动性和社会角色功能，包括主动参加社交、娱乐活动、职业工作等。随着老年期生理变化或疾病的困扰，这种能力可能会逐渐丧失。失去这一层次的功能，将失去维持社会活动的基础。例如，股骨颈骨折使一位经常参加各种社交和娱乐活动的老人失去了参与这些活动的能力，这将使其整体健康受到明显影响。高级日常生活能力的缺失，要比基本日常生活能力和功能性日常生活能力的缺失出现得早，一旦出现，则预示着更为严重的功能下降，需要作进一步的功能性评估，包括日常生活能力和功能性日常生活能力的评估。

### （二）评估方法

常用的评估方法有观察法和自述法。

### （三）评估工具

目前临床上有多种专业的评估工具可以评定老年人的功能状态（表 3-1）。使用最广泛的评估工具包括 Barthel 指数、Katz ADL 量表和 Lawton IADL 量表。

表 3-1 日常生活能力评估常用量表

| 量表 | 功能 |
|---|---|
| 1. Barthel 指数（Barthel index，BI） | 自理能力和行走能力 |
| 2. Katz ADL 量表（Katz ADL Scale） | 基本自理能力 |
| 3. Kenny 自护量表（Kenny Self-care Scale） | 自理能力和行走能力 |
| 4. IADL 量表（IADL Scale） | 烹饪、购物、家务等复杂活动 |
| 5. Lawton IADL 量表（Lawton IADL Scale） | IADL 能力 |

1. Barthel 指数（Barthel index，BI） 美国学者 Florence Mahoney 和 Dorothy Barthel 于 20 世纪 50 年代中期设计并应用于临床，当时称为 Mary-Land 残疾指数。在 20 世纪 60 年代中期的文献报告正式称为 Barthel 指数，一直沿用至今。Barthel 指数评定

简单，灵敏度高，可信度高，使用广泛，且可用于预测治疗效果、住院时间与预后。在国内用于测评日常生活能力的文献中，有57%将BI作为评价工具。

（1）量表结构与内容（详见附录一量表1）：包括修饰、穿衣、洗澡、进食、控制大便、控制小便、如厕、床椅转移、平地行走、上下楼梯10项。

（2）评定方法：对老年人的日常生活活动功能状态进行测评，主要是对其一系列独立行为的测量来进行评分，总分范围在0～100分。评估所需时间5分钟左右。

（3）结果解释：可根据是否需要帮助与帮助程度分为0、5、10、15分4个等级，再将各项得分相加即为总分。根据总分来确定自理能力的等级，可分为重度依赖、中度依赖、轻度依赖和无需依赖。其中60分以上者，表示虽有轻度功能缺陷，但生活基本可以自理；40～60分者，表示为中度残疾，有功能障碍，生活需要他人帮助；20～40分者，表示为重度残疾，生活需要很大帮助；0～20分者，表示完全残疾，生活完全依赖他人。

2. 日常生活功能指数评价表　由Katz等人设计制定的语义评定量表，可用于测量评价慢性疾病的严重程度及治疗效果，也可用于预测某些疾病的发展（详见附录一量表2）。一般来说，日常生活复杂的功能首先丧失，简单的动作丧失较迟，如大脑神经的功能、心肺功能等。

（1）量表结构与内容：此量表将ADL功能分为6个方面，即进食、更衣、沐浴、移动、如厕和大小便控制，以决定各项功能完成的独立程度。

（2）评定方法：通过与被测者交谈、评价者观察、或被测者自填问卷，视6项功能独立完成的程度来确定各项评分，计算总分值。

（3）结果解释：总分值的范围是0～12，分值越高，提示被测者的日常生活能力越高。

3. Lawton功能性日常生活能力量表　由美国的Lawton等人设计制定（详见附录一量表3），主要用于评定被测试者的功能性日常生活能力。

（1）量表结构与内容：此量表将IADL功能分为7个方面，主要用于评定被测试者的功能性日常生活能力。

（2）评定方法：通过与被测者、家属或护理人员等知情人的交谈或被测者自填问卷，确定各项评分，计算总分值。

（3）结果解释：总分值的范围是0～14，分值越高，提示被测试者功能性日常生活能力越高。

4. Pfeffer功能活动问卷（functional activities questionnaire，FAQ）　Pfeffer功能活动问卷于1982年编制。其目的是更好地筛选和评价功能障碍不太严重的老年患者，即早期或轻度痴呆患者（详见附录一量表4）。由于测评一次仅需5分钟，故常在社区调查或门诊工作中应用。

（1）量表结构与内容：FAQ将功能分为10个方面，包括使用各种票证、按时支付各种票据、自行购物、参加游戏或活动、使用炉子、准备和做一顿饭菜、关心和了解新鲜事物、持续一小时以上的注意力情况、记得重要的约定、独自外出活动或走亲访友。

（2）评定方法：该问卷属于他评问卷，由测试者或被试者家属完成。评定时，每项只能选择一个评分，既不能重复，也不能遗漏。这样，结果才能恰当地反映出老年人的活动能力。如被试者无法完成或不能正确回答问题，应向其照顾着询问。评分标准采用3级评分法：即问卷中“0”表示没有任何困难，能够独立完成；“1”表示有些困难，需他人指导或帮助；“2”表示本人无法完成，完全或几乎完全由他人代替完成；

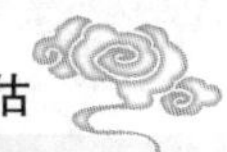

“9”则表示该条目不适用，如老年人一向不使用炉子，这时不计入总分。

(3) 结果解释：FAQ 有两项统计指标：总分 0～20 和单项 0～2。FAQ＜5 分为正常。临界值，FAQ 总分≥25，或有两个或两个以上单项功能丧失（2 分）或 1 项功能丧失，2 项以上有功能缺损（1 分）。FAQ≥5，表示在家庭或社区中不可能独立，即说明社会功能有问题，尚需进一步确定这类损害是否新近发生，是因智力减退还是另有原因，如年龄，视力缺陷、情绪抑郁或运动功能障碍等。

## 四、辅助检查

辅助检查是诊断老年病的重要依据，老年人机体形态和功能的一系列进行性、退行性改变，均可不同程度地影响辅助检查的结果。

### （一）常规检查

1. 血常规　血常规检查值异常在老年人中十分常见，一般以红细胞＜$3.5\times10^{12}$/L，血红蛋白＜110g/L，红细胞比积＜0.35，作为老年人贫血的标准，但贫血并非老年期生理变化，因而需要进行全面系统的评估和检查。多数学者认为白细胞、血小板计数无增龄性变化。白细胞的参考值为（3.0～8.9）×$10^9$/L。在白细胞分类中，T 淋巴细胞减少，B 淋巴细胞则无增龄性变化。

2. 尿常规　老年人尿蛋白、尿胆原与成年人之间无明显差异。老年人肾排糖阈值升高，可出现血糖升高而尿糖阴性的现象。老年人对泌尿系感染的防御功能随年龄增长而降低，其尿沉渣中的白细胞大于 20 个 /HP 才有病理意义。老年人中段尿培养污染率高，可靠性较低，老年男性中段尿培养菌落计数≥$10^3$/ml、女性≥$10^4$/ml 为判断真性菌尿的界限。

3. 血沉　在健康老年人中，血沉变化范围很大。一般血沉在 30～40mm/h 之间无临床意义；如血沉超过 65mm/h 应考虑感染、肿瘤及结缔组织病。

### （二）生化与功能检查

老年人生化与功能检查结果中常见的生理变化见表 3-2。

表 3-2　老年人生化与功能检查常见的生理变化

| 检验内容 | 成人正常值范围 | 老年期生理变化 |
|---|---|---|
| 空腹静脉血糖 | 3.9～6.1mmol/L | 轻度升高 |
| 肌酐清除率 | 80～100ml/min | 降低 |
| 血尿酸 | 120～240μmol/L | 轻度升高 |
| 乳酸脱氢酶（LDH） | 50～150U/L | 轻度升高 |
| 碱性磷酸酶 | 20～110U/L | 轻度升高 |
| 总蛋白 | 60～80g/L | 轻度升高 |
| 总胆固醇 | 2.8～6.0mmol/L | 60～70 岁达高峰，随后逐渐降低 |
| 低密度脂蛋白 | ＜3.1mmol/L | 60～70 岁达高峰，随后逐渐降低 |
| 高密度脂蛋白 | 1.1～1.7mmol/L | 60 岁后稍升高，70 岁后开始降低 |
| 三酰甘油（甘油三酯） | 0.23～1.24mmol/L | 轻度升高 |
| 甲状腺激素 $T_3$ | 1.08～3.08nmol/L | 降低 |
| 甲状腺激素 $T_4$ | 63.2～157.4nmol/L | 降低 |
| 促甲状腺素 | (2.21±1.1)mU/L | 轻度升高或无变化 |

### （三）心电图检查

老年人的心电图常有轻度非特异性改变，包括P波轻度平坦、T波变平、P-R间期延长、ST-T段非特异性改变、电轴左偏倾向和低电压等。老年人动脉粥样硬化的发生率高，生理与病理的界限不明显。如老年人心电图有以上改变，应慎重并需结合临床判断。

### （四）影像学及内镜检查

影像学检查已广泛应用于老年疾病的诊治，如CT、磁共振成像对急性脑血管病、颅内肿瘤的诊断有很大价值。内镜检查对老年人胃肠道肿瘤、消化性溃疡及呼吸、泌尿系统疾病的诊断具有重要意义。

## 第四节 老年人心理健康评估

步入老年期，所经历的各种生活事件会越来越多。老年人在应对这些事件时常会有一些特殊的心理活动，也反映出老年人个性的一些心理特征。老年人的心理状态对其老化过程、躯体健康、疾病的治疗及预后都有较大影响。因而掌握老年人心理活动的特点及影响因素，正确评估老年人的心理状况，对维护和促进其身心健康、预防身心疾病有着重要的意义。老年人的心理健康状况主要从认知能力、情绪和情感、人格等方面进行评估。

### 一、认知功能评估

认知是人们认识、理解、判断、推理事物的过程，通过行为、语言表现出来，反映了个体的思维能力。认知功能对老年人是否能够独立生活以及生活质量起着重要的影响作用。老年人认知的评估包括思维能力、语言能力以及定向力三个方面。在已经确定的认知功能失常的筛选测试中，最普及的测试是简易智力状态检查（mini-mental state examination，MMSE）和简易操作智力状态问卷（short portable mental status questionnaire，SPMSQ）。

### （一）简易智力状态检查

MMSE于1975年由佛斯丹（Folsten）编制，主要用于筛查有认知缺损的老人，适合于社区老年人群调查（详见附录一量表5）。

1. 问卷结构与内容　MMSE包含19项，30个小项。评估范围包括11个方面，见表3-3。

表3-3 简易智力状态检查评估的范围

| 评估范围 | 项目 |
|---|---|
| 1. 时间定向 | 1, 2, 3, 4, 5 |
| 2. 地点定向 | 6, 7, 8, 9, 10 |
| 3. 语言即刻记忆 | 11（分3小项） |
| 4. 注意和计算能力 | 12（分5小项） |
| 5. 短期记忆 | 13（分3小项） |
| 6. 物品命名 | 14（分2小项） |

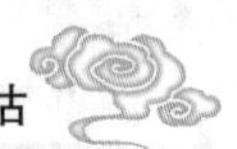

续表

| 评估范围 | 项目 |
|---|---|
| 7. 重复能力 | 15 |
| 8. 阅读理解 | 16 |
| 9. 语言理解 | 17（分 3 小项） |
| 10. 语言表达 | 18 |
| 11. 绘图 | 19 |

2. 评定方法　评定时，向被试者直接询问，被试者回答或操作正确记“1”，错误记“5”，拒绝或说不会做记“9”和“7”。全部答对总分为 30 分。

3. 结果解释　简易智力状态检查的主要统计量是所有记“1”的项目（和小项）的总和，即回答或操作准确的项目和小项数，称为该检查的总分，范围是 0～30 分。分界值与受教育程度有关，未受教育文盲组 17 分，教育年限≤6 年组 20 分，教育年限 >6 年组 24 分，若测量结果低于分界值，可认为被测量者有认知功能缺损。

### （二）简易操作智力状态问卷

由 Pfeiffer 于 1975 年编制，适用于评定老年人认知状态的前后比较。

1. 问卷结构与内容　问卷评估包括定向、短期记忆、长期记忆和注意力 4 个方面、10 项内容，如：“今天是星期几？”“今天是几号？”“你在哪里出生？”“你家的电话号码是多少？”“你今年多少岁？”“你的家庭住址？”，以及由被测试者 20 减 3、再减 3……直至减完的计算。

2. 评定方法　评定时，向被试者直接询问，被试者回答或操作正确记“1”。

3. 结果解释　问卷满分 10 分，评估时需要结合被测试者的教育背景做出判断。错 2～3 项者，表示认知功能完整；错 3～4 项者，为轻度认知功能损害；错 5～7 项者，为中度认知功能损害；错 8～10 项者，为重度认知功能损害。受过初等教育的老年人允许错一项以上，受过高等教育的老年人只能错一项。

## 二、情绪与情感评估

情绪和情感直接反映人们的需求是否得到满足，是身心健康的标志。老年人的情绪纷繁复杂，焦虑和抑郁是最常见的也是最需要干预的情绪状态。常用的评估方法包括访谈与观察、心理测试和可视化标尺技术及评估量表。本部分仅介绍评估量表。

### （一）焦虑

焦虑（anxiety）是个体感受到威胁时的一种紧张的、不愉快的情绪状态，表现为紧张、不安、急躁、失眠等，但无法说出明确的焦虑对象。用于老年人焦虑评估的常用量表使用较多的为汉密尔顿焦虑量表、状态 - 特质焦虑问卷。

1. 汉密尔顿焦虑量表　由 Hamilton 于 1959 年编制，是一个使用较广泛的用于评定焦虑严重程度的他评量表。通过因子分析，可提示患者焦虑症状的特点（详见附录一量表 6）。

（1）量表结构与内容：该量表包括 14 个条目，分为精神性（1～6 项、第 14 项）和躯体性（7～13 项）两大类。

（2）评定方法：采用 0～4 分的 5 级评分法，各级评分标准：0＝无症状；1＝轻度；

2＝中等，有肯定的症状、但不影响生活与劳动；3＝重度，症状重、需进行处理或影响生活和劳动；4＝极重，症状极重、严重影响生活。由经过训练的两名专业人员对被测者进行联合检查，然后各自独立评分。除第14项需结合观察外，所有项目均根据被测者的口头叙述进行评分。

（3）结果解释：总分大于29分，提示可能为严重焦虑；总分大于21分，提示有明显焦虑；总分大于14分，提示有肯定的焦虑；总分大于7分，可能有焦虑；总分小于7分，提示无焦虑。

2．状态-特质焦虑问卷　由Charles Spieberger等人编制的自我评价问卷，使用简便，能直观地反映老年焦虑患者的主观感受（详见附录一量表7）。Cattell和Spieberger提出状态焦虑（state anxiety）和特质焦虑（trait anxiety）的概念，前者描述一种短暂性的、当前不愉快的情绪体验，如紧张、恐惧、抑郁和神经质，伴有自主神经系统的功能亢进，一般为短暂性的；而后者用来描述相对稳定的、作为一种人格特质且具有个体差异的焦虑倾向。

（1）量表结构与内容：该量表包括40个条目，第1～20项为状态焦虑量表，21～40项为特质焦虑量表。

（2）评定方法：该量表为自评量表，每一项进行1～4级评分。由受试者根据自己的体验选择最合适的分值。凡正性情绪项目均为反序计分，分别计算状态焦虑量表与特质焦虑量表的累加分，最小值20，最大值80。

（3）结果解释：状态焦虑量表与特质焦虑量表的累加分，反映状态或特质焦虑的程度。分数越高，说明焦虑越严重。

### （二）抑郁

抑郁（depression）是个体失去某种其重视或追求的东西时产生的情绪状态，其特征是情绪低落，甚至出现失眠、悲哀、自责、性欲减退等表现。汉密尔顿抑郁量表、老年抑郁量表是临床上应用简便并且已被广泛接受的量表。

1．抑郁自评量表　由Zung于1965年编制，操作方便，容易掌握，应用广泛，能直观反映抑郁状态的主观感受及其严重程度（详见附录一量表8）。

（1）项目和评定标准：由20项与抑郁症状有关的项目组成，每个项目后有1～4的4级评分选择：1＝很少，即没有或很少时间有该症状；2＝有时，即少部分时间有该症状；3＝经常，即大部分时间有该症状；4＝持续，即绝大部分时间或全部时间有该症状。

（2）评定方法和结果解释：量表由评定对象根据自己最近一周的实际情况自行填写，要求自评者阅读每条内容的含义后，做出独立的、不受任何人影响的自我评定；如果评定者的文化程度过低，看不懂或不能理解SDS问题，可由护理人员逐条念，让自评者独立做出评定。将所有项目累计可得总粗分，总粗分乘以1.25后取整数部分即得标准总分。分数越高，反映抑郁程度越高。

2．汉密尔顿抑郁量表　由Hamilton于1960年编制，是临床上评定抑郁状态时应用最普遍的量表（详见附录一量表9）。

（1）量表结构与内容：汉密尔顿抑郁量表经多次修订，版本有17、21和24项三种。本书所列为24项版本。

（2）评定方法：所有问题指被测者近几天或近一周的情况。大部分项目采用0～

4分的5级评分法。各级评分标准：0＝无，1＝轻度，2＝中度，3＝重度，4＝极重度。少数项目采用0～2分的3级评分法，其评分标准：0＝无，1＝轻-中度，2＝重度。由经过训练的两名专业人员对被测者进行联合检查，然后各自独立评分。

（3）结果解释：总分能较好地反映疾病的严重程度，即病情越重，总分越高。按照Davis JM的划界分，总分超过35分，可能为严重抑郁；超过20分，可能是轻或中等度的抑郁；如小于8分，则无抑郁症状。

## 第五节　老年人社会健康评估

健康包括躯体、心理和社会三方面的内容。社会健康学指出健康是一个人所具有正常的社会角色，具有执行其社会角色和义务的最佳活动状态。社会状况评估应对老年人的社会健康状况和社会功能进行评定，包括角色功能、所处环境、文化背景、家庭状况等方面。

### 一、角色功能评估

#### （一）角色的概念及内涵

1．角色　指在一定文化背景下，处于某一特定社会位置的社会成员遵循一定社会规范所表达的社会行为。

2．角色功能　指个体从事正常活动角色的能力，包括正式工作、社会活动、家务活动等。老年人对其角色的适应与个性、性别、家庭背景、经济状况、文化背景、社会地位等因素有关。但随着增龄，老年人的角色功能减退。

#### （二）评估的内容

1．角色的承担

（1）一般角色：了解老人目前的角色、是否适应，评估角色的承担情况。如最近一星期内做了什么事情，哪些事情占去了大部分时间，对他而言什么事情是重要的，什么事情很困难等。

（2）家庭角色：老年人离开工作岗位后，家庭成了主要的生活场所，并且大部分家庭有了第三代，老年人由父母的地位上升到祖父母的位置，家庭角色增加，常常担当起照料第三代的任务；老年期又是丧偶的主要阶段，若老伴去世，则要失去一些角色。另外，性生活的评估，可以了解老人的夫妻角色功能，有助于判断老人社会角色及家庭角色型态。评估时要求护士持非评判、尊重事实的态度，询问老人过去以及现在的情况。

（3）社会角色：社会关系型态的评估，可提供有关自我概念和社会支持资源的信息。收集老人每日活动的资料，对其社会关系型态进行分析评价，如果被评估者对每日活动不能明确表述，提示社会角色的缺失或是不能融合到社会活动中去。不明确的反应，也可能提示有认知或其他精神障碍。

2．角色的认知　询问老人对自己角色的感知和别人对其所承担的角色的期望，老年期对其生活方式、人际关系方面的影响。同时，还应询问别人对其角色期望是否认同。

3．角色的适应　询问老人对自己承担的角色是否满意以及与自己的角色期望是否相符，观察有无角色适应不良的身心行为反应，如头痛、头晕、疲乏、睡眠障碍、焦虑、抑郁、忽略自己和疾病等。

## 二、环境评估

老年人的健康与其生存的环境存在着联系，如果环境因素的变化超过了老年人体的调节范围和适应能力，就会引起疾病。通过对环境进行评估，可以更好地去除妨碍生活行为的因素，创造发挥补偿机体缺损功能的有利因素，促进老年人生活质量的提高。

### （一）物理环境

物理环境是指一切存在于机体外环境的物理因素的总和。由于人口老龄化的出现、“空巢”家庭的日益增多，大量老年人面临着独立居住生活的问题。居住环境是老年人的生活场所，是学习、社交、娱乐、休息的地方，评估时应了解其生活环境 / 社区中的特殊资源及其对目前生活环境 / 社区的特殊要求，其中居家安全环境因素是评估的重点（表 3-4），通过家访可以获得这方面的资料。

表 3-4 老年人居家环境安全评估要素

| 部位 | 评估要素 |
|---|---|
| ※ 一般居室 | |
| 光线 | 光线是否充足 |
| 温度 | 是否适宜 |
| 地面 | 是否平整、干燥、无障碍物 |
| 地毯 | 是否平整、不滑动 |
| 家具 | 放置是否稳固、固定有序，有无障碍通道 |
| 床 | 高度是否在老人膝盖下、与其小腿长度基本相等 |
| 电线 | 安置如何，是否远离火源、热源 |
| 取暖设备 | 设备是否妥善 |
| 电话 | 紧急电话号码是否放在易见、易取的地方 |
| ※ 厨房 | |
| 地板 | 有无防滑措施 |
| 燃气 | “开”“关”的按钮标志是否明显可见 |
| ※ 浴室 | |
| 浴室门 | 门锁是否内外均可打开 |
| 地板 | 有无防滑措施 |
| 便器 | 高低是否合适，有无扶手 |
| 浴盆 | 高度是否合适？浴盆底部是否垫防滑胶毡 |
| ※ 楼梯 | |
| 光线 | 光线是否充足 |
| 台阶 | 是否平整无破损，高度是否合适，台阶是否设置了色彩差异标识 |
| 扶手 | 有无扶手 |

### （二）社会环境

社会环境包括经济、文化、教育、法律、制度、生活方式、社会关系、社会支持等诸多方面。这些因素与人的健康有密切关系，着重于经济状况、生活方式、社会关系和社会支持的评估。

1. 经济状况　在社会环境因素中，对老年人的健康以及患者角色适应影响最大的是经济。这是由于老年人因退休、固定收入减少、给予经济支持的配偶去世所带来的经济困难，可导致失去家庭、社会地位或生活的独立性。护士可通过询问以下问题了解经济状况：①经济来源有哪些，单位工资、福利如何。对收入低的老人，要询问收入是否足够支付食品、生活用品和部分医疗费用。②家庭经济状况：有无经济困难，是否有失业、待业人员。③医疗费用的支付形式。

2. 生活方式　通过交谈或直接观察，评估饮食、睡眠、排泄、活动、娱乐等方面的习惯以及有无吸烟、酗酒等不良嗜好。若有不良生活方式，应进一步了解对老人带来的影响。

3. 社会关系与社会支持　评估老人是否有支持性的社会关系网络，如家庭关系是否稳定、家庭成员是否相互尊重，与邻里、老同事之间相处是否和谐，家庭成员向老人提供帮助的能力以及对老人的态度，可联系的专业人员以及可获得的支持性服务等。

## 三、文化评估

文化评估的目的是了解老年人的文化差异，为制订符合老年人文化背景的个体化的护理措施提供依据。老年人文化评估主要内容包括价值观、信念和信仰、风俗习惯等，这些因素与健康密切相关，决定着人们对健康、疾病、老化和死亡的看法及信念。应注意的是老年住院患者容易发生文化休克，应结合观察进行询问；如果老人独居，应详细询问是否有亲近的朋友、亲属。

## 四、家庭评估

家庭评估的目的是了解老年人家庭对其健康的影响，通过完整资料的收集，发现影响老年人健康的危险因素，以便制订有益于老年人疾病恢复和健康促进的护理措施。家庭评估内容主要包括家庭成员基本资料、家庭类型与结构、家庭成员间的关系、家庭对老年人提供经济支持、日常生活照顾和精神支持功能、家庭中所发生的重大生活变化的压力等。

常用家庭功能评估量表包括：① APGAR 家庭功能评估表：涵盖了家庭功能的 5 个重要部分：适应度 A（adaptation）、合作度（partnership）、成长度 G（growth）、情感度（affection）、亲密度 R（resolved），通过评分可以了解老年人有无家庭功能障碍及其障碍程度；② Procidano 和 Heller 的家庭支持量表，用于评估老年人的家庭支持情况。

（孙建萍）

## 复习思考题

1. 老年人健康评估的内容包括哪些？
2. 为老年人健康评估时有哪些注意事项？

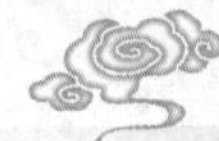


扫一扫
测一测

3. 张奶奶，75 岁，近几个月来性格发生明显变化，对周围事物不感兴趣、感到悲观失望、生活没有意义，并伴有失眠、自责、时有不想活的念头。

请评估：

(1) 该老人出现了哪方面的问题？

(2) 可用哪些量表进行评估？

# 第四章

课件

04章PPT

# 老年人的日常生活护理

扫一扫
知重点

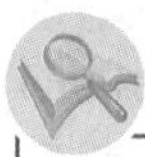

## 学习要点

1. 老年人日常生活的注意事项。
2. 环境的要求与调整沟通的技巧。
3. 活动强度与原则、监测。
4. 老年人休息与睡眠、饮食与排泄及皮肤护理技术。

## 案例分析

70岁的吴奶奶和老伴儿本来单独住，后来，在城里工作的女儿买了一套150多平方米的大房子，决定将老人接回来住一段时间。两位老人搬去以后，恰逢女儿出差，女婿生怕对老人照料不周，做好早饭放在桌上，告诉老人什么时候想吃，什么时候再起床，并告诉他们平时不要到街上去，以免发生交通意外。中午，女婿又开车回家给老人做饭，两位老人真正过起了衣来伸手、饭来张口的生活。

3个月后，两位老人因为不习惯这种生活，坚持要回老家。女儿觉得很难理解，自己要尽一份孝心，为什么两位老人不领情呢？而两位老人回到老家后，原本自己做饭的他们发现自己不会做饭了。邻居们发现老人没以前精神了，衰老得很快。

请问：作为子女，在照料老人日常生活方面应注意哪些问题？

由于衰老的原因，老年人器官功能老化而使健康受损和患各种慢性病的比例增高，导致老年人完成日常生活活动相对困难。因此，对老年人的护理，不仅要重视疾病本身的康复，更重要的是帮助老年人在疾病和功能障碍的状态下恢复其基本的生活功能，使其适应日常生活，或在健康状态下独立、方便地生活。

## 第一节　老年人的生活及环境

老年人的日常生活主要从基本的日常活动、功能性日常生活活动以及高级日常生活功能三个层面上进行，家属和护理人员要针对老年人不同的健康状况提供部分或完全性帮助，以补充、维持和提高老年人的日常生活功能，从而提高老年人的生活质量。

## 一、日常生活护理的注意事项

### （一）充分发挥其自理能力

老年人由于老化、疾病等原因导致无法独立完成日常生活活动时，需要他人提供部分协助或完全性护理。但部分老年人由于疾病及衰老的原因，往往会对家属和护理人员产生过度依赖心理，甚至有些老年人只是为了得到他人的关注和爱护而要求照顾。因此，在拟订护理计划前要对老年人进行全面评估，不应只重视其生理状况，更应看重老年人的功能状态，即同时关注其丧失的功能和残存的功能；在心理方面，通过观察、交谈等途径了解其是否存在过度依赖心理、抑郁、孤独等心理问题。护理人员要明确包揽一切的做法有害无益，应鼓励老年人最大限度地发挥其残存功能的作用，使其基本的日常生活能够自理，而不依赖他人，同时提供一些有针对性的心理护理。总之，既要满足老年人的生理需要，还要充分调动老年人的主动性，最大限度地发挥其残存功能，尽量让其作为一个独立自主的个体参与家庭和社会生活，满足其精神需要。

### （二）注意保护安全

1. 针对相关心理进行护理　一般有两种心理状态可能会危及老年人的安全：一是不服老；二是不愿麻烦他人。尤其是个人生活上的小事，愿意自己动手。如有的老年人明知不能独自上厕所，却不要他人帮助，结果难以走回自己的房间；有的老年人想自己倒水，但提起暖瓶后，却没有力量将瓶里的水倒进杯子。对此护理人员要与老年人进行有效的沟通交流，及时发现他们存在的心理问题，让老年人了解自身的健康状况和能力，并给予健康指导和帮助，减轻老年患者的心理压力。此外，护理人员要熟悉老年人的生活规律和习惯，及时给予指导和帮助，使其生活自如。

2. 其他防护措施　因老化而引起的生理性和病理性改变所造成的不安全因素，严重威胁老年人的健康，甚至生命。老年人常见的安全问题有跌倒、噎呛、服错药、坠床、交叉感染、烫伤等，护理人员应意识到其重要性，采取有效措施，保证老年人的安全。

（1）防坠床：经评估有坠床危险的老人入睡期间应有专人守护或定时巡视。睡眠中翻身幅度较大或身材高大的老年人，应在床旁设有相应护挡；如果发现老年人睡近床边缘时，要及时护挡，必要时把老年人推向床中央，以防坠床摔伤；意识障碍的老年人应加床挡。

（2）防交叉感染：老年人免疫功能低下，对疾病的抵抗力弱，应注意预防感染。所以不宜过多会客，必要时可谢绝会客。患者之间尽量避免互相走访，尤其有发热、咳嗽等感染症状者更不应串门。

（3）防烫伤：老年人感觉迟钝，在冬季使用热水袋、电热毯时要注意温度和时间的控制，热水袋温度一般不宜超过50℃，临睡前应关掉电热毯。

（4）注意用电安全：向老年人宣传用电安全知识，强调不要在电热器具旁放置易燃物品；及时检修、淘汰陈旧的电器；经常维护供电线路和安装漏电保护装置；在不使用和离开时应关闭电源和熄灭火源。在购置新型的电炊具和电热器具时，应评估

老年人是否能正确掌握使用方法，以消除安全隐患。对记忆力明显减退的老年人，应尽量选择带有明显温度标志、控温功能或过热 / 超时断电保护或鸣叫提醒功能的电器，可减少因遗忘引发意外。

### （三）尊重个性和隐私

1. 尊重个性　个性是指每个人所具有的独特的生活行为和社会关系，以及与经历有关的自我意识。个体由于有着自己独特的社会经历和生活史，其思维方式和价值观也不尽相同，且常能从自己的个别性中发现价值。尤其是老年人有丰富的社会经验，为社会、为家庭做出了很大的贡献，他们自我意识强，自尊心易受损。因此，护理人员要尊重老年人的本性和个性，关怀其人格和尊严。

2. 尊重隐私　日常生活中部分生活行为需要在私人空间中开展，如排泄、沐浴、性生活等。为保证老年人的隐私和舒适的生活，有必要为其提供一个相对独立的空间。但在现实生活中，由于老年人身体状况、生活方式、价值观、经济状况等有个体差异，很难对此做出统一的规定。理想状况下，老年人最好有其单独的房间，且要与家人的卧室、厕所相连，以方便联系；窗帘最好为两层，薄的纱层既可以透光又可遮挡屋内情况，而厚的则可以遮住阳光以利于睡眠。但无论是家庭还是养老机构，很多都不能满足以上条件，此时可因地制宜地采取一些措施以保护老年人的隐私，如多人共住一房，房间内每个床周围应用拉帘或屏风遮挡。

## 二、环境的要求与调整

住宅环境是老年人休息与活动的主要场所。老年人由于生理功能的退行性变化和各种疾病的影响，对环境的适应能力减弱，对住宅环境有所要求。护理人员要尽量去除妨碍老年人生活行为的环境因素，或调整环境使其能补偿机体缺损的功能，保证老年安全、方便和良好的生活质量。

### （一）室内环境

室内温度、湿度、采光、通风、床单位的设置等应让老年人感受到安全与舒适。老年人的体温调节能力降低，室温应以 22～24℃较为适宜，室内合适的湿度则为 50%～60%；老年人视力下降，应注意室内采光适宜，特别要保持夜间适当的照明，如保证走廊和厕所的灯光，在不妨碍睡眠的情况下可安装地灯等。但老年人对色彩感觉的残留较强，故可将门涂上不同的颜色以帮助其识别不用的房间，也可在墙上用各种画线以指示厨房、厕所等的方位；居室要经常通风，老年人行动不便在室内排便或二便失禁时，易导致房间内异味，应注意及时、迅速清理排泄物及被污染的衣物，以保证室内空气新鲜。一般每天应开窗通风两次，每次 20～30 分钟，通风时应避免对流风，以防老人受凉。

### （二）室内设备

老年人居室内的陈设应尽量简洁，一般有床、柜、桌、椅即可，且家具的转角处应尽量用弧形，以免碰伤老年人。家庭日常生活用品及炊具之类最好不在老年人居室内存放，以免磕碰、绊倒。

1. 床　对卧床老年人进行各项护理活动时，较高的床较为合适。而对于一些能离床活动的老年人来说，床的高度应便于老年人上下床及活动，其高度应使老年人膝关节成直角坐在床沿时两脚足底能完全着地，一般以从地面至床褥上面的高度 52～

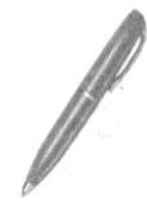

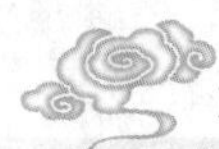


57cm为宜，这也是老年人的座椅应选择的高度。如有能抬高上身的或能调节高度的床则更好。床上方应设有床头灯和呼叫器，床的两边均应有活动的护栏。

2. 冷暖设备 应尽量保持室内通风，有条件的情况下室内应有冷暖设备，夏季使用空调时应注意避免冷风直吹在身上及温度不宜太低。而冬季取暖设备的选择应慎重考虑其安全性，如煤油炉或煤气炉对嗅觉降低的老年人来说有造成煤气中毒的危险，同时易造成空气污染和火灾；使用热水袋易引起烫伤；电热毯的长时间使用易引起脱水；冬天有暖气的房间较舒适，但容易造成室内空气干燥，可应用加湿器或放置水培植物以保持一定的湿度，并经常通风换气。

3. 其他 电器操作要简易，开关及插座应清晰、醒目，开关高度距地宜为1.0～1.2m，电源开关应选用宽板防漏电式按键开关，以便于手指不灵活的老年人用其他部位进行操作。

（三）厨房、厕所与浴室

厨房与卫生间是老年人使用频率较高而又容易发生意外的地方。

1. 厨房 地面应注意防滑，水池与操作台的高度应适合老年人的身高，煤气开关应尽可能便于操作，用按钮即可点燃者较好。

2. 厕所 应设在卧室附近，且两者之间的地面不要有台阶或其他障碍物，有条件时两侧墙壁应设有扶手。卫生间的门应向外开，一旦发生意外可以及时救护。厕所内要有呼叫器，并安置在老人容易触到的地方。地面要有防滑垫，以防老年人如厕时滑倒。宜选用坐式马桶，并设有扶手，以方便老人自己蹲坐和起身。

3. 浴室 老年人的身体平衡感下降，因此浴室周围应设有扶手，地面铺以防滑砖。如使用浴盆，浴盆的底部还应放置橡皮垫。对于不能站立的老年人可使用淋浴椅（图4-1）。沐浴时的室温应保持在24～26℃，并设有排气扇以便将蒸汽排出，以免湿度过高而影响老年人的呼吸。

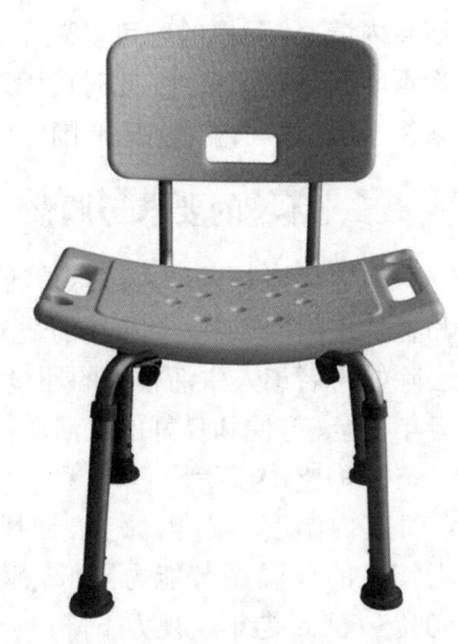

图4-1 淋浴椅

## 第二节 老年人沟通

老年人因智力、感知觉渐进退化，使其沟通形态与其他人群有所不同。因此，在照料老年人的过程中，应注意根据老年人的特点选择有效的、可操作的沟通方式。沟通的方式包括非语言沟通和语言沟通。

### 一、非语言沟通的技巧

非语言沟通对于因逐渐认知障碍而越来越无法表达和理解谈话内容的老年人来说极其重要。在非语言沟通之前必须明确：老年人可能因其功能障碍而较为依赖非语言沟通，但并非意味着其心理认知状态也退回孩童阶段。所以，要避免不适宜的

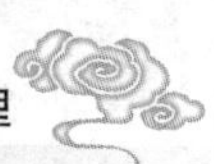


抚摸头部等让老年人感觉不适应和难以接受的动作；尊重与了解老年人的个别性和文化传统背景，以免激怒老人；注意观察适合老年人的沟通模式，并予以强化和多加运用。

### （一）触摸

触摸可表达触摸者对老年人的关爱，而让老人触摸他人或物品则可帮助其了解周围环境。然而，触摸并非万能，倘若使用不当，可能会增加躁动或触犯老年人的尊严等。因此，在使用触摸沟通方式时，应注意以下事项：

1. 尊重老年人尊严及其社会文化背景　如因检查需要进行的触摸涉及老年人的隐私时，应事先得到老年人的允许，且应注意不同的社会文化背景下的触摸礼仪存在一定差异。

2. 渐进地开始触摸并持续性观察老年人的反应　例如从单手握老年人的手到双手合握；进行社交会谈时，由约 90～120cm 渐渐地拉近彼此距离；在触摸过程中观察老年人面部表情和被触摸的部位是松弛（表示接受且舒适）、或是紧绷（表示不舒适），身体姿势是退缩的向后靠、或者是接受的前倾，都可为下一步措施的选择提供依据。

3. 确定适宜的触摸部位　老人最易被接受的部位是手，其他适宜触摸的部位有手臂、背部和肩膀，而头部一般不宜触摸。

4. 事先确定老人知道触摸者的存在　部分老年人因为视、听力的渐进丧失，常容易被惊吓，所以应尽量选择从功能良好的那一边接触老年人，绝不要突然从背后或暗侧给予触摸。

5. 对老年人的触摸予以正确地反应　护理人员应学习适当地接受老年人抚摸的头发、手臂或脸颊的方式来表达谢意，而不要一味地以老年人为触摸对象。

### （二）身体姿势

当言语无法准确交流时，可适时有效地运用身体姿势辅助表达。与听力障碍的老年人沟通时，要面对老年人，利于其读唇，并附加缓慢、明显的肢体动作来有效地辅助表达；对于使用轮椅代步的老年人，注意不要俯身或利用轮椅支撑身体来进行沟通，而应适时坐或蹲在旁边，并维持双方眼睛于同一水平线，以利于平等的交流与沟通。同样，若老年人无法用口头表达清楚时，可鼓励其以身体语言来表达，再给予反馈，以利于双向沟通。日常生活中能有效强化沟通内容的身体姿势有：挥手问好或再见；伸手指出物品所在地、指认自己或他人；模仿和加大动作以表示日常功能活动，如洗手、刷牙、梳头、喝水、吃饭等。

### （三）倾听与眼神交流

护理老年人时耐心的倾听也很重要，特别是有些老年人听到自己的声音时才有安全感，因此可能会喜欢一直说话。沟通过程中护理人员应保持脸部表情平和，说话声音要略低沉平缓且带有适度的热情，说话时倾身向前以表示对对方的话题有兴趣，但是注意不要让老年人有身体领域被侵犯的不适，必要时可适当夸大面部表情以传达惊喜、欢乐、担心、关怀等情绪。另外，眼神的信息传递是脸部表情的精华所在，所以保持眼神的交流是非常重要的，尤其是认知障碍的老年人，往往因知觉缺损而对所处的情境难以了解，因此需提供简要的线索和保持眼神的交流，必要时正面触摸老年人以吸引其注意力。

## 二、语言沟通的技巧

### （一）语言表达

口头沟通对外向的老年人而言，是抒发情感和维护社交互动的良好途径，而书信沟通则更适合内向的老年人。护理人员应提供足够的社交与自我表达的机会，予以正向鼓励。

### （二）电话访问或视频通话

利用电话或网络可克服时空距离，有效追踪老年人现状，甚至还可以进行咨询、心理治疗或给予诊断及治疗。电话访问除应避开用餐与睡眠时间外，理想状态下最好能与老年人建立习惯性的电话或视频联系，这样会使老年人觉得有与外界沟通的喜悦。

当电话或视频访问对象有听力障碍、失语症或定向力混乱时，需要特别的耐心并采用有效的方法。①对于听力障碍的老年人，可鼓励安装桌上型电话扩音设备，直接放大音量以利于清晰听懂；②对失语症的老年人，要求其以特殊的语言重复所听到的内容，譬如复述重要字句，或敲打听筒两声以表示接收到信息；③认知渐进障碍的老年人，应在开始沟通时，明确介绍访问者与老年人的关系以及此次电话访问的目的。为减少误解的发生，必要时还需以书信复述信息。

### （三）书面沟通

只要老年人识字，结合书写方式沟通可发挥提醒的作用，并能克服老年人记忆力减退，也能提高老年人对健康教育的依从性。与老年人沟通中使用书写方式要注意：①使用与背景色对比度较高的大体字；②关键的词句应加以强调和重点说明；③用词浅显易懂，尽可能使用非专业术语；④运用简明的图表或图片来解释必要的过程；⑤合理运用小标签，如在小卡片上列出每日健康流程该做的事，并且贴于常见的地方以防记错或遗忘。

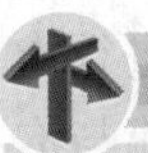

知识链接

**妨碍沟通的对话方式**

劝告或建议式："我认为你最好先打电话给他"（养成老人依赖他人的决定）。

争论式："事实摆在眼前，你还……"（令老人感到反感或不敢说明自己的主张）。

说教式："明理的老人是不会这样做的"（令老人感到羞愧、不悦）。

分析式："你就是怕丈夫遗弃你"（令老人不安、愤怒）。

批判式："你偷吃，所以血糖会这么高"（令老人自卑、无望）。

命令式："时间到了，快去洗澡"（令老人抗拒、反感）。

警告式："在这样吵，就关掉电视"（令老人可能更不合作）。

责问式："你怎么可以不按时服药"（令老人觉得无能力、不被信任）。

转移话题："没时间了，我要忙别的老人"（令老人感到被忽视或忧虑）。

# 第三节　老年人的饮食与排泄

## 一、饮食与营养

科学的饮食与营养是维持生命的基本需要，是维持、恢复、促进健康的基本手段。同时，在相对单调的老年生活中，饮食的制作和摄入过程对老年人来说还可带来精神上的满足和享受。因此，老年人的饮食和营养也是其日常生活护理中的一个重要内容。

### （一）老年人营养需求特点

随着年龄增加、体力活动和代谢活动的逐步减低，人体对热能的消耗也相应减少。联合国粮农组织和世界卫生组织推荐60岁以上老年人每日热量摄入量10 080kJ（2400kcal）；其中60%～70%由膳食中的碳水化合物提供，20%～25%由膳食中的脂肪提供，10%～15%由膳食中的蛋白质提供。

1. 碳水化合物　老年人摄入的糖类以多糖为好，如谷类、薯类含较丰富的淀粉。对于患有糖尿病、冠心病及肥胖的老年人，应限制糖类的摄入。

2. 蛋白质　原则上应该质优量足。一般应达到1.0～1.2g/（kg•d），应尽量选择供给生物利用率较高的蛋白质，如豆类、鱼类。切忌摄入过多的蛋白质，以免加重其消化功能和肾脏的负担、增加体内胆固醇的合成。

3. 脂肪　老年人胆汁酸减少，脂酶活性降低，且通常老年人体内脂肪组织所占比例随年龄而增加，应尽量减少膳食中饱和脂肪酸和胆固醇的摄入，每日脂肪摄入量以50g/d为宜。如尽量选用花生油、豆油、橄榄油、玉米油等，避免用猪油、肥肉等动物性脂肪。

5. 维生素　富含维生素的饮食，可延缓衰老，增强机体的抵抗力，特别是B族维生素能增加老年人的食欲。应鼓励老年人多选择蔬菜和水果等食物以增加维生素的摄入和膳食纤维的需要。

6. 无机盐和微量元素　老年人容易发生钙代谢的负平衡，特别是绝经后的女性，由于内分泌功能的衰减可导致骨质疏松的高发，因此应强调适当增加富含钙质的食物摄入，并增加户外活动以帮助钙的吸收。建议老年人每日补钙800mg，增加奶类及奶制品、豆类及豆制品，坚果如核桃、花生等。此外，老年人还易引起缺铁性贫血，应注意选择含铁丰富的食物，如瘦肉、动物肝脏、黑木耳、紫菜、菠菜、豆类等，而维生素C可促进人体对铁的吸收。钠的摄入量与高血压呈正相关，而钾与钠有拮抗作用。健康老年人每日的食盐摄入量不超过6g，高血压、冠心病者不宜超过5g。

7. 膳食纤维　虽然不被人体所吸收，但在帮助通便、吸附由细菌分解胆酸等生成的致癌和促癌物质、促进胆固醇的代谢、预防心血管疾病、降低餐后血糖和防止热能摄入过多等方面，起着重要的作用。主要包括淀粉以外的多糖，存在于谷、薯、豆、蔬果类等食物中。老年人的摄入量以每天30g为宜。

8. 水　失水10%将影响机体功能，失水20%即可威胁人的生命。如果水分不足，再加上老年人结肠、直肠的肌肉萎缩，肠道中黏液分泌减少，很容易发生便秘，严重时还可发生电解质失衡、脱水等。但过多饮水也会增加心、肾功能的负担，因此，一般老年人每日饮水量（除去饮食中的水）为1000～2000ml，以保持尿量1500ml。饮食中可适当增加汤羹类食品，既能补充营养，又可补充相应的水分。

（二）影响老年人营养摄入的因素

1. 生理老化与疾病因素　老年人味觉与嗅觉随增龄而逐渐下降，所以老年人嗜好味道浓重的菜肴；牙齿松动或缺失以及咀嚼肌群的肌力低下影响了老年人的咀嚼功能，严重限制了其摄取食物的种类及量；老年人吞咽反射能力下降，食物容易误咽而引起肺炎，甚至发生窒息死亡；对食物的消化吸收功能下降，导致老年人所摄取的食物不能有效地被机体所利用，特别是当摄取大量的蛋白质和脂肪时，容易引起腹泻；老年人易发生便秘，而便秘又可引起腹部饱胀感，食欲减退等，对其饮食摄取造成影响。

除此之外，多数老年人握力下降，同时由于关节病变和脑血管障碍等引起关节挛缩、变形，以及肢体的麻痹、震颤而加重老年人自行进食的困难；消化系统疾病也是影响食物消化吸收的重要因素。

2. 心理因素　生活孤独寂寞，与家属朋友之间没有交流，生活欲望低下或有精神障碍的老人等，食欲均有不同程度的减退。排泄功能异常而又不能自理的老年人，有时考虑到照顾者的需求，往往自己控制饮食的摄入量。

3. 社会因素　老年人的社会地位、经济实力、生活环境以及价值观等对其饮食影响很大。生活困难导致可选择的饮食种类、数量的减少；而营养学知识的欠缺可导致营养失衡；独居老人或者高龄者，在食物的采购或烹饪上也可能会出现一些困难；价值观对饮食的影响也同样重要，人们对饮食的观念及要求有着许多不同之处。有“不劳动者不得食”信念的老年人，由于自己丧失了劳动能力，在饮食上极度地限制着自己的需求而影响健康。

（三）老年人的饮食保健原则

1. 平衡膳食　食物种类宜多样化。在保证摄入足够优质蛋白质的基础上，摄入合适热量，选择低脂肪、低糖、低盐、高维生素及富含钙、铁饮食。

2. 饮食易于消化吸收　老年人由于消化功能减弱，咀嚼能力也因为牙齿松动和脱落而受到一定的影响，因此食物应细、软、松，既给牙齿咀嚼的机会，又便于消化。

3. 食物温度适宜　老年人消化道对食物的温度较为敏感，饮食宜温偏热，两餐之间或入睡前可加用热饮料，以解除疲劳，增加温暖。

4. 科学安排饮食　每日进餐定时定量，早、中、晚三餐食量比例最好约为30%、40%、30%，切勿暴饮暴食或过饥过饱。由于老年人肝脏中储存肝糖原的能力较差，对低血糖的耐受能力不强，容易饥饿，两餐之间可适当增加点心。

## 二、老年人的饮食护理

（一）饮食烹饪调理

1. 咀嚼和消化吸收功能低下者的护理　蔬菜要细切，肉类最好制成肉末，烹制方法可采用煮或炖，尽量使食物变软而易于消化。但应注意易咀嚼的食物对肠道的刺激作用减少而易引起便秘，因此应多选用富含纤维的蔬菜类如青菜、根菜类等烹制后食用。

2. 吞咽功能低下者的护理　对于吞咽反射低下者，过碎的食物或液态食物易导

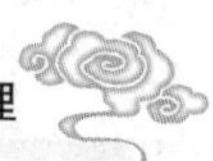

致噎呛，固体食物可做得尽量松软或做成糊状，而液态食物可酌情选用食物调节剂（凝胶、琼脂、淀粉等）将其变成糊状，以易于吞咽。还应注意一些黏稠度极高的食物，如汤圆、年糕、糍粑等，也不容易吞咽，应尽量减少甚至避免选择。

3. 味觉和嗅觉等感觉功能低下者的护理　保证饮食的色、香、味，避免味道浓重的饮食，特别是盐和糖。有时老年人进餐时因感到食物味道太淡而没有胃口，烹调时可用醋、姜、蒜等调料来刺激食欲。

### （二）进餐前的准备

1. 环境准备　环境整洁、温湿度适宜，无异味。

2. 物品准备　根据老人需要备碗、盘、筷子或勺子等餐具，以及餐桌椅、清洁口腔用物。

3. 老人准备　进食前是否需要大小便必要时协助，洗手、戴上义齿，服用餐前药等。

### （三）协助自行进食

1. 进食途径　经口进食是最常用的方法，经口进食，将食物送入胃肠时，会刺激内脏配合消化和吸收。而使用鼻导管或胃造瘘时，由于不能经口进食，故不分泌唾液，胃肠道没有得到相应刺激，因此不能配合消化吸收。

2. 进食的体位　根据老人的身体情况，采取适宜的体位进食，尽可能采取坐位或半坐位。而对于偏瘫的老年人应选择有扶手的轮椅，双足跟着地以坐得安稳。卧床老人侧卧位进食时，后背应垫软枕或靠背以保持身体稳定，用软枕垫于双膝骨骼突出处以减轻压力，使用毛巾或餐巾遮盖老人上胸部，把食物放在老人能看到的地方和手能拿到的地方。喝水要使用吸管以避免发生呛咳。

3. 进食指导　上身坐直前倾、头稍下垂，嘱咐老年人进餐时细嚼慢咽，不要边进食边讲话，以免呛咳。

4. 整理，协助漱口　嘱老人进餐后不立即平卧，保持进餐体位 30 分钟后再卧床休息。并清洁餐具。

### （四）进餐照护

1. 照护人员的姿势　最好坐在老人身边。这样照护人员和老人在同一方向，以便照护人员更好地理解老人心情。避免站着喂食，因站着喂食是从高处喂食，此时，老人不能采取前倾姿势，不利于吞咽，老人还会感到有一种压迫感。也不提倡面对面喂食，以免使老人不自然或产生被监视的感觉。

2. 喂食方法　老人最好采取坐位或半坐位。对于一般老人，应从下方喂食，这是正常人进食的方式。必要时，照护人员可与老人同时进餐，且吃同样的食物，这样，照护人员更能设身处地为老人着想，而且可放慢进食速度。有关老年人喂食的操作步骤及要求详见附录二 1。

3. 特殊护理

（1）上肢障碍者的护理：老年人患有麻痹、挛缩、变形、肌力低下、震颤等上肢障碍时，虽然自己摄入食物易出现困难，但是有些老年人还是愿意自行进餐，此时可以自制或提供各种特殊的餐具，如有老年人专用的叉、勺出售，其柄较粗，以便于握持，亦可将用普通勺把用纱布或布条上缠上即可；有些老年人口张不大，可选用婴儿用的小勺加以改造。使用筷子对大脑是一种精细动作刺激，因此应尽量维持老年人的这

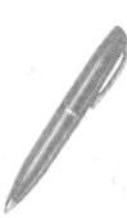

种能力，可用弹性绳子将两根筷子连在一起以防脱落。

（2）视力障碍者的护理：首先要向老年人说明餐桌上食物的种类和位置，并帮助其用手触摸以便确认。要注意保证安全，热汤、茶水等易引起烫伤的食物要提醒注意，鱼刺等要剔除干净。视力障碍的老年人可能因看不清食物而引起食欲减退，因此，食物的味道和香味更加重要，或者让老年人与家属或其他老人一起进餐，制造良好的进餐气氛以增进食欲。

（3）吞咽能力低下者的护理：由于存在会厌反应能力低下、会厌关闭不全或声门闭锁不全等情况，吞咽能力低下的老年人很容易将食物误咽入气管。尤其是卧床老年人，舌控制食物的能力减弱，更易引起误咽，因此进餐时老年人一般采取坐位或半坐位比较安全。对于偏瘫老人，由于患侧的口腔及舌、咽喉的肌肉不能活动自如，导致吞咽困难，因此，应从健侧喂食，饮水时将健侧稍向下倾斜。对于帕金森病患者，应从症状较轻的一侧喂食，虽然帕金森病患者舌和咽喉两侧的肌肉都变硬，但总有一侧症状稍轻些，选择从较轻的一侧喂食，有利于吞咽。随着年龄的增加，老年人的唾液分泌也相对减少，口腔黏膜的润滑作用减弱，因此进餐前应先喝水湿润口腔，对于脑血管障碍以及神经失调的老年人更应如此。

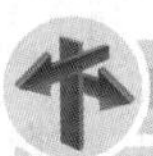

知识链接

**吞咽功能的训练**

1. 屏气吞咽法。嘱老人反复做吞咽动作。

2. 吞咽协作运动。包括颈部与肩部、颚和颊部、口唇和舌的被动及主动运动。

3. 吹气法。将吸水管放入盛满水的水杯中吹气，或反复吹灭点燃的蜡烛。

4. 构音练习法。如嘱老人反复练习“啪、爸、妈”等口唇音；练习“他、大、那、啦”等舌尖音；练习“卡、嘎”等舌根音。

## 三、老年人的排泄护理

排泄过程是维持健康和生命的必要条件，而排泄行为的自理则是保持人类的尊严和社会自立的重要条件。但老年人随着年龄的不断增加，机体调节功能逐渐减弱、自理能力下降，或者因疾病导致排泄功能出现异常，发生尿急、尿频甚至大小便失禁等现象，有的老年人还会出现尿潴留、腹泻、便秘等。排泄问题可以说是机体老化过程中无法避免的，常给老年人造成很大的生理、心理上的压力，护士应妥善处理，要体谅老年人，尽力给予帮助（有关老年人常见排泄问题的护理详见第七章）。

### （一）如厕护理

对反应迟钝、经常发生直立性低血压、服用降压药的老人，夜间尽量不去厕所，如夜尿次数多，应在睡前备好所需物品和便器，必须下床或上厕所时，一定要有人陪伴。

对患有高血压、冠心病、心肌梗死等疾病的老年人，当用力屏气排便时，腹壁肌和膈肌强烈收缩，使腹压增高，而腹压的增高会使心脏排血阻力增加，动脉血压和心肌耗氧量增加，可诱发心绞痛、心肌梗死及严重的心律失常甚至发生猝死。老年人血管调节反应差，久蹲后站起容易发生一过性脑缺血，容易晕倒甚至发生脑血管意外。

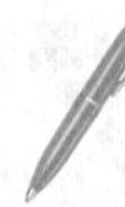

因此，应指导老人注意勿用力排便，大便时应取坐位，不宜用蹲式，便后站起时应缓慢，以防发生猝死等意外事故。

（二）卧床老人的排泄护理

因病需卧床休息或因身体极度虚弱而无力下床的老年患者，要使其逐渐适应在床上解大小便，可采用下列方法促进其排泄。

1. 便前诱导　小便困难者，可让其听流水声。女患者给其用温水冲洗会阴，也可按摩下腹部促进排尿。大便困难者，可根据患者排便的习惯，按时给予坐便盆。大便干燥者可用开塞露通便。

2. 便盆的使用　男性老人排尿应用尿壶或大口瓶子，瓶口要光滑。排便用便盆，每次用便盆前要冲洗干净，并事先用热水温一下便盆。女性老人用普通便盆，如病情允许，可在他人协助下用普通便盆在床上坐盆。排尿后由前向后擦洗会阴，用热水擦洗肛门，使会阴和肛门保持清洁和干燥，减少泌尿系感染的几率。

## 第四节　老年人的活动与休息

休息既是对活动而言，又是对工作而言的，休息方式多种多样，其中睡眠是最根本也是最重要的休息方式，是休息的继续。通过睡眠可使日间机体的过度消耗等得到修复和补充，也是一种恢复、积累能量的过程。活动对机体各个系统都有促进作用，可调动机体处于稳定平衡状态，加强智能和体能的锻炼，对预防心身疾病的发生和发展有重要的意义。

### 一、老年人的活动

（一）老年人的活动种类与活动量

1. 种类　老年人的活动种类可分为日常生活活动、家务活动、职业活动和娱乐活动。对于老年人来说，日常生活活动和家务活动是生活的基本活动，职业活动属于发展自己潜能的有益活动，体育运动和娱乐活动则可以进一步促进身心健康。

2. 老年人的活动量及强度　根据个人的能力及身体状况选择。一般认为每天活动所消耗的能量，如果在4180kJ（1000kcal）以上，可以起到预防某些疾病及强身健体的作用。可消耗355kJ（80kcal）能量的活动有：①体操20～30分钟、沐浴20～30分钟、扫除20分钟、投球10分钟、洗衣服50分钟、爬楼梯5～10分钟；②跳绳10～15分钟、跑步10～15分钟、读书6小时、写作40～50分钟、游泳5分钟。

（二）老年人活动能力的评估

尽管活动对老年人健康有益，但是活动不当，会对身体造成危害，有时甚至危及生命。因此，首先应进行老年人活动能力的评估，老年人活动能力的评估，主要评估内容有：

1. 老年人现存的活动能力；

2. 基本的体格检查，包括心血管系统、骨骼系统、神经系统，尤其是老年人的协调情况及步态，并评估对活动产生的影响；

3. 老年人目前用药情况，作为活动后用药的参考；

4. 了解老年人的活动史，包括目前的活动程度、过去活动习惯、对活动的态度及有关知识等；

5. 评估老年人目前活动耐受力，与老年人共同制订活动目标，如恢复自我照顾能力或增加对活动的耐受性；

6. 了解老年人活动前后情况，如活动前是否作热身运动，活动后是否缓慢停止等；

7. 每次给予新的活动内容时，都应评估老年人对该项活动的耐受性，是否出现间歇性跛行、异常心率、疲惫不堪、呼吸急促等情况；

8. 评估老年人活动的环境是否便利、安全。

## 二、老年人运动的指导

### （一）运动项目

适合老年人的运动项目以低、中等强度的有氧运动为主。比较适合老年人选择的锻炼项目有散步、慢跑、游泳、跳舞、太极拳与导引等。

### （二）运动强度与监测

有效的运动要求有足够而又安全的强度，健康老年人的活动强度应根据个人的能力及身体状态来选择。观察活动强度是否合适的方法有：

1. 运动后的心率　活动后的心率达到适宜心率，一般为170－年龄，身体强壮者可采用180－年龄。

2. 恢复到运动前的心率时间　运动结束后3～5分钟内恢复到运动前的心率，表明运动量适宜；如在运动结束后3分钟内恢复到运动前水平，则表明运动量过小，应加大运动量；而在10分钟以上才能恢复者，则表明运动量太大，应减少运动量。

3. 自我感觉　以上监测方法还要结合自我感觉进行综合判断，如运动时全身有热感或微微出汗，运动后感到精力充沛，睡眠好，食欲佳，表明运动量适宜，效果良好；如运动后感到疲劳、头晕、心悸、气促、睡眠不良，表明运动量过大，应减少运动量；如运动中出现严重的胸闷、气喘、心绞痛，或心率反而减慢、心律失常等情况时，应立即停止运动，及时就医。

### （三）老年人运动的注意事项

1. 正确选择　老年人可根据自己的年龄、体质、场地条件，选择适宜的运动项目和适宜的运动量。锻炼计划的制订应符合老年人的兴趣并且是在其能力范围内的，而锻炼目标的制定必须考虑到他们对自己的期望，这样制订出来的活动计划老年人才会觉得有价值而容易坚持。

2. 循序渐进　机体对运动有一个逐步适应的过程，故因选择相对易开展的活动项目，再逐渐增加运动的量、时间、频率。且每次给予新的活动内容时，都应评估老年人对此项活动的耐受性，以防劳损或意外事故发生。

3. 持之以恒　通过锻炼达到增强体质、防病治病的目的，不在于锻炼项目的多少，而在于坚持。

4. 运动时间适当　老年人运动的时间以每天1～2次，每次半小时左右，一天运动总时间不超过2小时为宜。运动时间要根据个人的具体情况作适当安排，最佳运动时间为15:00～17:00，如饭前锻炼，休息30分钟才可用餐或饭后1.5小时以上才锻炼；临睡前2小时结束锻炼。

5. 运动场地与气候适宜　运动场地尽可能选择空气新鲜、安静清幽的公园、庭院、湖滨等地。注意气候变化，夏季运动要防止中暑，冬季则要防止跌倒和感冒。

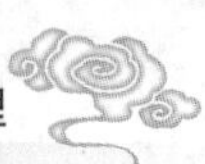

6. 其他　年老体弱、患有多种慢性病或平时有气喘、胸闷、心慌、气促或全身不适者，应请医师检查，病根据医嘱进行运动，以免发生意外。除此之外，患有急性疾病，出现心绞痛或呼吸困难、精神受刺激、情绪激动或悲伤时应暂停锻炼。家务劳动不能完全取代活动锻炼，值得注意的是，活动过程中要防止跌倒、损伤等事故发生。

（四）患病老年人的活动

老年人常因疾病困扰而导致活动障碍，特别是卧床不起的老人，如果长期不动很容易导致失用性萎缩等并发症。因此，必须帮助各种患病的老年人进行活动，以维持和增强其日常生活的自理能力。

1. 瘫痪老年人　这类老年人可借助拐杖或助行器等辅助器具进行活动。一般说来，手杖适用于偏瘫或单侧下肢瘫痪患者，前臂杖和腋杖适用于截瘫患者。步行器（图 4-2，图 4-3）的支撑面积较大，较腋杖的稳定性高，多在室内使用。辅助器选择的原则是：两上肢肌力差、不能充分支撑体重时，应选用腋窝支持型步行器；上肢肌力较差、提起步行器有困难者，可选用前方有轮型步行器；上肢肌力正常、平衡能力差的截瘫患者可选用交互型步行器。有关拐杖与助步器的使用步骤及方法分别详见附录二 2、3。

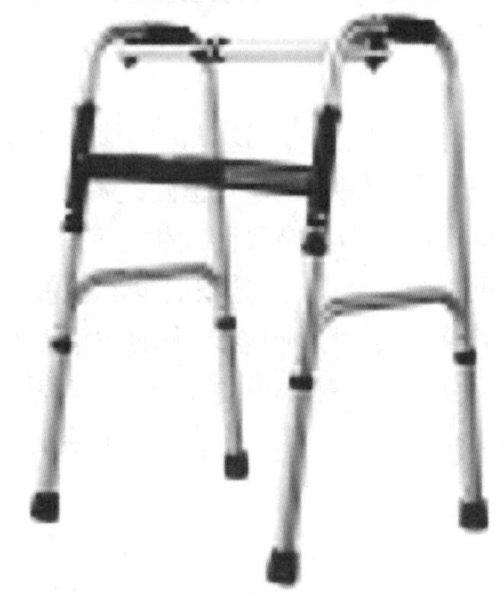

图 4-2　助行器

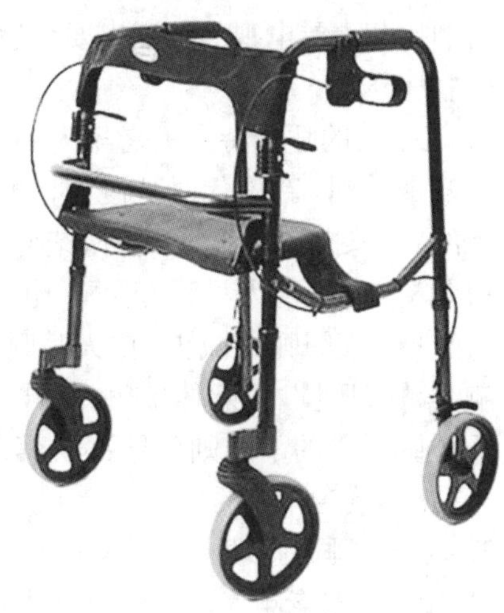

图 4-3　带座的助行器

2. 因治疗而采取制动状态的老年人　制动状态很容易导致肌力下降、肌肉萎缩等并发症，因此治疗时，应尽可能采取小范围的制动或安静状态，并且在不影响治疗的同时，应尽可能地做肢体被动运动或按摩等。

3. 不愿甚至害怕活动的老年人　部分老年患者因担心病情恶化而不愿活动，对这类老年人要耐心说明活动对疾病康复的重要性及对疾病的影响，并鼓励其参与活动计划的制订，使其理解活动的意义并自愿去活动。

4. 痴呆老年人　为便于照料，人们常期望痴呆老年人在一个固定的范围内活动，因此对其采取许多限制的方法。但其实这种活动范围的限制，只能降低其生活质量。护理人员应该认识到为延缓其病情的发展，必须给予痴呆老年人适当的活动机会，以增加他们与社会的接触。

## 三、老年人休息与睡眠

休息与睡眠可解除人体疲劳，降低老年人精神上的压力，使其重新感到精力充沛，达到精神与身体活动的平衡，保证健康。

### （一）休息

休息是指一段时间内相对地减少活动，使身体各部分放松，处于良好的心理状态，以恢复精力和体力的过程。休息并不意味着不活动，有时变换一种活动方式也是休息，如长时间做家务后，可站立活动一下或散散步等。老年人相对需要较多的休息，并应注意以下几点：①注意休息质量，有效的休息应满足三个基本条件：充足的睡眠、心理的放松、生理的舒适。因此，简单的卧床限制活动并不能保证老年人处于休息状态，有时这种限制甚至会使其感到厌烦而妨碍了休息的效果。②卧床时间过久会导致运动系统功能障碍，甚至出现压疮、静脉血栓、坠积性肺炎等并发症，因此应尽可能对老年人的休息方式进行适当调整，尤其是长期卧床者。③改变体位时，要注意预防直立性低血压或跌倒等意外的发生，如早上醒来时不应立即起床，而需在床上休息片刻、伸展肢体，再准备起床。④看书和看电视是一种休息，但不宜时间过长，应适时举目远眺或闭目养神来调节一下视力。看电视不应过近，避免光线的刺激引起眼睛的疲劳。看电视的角度也要合适，不宜过低或过高。

### （二）睡眠

1. 老年人的睡眠特点　老年人的睡眠时间一般比青壮年少，这是因为老年人大脑皮质功能减退，新陈代谢减慢，体力活动减少，所以所需睡眠时间也随之减少，一般每天约 6 小时左右。除此之外，老年人的睡眠模式也随年龄增长而发生改变，出现睡眠时相提前，表现为早睡、早醒；也可出现多相性睡眠模式，即睡眠时间在昼夜之间重新分配，夜间睡眠减少、白天瞌睡增多。有许多因素可影响老年人的生活节律而影响其睡眠质量，如躯体疾病、精神疾病、社会家庭因素、睡眠卫生不良、环境因素等。而睡眠质量的下降则可导致烦躁、精神萎靡、食欲减退、疲乏无力，甚至疾病的发生，直接影响老年人的生活质量。

2. 老年人睡眠护理

(1) 评估：对老年人进行全面评估，找出其睡眠质量下降的原因进行对因处理。

(2) 环境：提供舒适的睡眠环境，调节卧室的光线和温度，保持床褥的干净整洁，并设法维持环境的安静。

(3) 睡眠卫生：老年人的睡眠存在个体差异，为了保证白天的正常活动和社交，使其生活符合人体生物节律，应提倡早睡早起、午睡的习惯。对于已养成的特殊睡眠习惯，不能强迫立即纠正，需要多解释并进行诱导，使其睡眠时间尽量正常化。限制白天睡眠时间在 1 小时左右，同时注意缩短卧床时间，以保证夜间睡眠质量；晚餐应避免吃得过饱，睡前不饮用咖啡、酒或大量水分，并提醒老人于入睡前如厕，以免夜尿增多而干扰睡眠。

(4) 情绪：由于老年人思考问题比较专注，遇到问题会反复考虑而影响睡眠，尤其是内向型的老年人。所以调整老年人睡眠，首先要调整其情绪，有些问题和事情不宜晚间告诉老人。

(5) 锻炼：向老年人宣传规律锻炼对减少应激和促进睡眠的重要性，指导其坚持

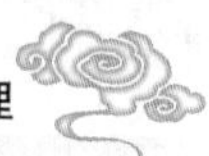

参加力所能及的日间活动。

(6) 用药：镇静剂或安眠药可帮助睡眠，但也有许多副作用，如抑制机体功能、降低血压、影响胃肠道蠕动和意识活动等，因此应尽量避免选用药物帮助入睡。必要时可在医生指导下根据具体情况选择合适的药物。

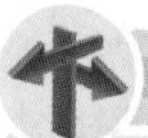

知识链接

**几种老年人建议睡姿**

1. 脑血栓老年人可采取仰卧睡姿，以免血流速度减慢，在动脉内膜损伤处逐渐聚集而形成血栓。

2. 肺气肿老年人应仰卧，且抬高头部，同时双手向上微伸，以保持呼吸通畅。高血压老年人也应采用高枕(15cm)仰卧位睡姿。

3. 心脏病老年人，可采取右侧睡姿，以减轻躯体及血流对心脏的压迫，心力衰竭者最好采取半卧位，以减轻呼吸困难，忌左侧卧或俯卧位睡姿。

## 第五节　老年人的皮肤清洁与衣着卫生

皮肤是人体最大的器官，有着特殊生理功能。经过长年的外界刺激，人体的皮肤逐渐老化，生理功能和抵抗力降低，皮肤疾病逐渐增多。因此做好皮肤护理，保持皮肤清洁，讲究衣着卫生，是老年人日常生活护理必不可少的内容。

### 一、老年人的皮肤清洁

#### (一) 老年人皮肤的特点

老年人的面部皮肤出现皱纹、松弛和变薄，下眼睑出现所谓的“眼袋”。全身其余部位皮肤因皮肤萎缩变薄、汗腺与皮脂腺分泌减少则变得干燥、多屑和粗糙。皮肤的触觉、痛觉等感觉功能也减弱，皮肤表面的反应性减低，对不良刺激的防御能力削弱，免疫系统的损坏也往往伴随老化而来，以致皮肤抵抗力全面降低。

#### (二) 一般护理

老年人在日常生活中要注意保持皮肤清洁，特别是皱褶部位如腋下、肛门、外阴、会阴等处的皮肤。适当沐浴可清除污垢、保持毛孔通畅，有利于预防皮肤疾病。建议老年人根据自身习惯和地域特点选择合适的沐浴频率，一般北方可安排夏季每天1次，其余季节每周1～2次温水沐浴，而南方则可夏秋两季每天1次，冬春两季每周1～2次沐浴，或酌情安排。皮脂腺分泌旺盛、出汗较多的老年人，沐浴次数可适当增多；切记饱食或空腹均不宜沐浴，应选择在饭后2小时左右进行，以免影响食物的消化吸收或引起低血糖、低血压等不适；合适的水温可促进皮肤的血液循环，改善新陈代谢、延缓老化过程，但同时也要注意避免烫伤或着凉，建议沐浴的室温调节在24～26℃，水温则以40℃左右为宜；沐浴时间以10～15分钟为宜，以免时间过长发生胸闷、晕厥等意外；洗浴时应注意避免碱性肥皂的刺激，宜选择弱酸性的硼酸皂、羊脂香皂，以保持皮肤pH值在5.5左右；沐浴用的毛巾应柔软，洗时轻擦，以防损伤角质层；老年人的足部也要注意清洁，定期修剪指（趾）甲或脚垫，视力欠佳者可用带放大镜的指甲剪，也可预防性地在热水泡脚后用磨石板去除过厚的角化层，再涂抹护脚霜，避免足部的皲裂。而已有手足皲裂的老年人可在晚间沐浴后或热水泡手足后，涂上护手护脚霜，再戴上棉质手套、袜子，穿戴一晚或一两个小时，可有效改善皲裂状况。有关老年人皮肤瘙痒症的护理，详见本书第七章第五节。

（三）头发护理

老年人的头发或头部皮肤的清洁卫生也很重要。老年人的头发多干枯、易脱落，做好头发的清洁和保养，焕发活力。应根据自身特点定期洗头，干性头发可每周清洗1次，油性头发则可每周清洗2次。有条件者可根据自身头皮性质选择合适的洗发、护发用品。如皮脂分泌较多者可用温水及中性肥皂，头皮和头发干燥者则清洁次数不宜过多，应注意选用刺激性较小的洗发液清洗，并可适当应用护发素、发膜等护发产品。

（四）入浴的照护

1. 协助入浴缸

(1) 从轮椅移至浴凳：先把脚踩到地上，固定轮椅，用健侧的手抓住浴缸的边缘，然后身体一边向前倾，一边直起腰，必要时，照护人员向前推送老人臀部，使其直起腰，接着抓住浴缸边缘，支撑一部分身体的重量，以健侧的脚为轴，将身体向凳子旋转，如果老人体重较重，照护人员可一侧膝盖跪在凳子上，当老人身体旋转到凳子处时，慢慢坐下。

(2) 从浴凳移至浴缸：以右侧偏瘫为例，先把脚放好，然后健侧的手向前伸，抓住浴缸的边缘，身体向前倾，同时抬起臀部，使重心向手和脚转移，再横着向浴缸挪动身体，到达浴缸边缘时臀部落下，摆好手和臀部位置后，健侧的脚开始按顺序挪动。若老人需要协助时，照护人员与老人的身体要紧紧靠在一起，同步挪动。

(3) 进入浴缸：手扶着浴缸边缘，将健侧的脚迈入浴缸，照护人员应在老人后面用手支撑老人背部以防老人向后倒下，接下来，照护入浴一手支撑老人背部，另一只手帮助老人把患侧的脚慢慢放入浴缸中，当确认老人双脚踩到了浴缸底部后，扶浴缸的手才可以移开，然后照护人员一侧膝盖跪在凳子上，双手扶住老人臀部，使老人的身体前倾，照护人员从背后向前推送老人臀部，注意双手扶老人臀部时，用力的方向是向前推，而不是向上抬，扶臀部时，不是抓住老人臀部，而是用双手的手掌夹住臀部，然后利用水的浮力使老人慢慢地坐进浴缸。

2. 在浴缸内的姿势

(1) 身体前倾：照护人员从老人背后扶起照护者的上半身，取前倾的姿势。如果头向后仰，臀部就会向前滑，身体容易失去平衡。

(2) 抓住浴缸：照护人员双手抓住老人的臀部，向自己拉近，使老人保持身体稳定。若老人的手放在身体前面或抓住对侧的浴缸边缘，可使身体更加稳定。

(3) 足底抵住浴缸壁：让老人膝盖微微弯曲，足底抵住浴缸壁。对于身材矮小或不能取前倾姿势的老人，应将脚凳放在浴缸中，调节浴缸的长度；对于不能保持左右平衡的偏瘫者，可以利用浴缸的一角支撑身体。

3. 协助出浴缸

(1) 照护人员站在浴缸外面协助老人出浴的方法：以右侧偏瘫为例。照护人员一

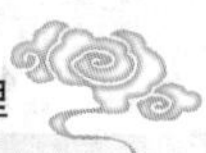

腿站立，一条腿跪在凳子上，让老人将健侧腿拉近其身体，再将患侧腿拉近身体；让老人健侧手尽量向前伸，抓住身体前方的浴缸边缘，若只抓住靠近身体的地方，头就很难向前探出，也就不能站起来；摆好手和脚的位置，使老人身体前倾，照护人员从背后将老人臀部向前推进，借助水的浮力使老人臀部抬起，继续保持身体前倾的姿势，嘱老人抓住浴缸边缘的手不要移动，照护人员双手扶住老人臀部引导其向浴缸外的凳子移动，让老人坐在凳子上，当确认老人脚踩在浴缸底，臀部坐在凳子上时，让老人移动手的位置抓住浴缸边缘，将腿向身体靠拢，照护人员协助老人慢慢将患侧腿抬出浴缸，然后让老人自己将健侧腿移出浴缸，此时抓住浴缸边缘的手和支撑背部的手位置不变，为防止老人向后倒，照护人员应用手支撑老人背部。

(2) 照护人员站在浴缸里面协助老人出浴的方法：让老人用手抓住身体前方的浴缸边缘，先将健侧的腿向身体拉近，再拉患侧腿，使老人身体前倾，照护人员从老人的背后用双手挟住老人臀部，并拉向照护人员，借助水的浮力使臀部轻轻抬起，身体和手的位置不便，照护人员用双手挟住老人臀部向凳子移动，使老人坐在凳子上，脚踩在浴缸底部，确认臀部坐在凳子上以后，老人移动手抓住浴缸边缘，将腿拉近身体，照护人员一只手支撑老人背部，防止向后倒，另一只手协助其将患侧的腿抬出浴缸，健侧的腿由老人自己移出来。

## 二、老年人的衣着卫生

### （一）衣着的选择

由于老年人皮肤的特点，其衣着与健康的关系越来越受到护理人员的关注。老年人体温中枢调节功能降低，尤其对寒冷的抵抗力和适应力减低，因此，应根据天气的变化情况及老年人的体质条件，及时增减衣服。

老年人的服装选择，首先必须考虑实用性，即是否有利于人体的健康及穿脱方便。衣服的料质应选择较为松软、轻便以便全身气血流畅，尤其是内衣，应以透气性和吸湿性较高的纯棉织品较好。衣服的容易穿脱对于老年人来说也是非常重要的，即使是自理能力有缺陷的老年人，也要尽量鼓励与指导其参与衣服的穿脱过程，以最大限度地保持和发挥其残存功能。因此服装的设计上要注意便于穿脱，如拉链上应留有指环，便于老年人拉动；上衣的设计应多以前开襟为主，减少纽扣的使用，可选用魔术贴代替纽扣，如实在坚持使用，也要注意纽扣宜大些，方便系扣；裤子最好采用松紧带，便于老年人穿脱。

此外，老年人衣服款式的选择还应考虑安全舒适以及时尚。老年人平衡感降低，应避免穿过长的裙子或裤子以免绊倒。另外要注意穿着的舒适，不宜穿过紧的衣服；同时也要注意衣服的款式要适合其个性及社会活动，衣着色彩要注意选择柔和、不褪色、容易观察的色调。为了增强老年人的自信心，可建议老年人选择色彩较鲜艳的衣着，因为鲜艳的色彩可使老年人显得年轻、有活力。

冬季，最好穿保暖、透气、防滑的棉鞋，穿防寒性能较优的棉袜和羊毛袜。其他季节，老年人宜穿轻便布鞋，老年妇女不要穿高跟鞋，以防跌伤。

在鞋子的选择方面，首先应选择大小合适的鞋，特别是患有糖尿病的老年人更应注意；其次应注意选择鞋底有一定厚度，后跟高度在 2cm 左右的鞋，以减轻足弓的压力；最后，无论在室内还是室外，老年人均应选择有防滑功能的鞋，以免发生跌倒。

（二）穿脱衣裤的指导

肢体瘫痪老年人穿脱衣顺序按照“先脱健侧后脱患侧，先穿患侧后穿健侧”，“先脱近侧后脱远侧，先穿远侧后穿近侧”的原则进行。具体操作步骤及要求见附录二4。

## 三、卧床老年人体位的变换

1. 协助翻身　具体操作步骤及流程详见附录二5。
2. 协助坐起　具体操作步骤及流程详见附录二6。
3. 移位的照护　具体操作步骤及流程详见附录二7.1和7.2。

（刘立珍）

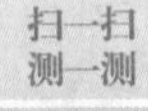

## 复习思考题

1. 简述老年人日常生活护理的注意事项有哪些。
2. 简述对老人应用触摸技巧的注意事项有哪些。
3. 如何判断老年人的活动强度是否合适？

# 第五章

# 老年人心理卫生与常见心理问题护理

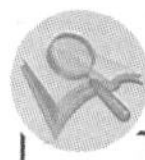

学习要点

1. 老年人的心理特点。
2. 焦虑、抑郁、离退休综合征、空巢综合征的护理措施。
3. 老年人心理健康的维护与促进方法。

老年人的生理功能逐渐进入衰退阶段，伴随着社会角色的改变、丧偶等生活变故，老年人在适应过程中，常出现一些特殊的心理变化，并影响着其老化过程、健康状况、老年病的防治和预后。掌握老年人的心理活动特点、影响因素及健康促进方法，有效地维护和促进老年人的心理健康，以促进健康老龄化。

## 第一节　老年人的心理卫生

案例分析

王奶奶，72岁，退休独居。王奶奶一生经历坎坷，幼年丧母，饱受继母的虐待，成家生子后又遭到丈夫的抛弃，独自抚养儿子长大，儿子工作后不顾其反对留在了外地，结婚后很少回家，只是偶尔打来电话问候。王奶奶整天怨天尤人，唉声叹气，不愿与人交往，觉得生活毫无意义，多次有自杀的想法。

请问：1. 王奶奶的人生经历对其人格发展有何影响？

2. 运用人格模式理论对王奶奶的人格模式进行叙述。

老年人的健康是生物、社会、心理因素共同维持的一种和谐状态。在老年生活中会出现的社会地位的沉浮变化，家庭成员的悲欢离合，个人情绪的喜怒哀乐等因素，都会使老年人发生心理能力和心理特征的改变，影响到老年人的心理健康。

### 一、老年人的心理变化

老年人的心理变化包括心理能力和心理特征的改变。主要包括以下几个方面：

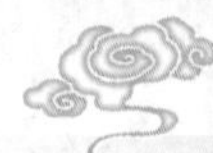


（一）感知觉的变化

感知觉是个体发展最早也是衰退最早的心理功能。老年人感知器官老化、功能衰退，导致老年人的视、听、嗅、味等感觉功能下降。皮肤中有效感受外界环境的细胞数量减少，对冷、热、痛觉、触觉等反应迟钝。老年人知觉的正确性一般较低，常发生定向力障碍，影响其对时间、地点、人物的辨别。

（二）记忆的变化

记忆力减退是老年人最常出现的认知改变。记忆与人的生理因素、精神状况、记忆的训练、社会环境等相关，神经递质乙酰胆碱也影响着人的学习记忆。老年人的记忆减退因素众多，具体表现为：有意记忆为主，无意记忆为辅；近事容易遗忘，而远事记忆尚好；再认能力可，回忆能力相对较差，有命名性遗忘；机械记忆不如年轻人，在规定时间内速度记忆衰退，但理解性记忆、逻辑性记忆常无明显变化。

（三）智力的变化

智力可以分为液态智力和晶态智力。液态智力是指获得新观念、洞察复杂关系的能力，如知觉整合能力、近期记忆力、思维敏捷度及反应力和反应速度等，主要与人的神经系统的生理结构和功能有关。晶态智力是指通过学习和掌握社会文化经验而获得的智力，如词汇、理解力和常识等。液态智力一般随年龄的增长而减退较早，老年人下降非常明显。而晶态智力不一定随年龄的增长而减退，老年早期甚至还有可能提高，到高龄才出现缓慢减退。大量研究表明，智力与年龄、受教育程度、自理能力等密切相关。

（四）思维的变化

老年人思维能力减退较晚，特别是与自己熟悉的专业有关的思维能力在年老时仍能保持。思维的衰退对老年人的表达能力影响很大，如不能集中精力思考问题，联想缓慢，对语言的理解速度减慢，讲话逐渐变缓、不流畅，常词不达意。

（五）人格的变化

人格是指个体在适应社会生活成长的过程中，经遗传与环境交互作用形成的稳定而独特的身心结构。人到了老年期，人格（即人的特性或个性，包括性格、兴趣、爱好、倾向性、价值观、才能和特长等）也相应有些变化，如对健康和经济的过分关注与担心所产生的不安与焦虑，保守、孤独、任性，把握不住现状而产生的怀旧和发牢骚等。人格模式理论认为老年人会依照其不同的人格模式，有不同的社会适应形态。

1. 整合良好型　大多数老年人属于这一类型。其特点是：有高度的生活满意感，成熟，正视新生活；有良好的认知能力及自我评价能力。根据个体角色活动特点又分为三个亚型：

（1）重组型：退而不休，继续广泛参加各种社会活动，是最成熟的人格形态。

（2）集中型：属于不希望完全退休的人格形态，老年人在一定范围内选择参加比较适合的社会活动。

（3）离退型：人格整合良好，会自愿从工作岗位离退下来，生活满意，但表现出活动水平低，满足于逍遥自在。

2. 防御型　雄心不减当年，刻意追求目标，对衰老完全否认。又分为两个亚型：

（1）坚持型：继续努力工作和保持高水平的活动，活到老，干到老，乐在其中。

（2）收缩型：热衷于饮食保养和身体锻炼，以保持自己的躯体外观。

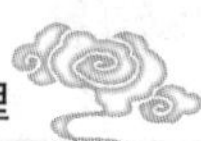

3. 被动依赖型　分为寻求援助型与冷漠型两种。

(1) 寻求援助型：需要从外界寻求援助以帮助其适应老化过程，成功地从他人处得到心理的支持，维持其生活的满足感。

(2) 冷漠型：与他人没有相互作用的关系，对任何事物都不关心，通常对生活无目标，几乎不从事任何社会活动。

4. 整合不良型　有明显的心理障碍，需在家庭照料和社会组织帮助下才能生活，是适应老年期生活最差的一种人格模式。

### (六) 情感与意志的变化

老年人的情感和意志过程因社会地位、生活环境、文化素质的不同而存在较大差异。老化过程中情感活动是相对稳定的，即使有变化也是生活条件、社会地位等变化所造成的，并非年龄本身所决定。

## 二、老年人心理变化的影响因素

### (一) 生理与病理因素

1. 机体的衰老性变化　随着年龄的增加，各种生理功能减退，出现老化现象，如神经组织，尤其是脑细胞逐渐发生萎缩并减少，神经递质功能减退，导致精神活动减弱，反应迟钝，记忆力减退，尤其表现在近期记忆方面。视力及听力也逐渐减退，感知觉随之降低。

2. 营养状况　为维持人体组织与细胞的正常生理活动，老年人需要足够的营养，如蛋白质、糖、脂肪、水、盐类、微量元素、维生素等都是必需的营养物质。当营养不足时，尤其是神经组织及细胞缺乏营养时，常可出现精神不振、乏力、记忆力减退、对外界事物不感兴趣，甚至发生抑郁及其他精神神经症状。

3. 体力或脑力过劳　体力及脑力过劳均会使记忆减退、精神不振、乏力、思想不易集中，甚至产生错觉、幻觉等异常心理。

4. 睡眠障碍　研究表明，绝大多数老年人存在入睡困难、觉醒次数多与早醒等睡眠问题。严重者导致睡眠障碍，容易引起注意力不能集中、记忆力下降、烦躁、焦虑、易怒、抑郁，甚至引发心理障碍和精神疾病。

5. 疾病损害的影响　如果长期患慢性病或伤残，可造成部分老年人经济贫困及活动范围缩小，甚至基本生活能力丧失，进而会产生孤独、抑郁等不健康的心理状态。

### (二) 社会与人际关系因素

1. 社会地位改变　由于社会地位的改变，老年人的工作、生活环境、社会角色、经济水平的变化，一些老年人发生种种心理上的变化，如孤独感、自卑、抑郁、烦躁等。

2. 家庭人际关系　离退休后的老年人常以家庭的活动为中心，家庭是其生活的主要场所。家庭状况、家庭成员之间的关系对老年人的影响很大，如子女的独立、结婚和婚后婆媳间关系，以及丧偶、离异等老年夫妇间的关系变化等。特别是丧偶所带来的心理问题尤为严重。“少年夫妻老来伴”，如果多年的夫妻生活形成的互相关爱、互相支持的平衡状态突然被打破，常会使老年人感到生活乏味、无望，乃至积郁成疾。

## 第二节　老年人常见心理健康问题与护理

案例分析

赵先生，男，65岁，曾任某三甲医院业务院长，现退休在家2个月余。2个月来按时早起，穿好外出工作服装，催促老伴做早餐，说自己上班赶时间，等意识到自己已退休时，便坐在沙发上发呆，神情恍惚，沉默寡言，不愿意与邻里老年人交往，食欲不佳，晚间睡眠质量不高。

请问：1. 赵先生出现了哪种心理健康问题？

2. 应该对赵先生采取哪些护理措施？

### 一、离退休综合征

离退休综合征（retired veteran syndrome）是指老年人由于离退休后不能适应新的社会角色及生活环境和生活方式的变化而出现焦虑、抑郁、悲哀、恐惧等消极情绪，或因此产生偏离常态行为的一种适应性的心理障碍。

#### （一）原因

研究表明，离退休综合征与个性特征、个人爱好、人际关系、职业性质和性别有关，事业心强、好胜而善辩、拘谨而偏激、固执的人离退休综合征发病率较高；无心理准备突然退休的人发病率高且症状偏重；平时活动范围小、兴趣爱好少的人容易发病；离退休前为领导干部者比工人发病率高；男性比女性适应慢，发病率较女性高。主要原因有：①离退休前缺乏足够的心理准备；②离退休前后生活境遇反差过大，如社会角色、生活内容、家庭关系等的变化；③适应能力差或个性缺陷；④社会支持缺乏；⑤失去价值感。

#### （二）表现

离退休综合征是一种复杂的心理异常反应，主要体现在情绪和行为方面，具体表现为坐卧不安，行为重复或无所适从，有时还会出现强迫性定向行走；注意力不能集中，做事常常出错；性格变化明显，容易急躁和发脾气，多疑，对现实不满，常常怀旧，可存有偏见。大多数当事者有失眠、多梦、心悸、阵发性全身燥热等症状。心理障碍的特征可归纳为无力感、无用感、无助感和无望感。

#### （三）预防与护理

以心理支持为主，绝大部分老年人经过心理疏导、调整适应而好转，如出现严重的焦虑、抑郁症状或躯体症状时，应依据医嘱治疗。主要护理措施有：

1. 正确看待离退休，避免消极情绪　离退休是一个自然的、正常的、不可避免的过程。老年人离开工作岗位，常常有“人走茶凉”的感觉，由此而造成心理上的失落、孤独和焦虑。老年人应该勇于面对现实，及时消除和转化不良情绪，敢于接受既成的退休事实。重新设计安排自己的生活，尽快适应新的生活环境。

2. 积极做好离退休心理行为准备　临近退休时，老年人可适当地减少工作量，多与已离退休人员交流，主动及早地寻找精神依托；退休前积极做好各种准备，如经济上的收支、生活上的安排，若能安排退休后即做一次探亲访友或旅游有利于老年人

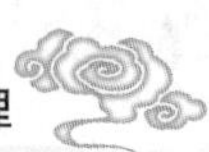

的心理平衡。也可以预计一份轻松的工作，使自己退而不闲。

3. 帮助老年人重建离退休后的生活　建立有规律的生活习惯，科学安排家庭生活，戒烟、适量饮酒，养成良好的起居、饮食习惯。鼓励老年人发挥个人专长，培养健康而又广泛的兴趣爱好，选学一两项技艺，诸如书法、图画、摄影、园艺、烹调、弹琴等，用以调节情绪，稳定生理节奏，使老年人的晚年生活充实而充满乐趣。

4. 营造良好的社会支持系统　家人热情温馨地接纳老年人，尽量多陪伴老年人；社区要经常联络、关心离退休的老年人，组织各种有益于老年人身心健康的活动，包括娱乐、学习、体育活动，或老有所为的公益活动，有计划地组织离退休人员学习、外出参观，从而减少心理问题。

## 二、空巢综合征

“空巢家庭”是指家中无子女或子女成人后相继分离出去，只剩下老年人独自生活的家庭。空巢综合征是指空巢老人由于人际疏远而产生被分离、舍弃的感觉，出现孤独、空虚、寂寞、伤感、精神萎靡、情绪低落等一系列心理失调症状。

据统计，我国目前空巢老人数量达到了老年人口的一半。2010 年公布的一项调查显示，中国城市老年空巢家庭已达 49.7%，农村也达到了 38.3%，而在北京、上海、广州等大城市中，这个比例已经超过了 2/3。到 2020 年以后，新中国成立，部分为独生子女的父母一代已步入老年，因“空巢”而引发的老年人身心健康问题将更加突出，必须引起高度重视。

### （一）原因

1. 老人独居时间增多　年轻人外出打工、经商、子女出国等人口流动增多，子女无法与老年人居住在一起感到冷清、寂寞。

2. 对子女情感依赖性强　有“养儿防老”的传统思想，及至老年正需要儿女做依靠的时候，儿女却不在身边，不由得心头涌起孤苦伶仃、自悲、自怜等消极情感。

3. 性格方面的缺陷　对生活兴趣索然，缺乏独立自主、振奋精神、重新设计晚年美好生活的信心和勇气。

### （二）表现

1. 精神空虚，无所事事　子女离家之后，父母原来多年形成的紧张有规律的生活被打破，突然转入松散的、无规律的生活状态，他们无法很快适应，进而出现情绪不稳、烦躁不安、消沉抑郁等状况。

2. 孤独、悲观、社会交往少　长期的孤独，使空巢老人情感和心理上失去支柱，对自己存在的价值表示怀疑，陷入无趣、无欲、无望、无助状态，甚至出现自杀的想法和行为。

3. 躯体化症状　受“空巢”应激影响产生的不良情绪可导致一系列的躯体症状和疾病，如失眠、早醒、睡眠质量差、头痛、食欲不振、心慌气短、消化不良、高血压、冠心病、消化性溃疡等。

### （三）预防与护理

以心理支持为主，绝大部分老年人经过心理疏导、调整适应而好转，如出现严重的焦虑、抑郁症状或躯体症状时，应依据医嘱治疗。

1. 合理应对　随着人们寿命的延长，人口的流动性和竞争压力的增加，年轻人

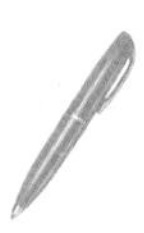

自发地选择离开家庭来应对竞争，从前那种“父母在，不远游”的思想已经不再适用于今天的社会。做父母的要作好充分的思想准备，计划好子女离家后的生活方式，有效防止“空巢”带来的家庭情感危机。

2. 夫妻扶持　指导夫妻之间可通过重温恋爱时和婚后生活中的温馨时刻，感受、珍惜对方能与自己风雨同舟、一路相伴，促进夫妻恩爱；并培养一种以上共同的兴趣爱好，一同参与文娱活动或公益活动，建立新的生活规律，相互给予更多的关心、体贴和安慰，增添新的生活乐趣。

3. 自我调整　患空巢综合征的老人一般与社会接触少，因此面对“空巢”时茫然无助，精神无所寄托。治疗空巢综合征的良药就是走出家门，体味生活乐趣。许多老年人通过爬山、跳舞、下棋或其他文娱活动结识了朋友、体会到老年生活的乐趣。

4. 子女关心，精神赡养　子女要了解老年人容易产生不良情绪，常与父母进行感情和思想交流。子女与老人居住距离不要太远，最好是“一碗汤的距离”，即以送过去一碗汤而不会凉为标准；在异地工作的子女，除了托人照顾父母，更要“常回家看看”，注重父母的精神赡养。

5. 社会支持　基层社区可组织空巢老人开展兴趣活动，或组织人员或义工定期电话联系或上门看望空巢老人，尤其是独居、高龄、精神障碍及患病的老年人，转移和排遣空巢老年人的孤独寂寞情绪，调适心理状态。

6. 药物症治疗　较严重的“空巢综合征”如存在严重的心境低落、失眠，有多种躯体化症状，有自杀念头和行为者，应及时寻求心理或精神科医生的帮助，接受规范的心理或药物治疗。

## 三、焦虑

焦虑是一种很普遍的情感状态，几乎人人都有过焦虑的体验。适度的焦虑可以使个体更好地适应变化，有利于个体通过自我调节保持身心平衡。但持久过度的焦虑则严重影响个体的身心健康。

### （一）原因

造成老年人焦虑的可能原因为：①体弱多病，行动不便，力不从心；②疑病性神经症；③各种应激事件，如离退休、丧偶、丧子、经济窘迫、家庭关系不和、搬迁、社会治安以及日常生活常规的打乱等；④某些疾病如抑郁症、老年期痴呆、甲状腺功能亢进、低血糖、直立性低血压等；⑤某些药物副作用，如抗胆碱能药物、咖啡因、β受体阻滞药、皮质类固醇、麻黄碱等均可引起焦虑反应。

### （二）表现

焦虑包括指向未来的害怕不安和痛苦的内心体验、精神运动性不安以及伴有自主神经功能失调表现三方面症状，分急性焦虑和慢性焦虑两类。

1. 急性焦虑　主要表现为惊恐发作（panic disorder）。老年人发作时突然感到不明原因的惊慌、紧张不安、心烦意乱、坐卧不安、失眠，或激动、哭泣，常伴有潮热、大汗、口渴、心悸、气促、脉搏加快、血压升高、尿频尿急等躯体症状。严重时，可以出现阵发性气喘、胸闷，甚至有濒死感，并产生妄想和幻觉。急性焦虑发作一般持续几分钟到几小时，之后症状缓解或消失。

2. 慢性焦虑　表现为持续性精神紧张。慢性焦虑老年人表现为经常提心吊胆，

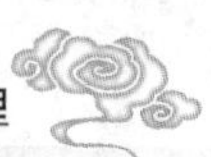

有不安的预感，平时比较敏感，处于高度的警觉状态，容易激怒，生活中稍有不如意就心烦意乱，易与他人发生冲突，注意力不集中，健忘等。

持久过度的焦虑可严重损害老年人的身心健康，加速衰老，增加失控感，损害自信心，并可诱发高血压、冠心病。急性焦虑发作可导致脑卒中、心肌梗死、青光眼高压性头痛失明及跌伤等意外发生。

（三）预防与护理

必须积极防治护理老年人的过度焦虑。

1. 评估焦虑程度　可用汉密尔顿焦虑量表和焦虑状态特质问卷对老人的焦虑程度进行评定。

2. 针对原因处理　指导和帮助老年人及其家属认识分析焦虑的原因和表现，正确对待离退休问题，想法解决家庭经济困难，积极治疗原发疾病，尽量避免使用或慎用可引起焦虑症药物。

3. 指导老年人保持良好心态　学会自我疏导和自我放松，建立规律的活动与睡眠习惯。

4. 子女理解尊重　指导老人的子女谦让和尊重老人，理解老人的焦虑心理，鼓励和倾听老人的内心宣泄，真正从心理、精神上关心体贴老人。

5. 药物治疗　重度焦虑者应遵医嘱使用抗焦虑药物如地西泮、氯氮䓬等进行治疗。并应严密观察用药后的效果及不良反应。防止突然停药产生戒断症状。

## 四、抑郁

老年期抑郁症（depression in the elderly）泛指发生于老年期（≥60 岁）这一特定人群的抑郁症，包括原发性（含青年或成年期发病，老年期复发）和老年期出现的各种继发性抑郁。严格而狭义的老年期抑郁症是指 60 岁以后首次发病，以持久的抑郁心境为主要临床特征的一种精神障碍。抑郁高发年龄大部分在 50～60 岁之间。抑郁症是老年期最常见的功能性精神障碍之一，抑郁情绪在老年人中更常见。我国老年人中有 40% 存在抑郁症状。国外研究显示，每年有 8%～10% 的老年人由轻度抑郁症状转为抑郁症。老年人的自杀通常与抑郁障碍有关。

（一）原因

导致老年人抑郁的可能原因主要有：①增龄引起的生理、心理功能退化；②慢性疾病如高血压、冠心病、糖尿病及癌症、低血压症等与躯体功能障碍和因病致残导致自理能力下降或丧失；③较多的应激事件，如离退休、丧偶、失独、经济窘迫、家庭关系不和等；④情绪方面，如孤独、消极的认知应对方式等。

（二）表现

抑郁症状主要包括情绪低落、思维迟缓和行为活动减少三个主要方面。老年人抑郁表现特点为大多数以躯体症状作为主要表现形式，心境低落表现不太明显，称为隐匿性抑郁；或以疑病症状较突出、可出现“假性痴呆”等，严重抑郁症老人的自杀行为很常见，也较坚决，如疏于防范，自杀成功率也较高。

（三）预防与护理

老年抑郁的防护原则是：减轻抑郁症状，减少复发，提高生活质量，促进健康状况，降低医疗费用和死亡率。其具体的护理措施如下：

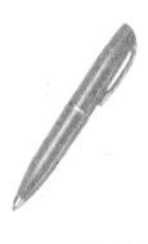

1. 心理护理

（1）减轻心理压力：正确评估导致老年人抑郁的不良生活事件，帮助其正确认识和对待。为老年人创造一切机会增加社会交往，协助其改善以往消极被动的生活方式，逐步提高老人健康的人际交往能力。帮助老人认识生存的价值，克服已成为“废人”的想法。

（2）阻断老人的负性思考：护理人员应设法改善老人的消极状态，鼓励和支持其重树生活的信心。帮助老人提高自身心理素质，乐观对待生老病死及生活中的负性事件。设法阻断老人的一些负性思考，护理人员可帮助老人回顾其优点、长处及成就，来增加正向看法。鼓励老人采用宣泄、自我安慰、转移注意力、遗忘等措施和方式调节情绪，使其以积极乐观的心理克服消极悲观的情绪，并尽可能解决老人生活和工作中的实际困难，增强应对心理压力的能力。

（3）建立有效的护患沟通：老人常会出现思维迟钝、言语减少或减慢。故在沟通时，要鼓励其抒发内心感受，允许有足够反应和思考的时间，并耐心地倾听。交谈时，应避免简单、生硬的语言或一副无所谓的表情，尽量不使用“你不要……”“你不应该……”等直接训斥性语言，以免加重其自卑感。避免强化老人的抑郁情绪，要给予实事求是的评价。交流中应努力选择一些老人感兴趣、较为关心的话题，鼓励引导老人回忆以往愉快的经历和体验。采用讨论的方式激励老人对美好生活的向往。在语言交流的同时，应重视非语言沟通的作用。有时静静地陪伴、关切爱护的目光注视、轻轻地抚摸等非语言沟通方式，往往能使严重的抑郁症者从中感受到关心和支持，起到很好的安抚作用。

2. 日常生活护理

（1）改善睡眠状态：睡眠障碍是抑郁症的老人最常见的症状之一，以早醒最多见。护理人员白天应安排或陪伴老人从事多次短暂的活动，尽量减少白天睡眠时间，睡前不做剧烈活动，不观看紧张刺激的电视节目和不阅读刺激性的书籍，晚上入睡前给予温热的牛奶，洗温水澡，温水泡脚等，必要时遵医嘱给予安眠药，并创造一个安静、舒适的环境。清晨应加强巡视，对早醒者给予安抚，延长睡眠时间。

（2）加强营养：抑郁常导致老人食欲减退，有些因厌食或自罪观念而拒食，加之老年人体质较差，睡眠不好，容易出现营养缺乏。故应保证营养摄入。对于进食少或违拗的老人要耐心规劝、喂食，督促进食。必要时给予鼻饲或静脉营养，特别注意补充钠盐，可服用加盐的牛奶，以维持适当的水分及营养。创造集体进餐的环境，少食多餐，注意选择老人喜爱的食物，并变换饮食种类，使其尽量符合老人的口味，增进食欲。

（3）督促自理：抑郁者常无力料理自己的日常生活，护理人员应督促、协助完成自理，并使之养成良好的卫生习惯。对于危重、木僵、生活不能自理者，要悉心照料，做好老年人的清洁卫生工作。长期卧床不动者，需预防压疮的发生。

3. 安全护理　抑郁症的老人，易出现自杀观念与行为。尤其是病情较重、情绪消极、悲观失望、有厌世观念者，往往会事先计划，行动隐蔽，甚至伪装病情好转来逃避医护人员及家属的注意，并采取各种方法，来达到自杀目的，故护理人员要加强责任心，严防老人自杀。

（1）严格执行护理巡视制度：对于有强烈自杀企图者，要全天专人看护，不离视线，必要时给予约束，尤其在深夜、开饭、交接班时要防止出意外。凌晨是抑郁症者

发生自杀的最危险时期，故对于早醒者要劝其继续入睡，否则需严加看护，并避免其单独活动，每10～15分钟巡视一次。

(2) 评估自杀原因和可能的自杀方式：护理人员要密切观察有无自杀先兆症状，如表情极度痛苦，严重睡眠障碍；口头或文字遗嘱、赠与他人物品财产；收藏药物或自杀工具；或焦虑不安、失眠、沉默少语或心情豁然开朗、在曾经出事地点徘徊等。当老人服用抗抑郁剂后，其精神状态由抑郁转为亢奋，自杀的危险性增大；有些老人服药后病情明显好转，也不可放松警惕。

(3) 提供安全的环境：病房光线明亮、陈设安全。墙壁以明快色彩为主。病房设施要加强安全检查，做好药品及危险物品的保管，一切危险物品如刀剪、玻璃、铁器等锐器、药物和各种绳索、有毒物品等均不能带入病房，杜绝不安全因素。发药时应仔细检查口腔，严防老人藏药或囤积后一次吞服。试体温时，严防咬吞体温表。

(4) 成立自杀者监护小组：鼓励企图自杀者多参加利他活动，使其从受助者的感激反应中体会其中之乐。成立包括配偶、子女、邻居、亲朋好友和职业咨询者等在内的自杀者监护小组，以便给予企图自杀者重新生活下去的动力。

4. 用药护理　服药后要注意观察药效和不良反应。服用抗抑郁药后如出现头晕、乏力、双手颤动、恶心、视物模糊等，甚至出现心悸、呕吐、腹痛、双手粗大震颤、嗜睡或昏迷等，应警惕药物中毒，及时通知医生。用药期间应避免驾驶和具有危险性的运动。清晨给药可避免因药物兴奋所引起的失眠。由于抗抑郁药可增加酒精的作用，故用药期间应忌酒。

5. 健康指导

(1) 介绍有关抑郁症的知识：向老人及其家属介绍抑郁症的相关知识与预防复发的常识。说明坚持用药、定期门诊复查的重要性。对于原发性抑郁症者，达到临床治愈后至少应维持治疗一年，若出现复发，则维持治疗两年或更长。病情好转后，应鼓励其主动参加家庭和社会活动，克服性格弱点。指导家属帮助老人管理药物并监护其按时服药，对老人的进步给予正向的肯定和鼓励。

(2) 指导家庭应对技巧：指导家庭给予老人更多的关心和照顾。如子女重视父母的身体、心理状况，耐心倾听父母的唠叨，经常与父母聊天，主动慰藉老年人，可避免老年人产生孤独感和尽可能早发现老年人的心理问题，防止老年抑郁症的出现。帮助老年人重新安排生活，扩大活动范围，尤其是文娱、体育、劳动等社会活动。有条件者，还可外出旅游，以使老人赏心悦目，心胸开阔。

(3) 日常生活指导：在生活中适当降低生活目标，扬长避短，争取达到现实的目标，以增强自信。丰富自身的日常生活，培养新的兴趣爱好。心中如有不快，应及时诉说。克服不良生活习惯，多看正面宣传、主题积极的电视节目，以免带来负面影响。

## 第三节　老年人心理健康的维护与促进

### 一、心理健康内涵

#### （一）心理健康的定义

第三届国际心理卫生大会将心理健康(mental health)定义为：“所谓心理健康，是指在身体、智能以及情感上与他人的心理健康不相矛盾的范围内，将个人心境发展成最佳状态。"基于以上定义，心理健康包括两层含义：一是与绝大多数人相比，其心理功能正常，无心理疾病；二是能积极调节自己的心理状态，顺应环境，建设性的发展完善自己，充分发挥自己的能力，过有效率的生活。也就是说，心理健康不仅意味着没有心理疾病，还意味着个人良好适应和充分发展。

心理健康的内涵应包括五个主要方面：性格健全，开朗乐观；情绪稳定，善于调适；社会适应良好，能应对应激事件；有一定的交往能力，人际关系和谐；认知功能基本正常。

（二）老年人心理健康的标准

国内外尚没有统一的心理健康的标准。我国著名的老年心理学专家许淑莲教授把老年人心理健康的标准概括为：①热爱生活和工作；②心情舒畅，精神愉快；③情绪稳定，适应能力强；④性格开朗，通情达理；⑤人际关系适应性强。

国外专家则针对老年人心理健康订出了10条参考标准：①有充分的安全感；②充分了解自己，并能对自己的能力作出恰当的估计；③有切合实际的目标和理想；④与现实环境保持接触；⑤能保持个性的完整与和谐；⑥具有从经验中学习的能力；⑦能保持良好的人际关系；⑧能适度地表达与控制自己的情绪；⑨在不违背集体意识的前提下有限度地发挥自己的才能与兴趣爱好；⑩在不违反社会道德规范的情况下，能适当满足个人的基本需要。

综合国内外心理专家对老年人心理健康标准的研究，结合我国老年人的实际情况，老年人心理健康的标准可从以下六个方面进行界定。

1. 认知正常　认知正常是人正常生活的最基本的心理条件，是心理健康的首要标准。老年人认知正常体现在：感觉、知觉正常，判断事物基本准确，不发生错觉；记忆清晰，不发生大的遗忘；思路清楚，不出现逻辑混乱；在平时生活中，有比较丰富的想象力，并善于用想象力为自己设计一个愉快的奋斗目标；具有一般的生活能力。

2. 情绪健康　情绪是人对客观事物的态度体验，是人的需要得到满足与否的反映。愉快而稳定的情绪是情绪健康的重要标志。能否对自己的能力作出客观正确的判断，能否正确评价客观事物，对自身的情绪有很大的影响。心理健康的老年人能经常保持愉快、乐观、开朗而又稳定的情绪，并能适度宣泄不愉快的情绪，通过正确评价自身及客观事物而较快稳定情绪。

3. 关系融洽　人际关系的融洽与否，对人的心理健康影响较大。融洽和谐的人际关系表现为：乐于与人交往，能与家人保持情感上的融洽并得到家人发自内心的理解和尊重，又有知己的朋友；在交往中保持独立而完整的人格，有自知之明，不卑不亢；能客观评价他人，取人之长补己之短，宽以待人，友好相处；既乐于帮助他人，也乐于接受他人的帮助。

4. 环境适应　老年人能与外界环境保持接触，虽退休在家，却能不脱离社会，通过与他人的接触交流、电视广播网络等媒体了解社会变革信息，并能坚持学习，从而锻炼记忆和思维能力，丰富精神生活，正确认识社会现状，及时调整自己的行为，使心理行为能顺应社会改革的进步趋势，更好地适应环境，适应新的生活方式。

5. 行为正常　能坚持正常的生活、工作、学习、娱乐等活动，且一切行为符合自己年龄特征及在各种场合的身份和角色。

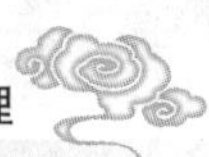



6. 人格健全　人格健全主要表现为：①以积极进取的人生观为人格的核心，积极的情绪多于消极的情绪；②能够正确评价自己和外界事物，能够听取别人意见，不固执己见，能够控制自己的行为，办事盲目性和冲动性较少；③意志坚强，能经得起外界事物的强烈刺激：在悲痛时能找到发泄的方法，而不至于被悲痛压倒；在欢乐时能有节制地欢欣鼓舞，而不是得意忘形和过分激动；遇到困难时，能沉着地运用自己的意志和经验去加以克服，而不是一味地唉声叹气或怨天尤人；④能力、兴趣、性格与气质等各个心理特征和谐而统一。

## 二、老年人心理健康的维护与促进

### （一）维护和增进心理健康的原则

1. 适应原则　心理健康强调人与环境能动地协调适应。环境包括自然环境和社会环境，环境中随时都有打破人与环境协调平衡的各种刺激，其中尤其是社会环境中的人际关系能否协调对心理健康有重要意义。人对环境的适应、协调，不仅仅是简单的顺应、妥协，而更主要的是积极、能动地对环境进行改造以适应个体的需要或改造自身以适应环境的需要。

2. 整体原则　每个个体都是一个身心统一的整体，身心相互影响。因此，通过积极的体育锻炼、卫生保健和培养良好的生活方式以增强体质和生理功能，将有助于促进心理健康。

3. 系统原则　人是一个开放系统，时刻与自然、社会文化、人际之间等相互影响、相互作用。如生活在家庭或群体之中的个体会影响家庭或群体，同时也受到家庭或群体的影响，个体心理健康的维护需要个体发挥积极主观能动性做出努力，也依赖于家庭或群体的心理健康水平，要促进个体的心理健康，必先创建良好的家庭或群体心理卫生氛围。所以，只有从自然、社会文化、人际关系等多方面、多角度、多层次考虑和解决问题，才能达到系统内外环境的协调与平衡。

4. 发展原则　人和环境都在不断变化和发展，人在不同年龄阶段、不同时期、不同身心状况下和变化的环境中，其心理健康状况不是静止不变的，而是动态发展的，所以，要以发展的观点与时俱进地把握和促进老年人心理健康。

### （二）维护和促进老年人心理健康的措施

1. 帮助老年人正确认识和评价衰老、健康和死亡　老年人应以轻松自如的平常心态接受生老病死；年老并不等于无为、无用，老人可通过为家庭、为社会在继续发挥余热；正确对待疾病，采取适当的求医行为，顽强地与疾病抗争，最大限度地发挥自主性。

2. 帮助老人做好心理调适　鼓励老人培养对生活的新兴趣，转移离退休、空巢后孤独、忧郁、失落的情绪，是避免患离退休综合征、空巢综合征的重要措施。

3. 鼓励老年人勤用脑　老年人应坚持学习，活到老学到老，通过书报电视网络等不断获得新知识。只有坚持适量的脑力劳动，使脑细胞不断接受信息刺激，才能延缓脑的衰老和脑功能的退化。

4. 妥善处理家庭关系

(1) 面对“代沟”求同存异，相互包容：首先，要在主观上认识到社会在发展，时代在前进，青年一代与老年人之间存在一些思想和行为的差别是自然的。其次，家庭成

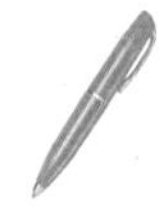

员应多关心和体谅老年人，遇事主动与老年人商量，对于不同意见，要耐心听取，礼让三分，维护老年人的自尊；老年人也应有意识地克服或压制自己的一些特殊性格，不可要求晚辈事事顺应自己。

（2）促进老年人与家庭成员的情感沟通：①鼓励老年人主动调整自己与其家庭成员的关系，在老有所为、老有所乐的同时多关心下一代，家庭成员要为老人的衣、食、住、行、学、乐等创造条件，为老人提供便利和必要的情感、经济和物质上的帮助，共同建立良好的亲情；②空巢家庭中，老年人应正确面对子女成家立业离开家的现实，不过高期望和依赖子女对自身的照顾，善于利用现代通信与子女沟通，并及早由纵向的父母与子女的关系转向横向的夫妻关系，子女则应经常看望或联系父母，让父母得到天伦之乐的慰藉；③夫妻恩爱有助于老年人保持舒畅的心理状态，有利于双方的健康监护，老年夫妻间要相互关心、相互照顾，相互宽容，相互适应，还要注重情感交流和保持和谐、愉悦的性生活；④为老年人提供表达情感的机会，促进老年人与家庭成员的沟通理解；⑤鼓励老年人与家人或其他老年人共同居住。

（3）支持丧偶老年人再婚：老年人丧偶以后，只要有合适的对象，一方面是老年人自身要冲破习俗观念，大胆追求；另一方面子女要同情、支持老年人再婚，使老年人晚年不再孤寂。

5. 注重日常生活中的心理保健

（1）培养广泛的兴趣爱好：广泛的兴趣爱好可以开阔视野，扩大知识面，丰富生活，陶冶性情，充实老年人的晚年生活。因此，老年人要根据自己的情况，有意识地培养一些兴趣爱好，如绘画、书法、下棋、摄影、园艺、烹调等，用以调节情绪，充实精神，稳定生活节奏，使老年人的晚年生活充实而充满朝气。

（2）培养良好的生活习惯：饮食有节，起居有常，戒烟节酒，修饰外表，装饰环境，多参与社会活动，增进人际交往。

（3）坚持适量运动：适量运动有助于增强老年人的脏器功能，延缓细胞代谢和功能的老化，并增加老年人对生活的兴趣，减轻老年生活的孤独、抑郁和失落的情绪。老年人可根据自己的年龄、体质、兴趣等选择合适的运动项目，如散步、慢跑、钓鱼、游泳、太极拳、导引等，都是非常适合老年人的运动项目。

（4）经常保持乐观的情绪：善于控制自己的情绪，自觉做到坦然处理各种不愉快甚至悲哀痛苦的事件，努力使不良情绪得到及时排遣和调节；保持豁达开朗的心胸。

6. 营造良好的社会支持系统　进一步树立和发扬尊老敬老的社会风气，尽快完善相关立法，体现老有所养，老有所助。

7. 心理咨询和心理治疗　常用的方法有心理疏导、暗示疗法、转移疗法、行为疗法和想象疗法等。

（张　宏）

## 复习思考题

1. 老年人心理健康的标准有哪些？

2. 王阿姨，68岁，时常感到心慌，紧张不安，家人外出时总担心会遭遇不测，在家里也担心有人会入室抢劫，整天提心吊胆，感到大祸就要临头了。请问：

(1) 老人的主要心理问题是什么？

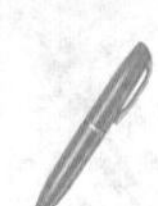

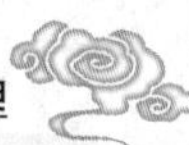

（2）如何指导老人的子女对老人提供照顾？

3. 刘奶奶，女，71岁，某学校退休教师。10年前老伴因病去世，子女出国一直不在身边。目前老人情绪低落，常常对着子女的照片落泪，后悔自己年轻时工作繁忙疏于对子女的照顾，导致子女现在与亲情淡漠。半年来老人兴趣缺乏，言语减少，很少外出，食欲减退，体重减轻。请问：

（1）刘奶奶最可能的心理问题是什么？

（2）如何对刘奶奶进行护理？

课件

# 第六章

# 老年人的常见安全问题与护理

扫一扫
知重点

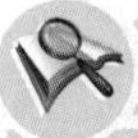

**学习要点**

1. 老年人药物代谢的特点；老年人常见的药物不良反应。
2. 老年人用药原则及安全用药护理。
3. 老年人跌倒、吞咽障碍、烧烫伤、中暑、低体温综合征的概念、危险因素、预防和护理。
4. 老年人跌倒、吞咽障碍、烧烫伤、中暑、低体温综合征的急救处理。

老年人的安全防护，目的是减少老年人发生意外而导致伤害。伤害是指由于运动、物理、化学等因素造成的组织器官和心理损伤。本章主要阐述老年人用药、跌倒、吞咽障碍、烧烫伤、中暑、低体温综合征等导致的伤害及其预防和护理。

## 第一节　老年人用药护理

**案例分析**

张爷爷，65岁，患有高血压15年，前列腺增生1年，一直服用降压药，控制血压在140～150/85～90mmHg。6小前出现下腹隆起，不能解小便，起立后双眼黑蒙，乏力、耳鸣，平卧数分钟后，症状缓解，但仍不能自行解小便。老人平时经常因失眠服用地西泮等镇静药，还喜欢服用高丽参等多种滋补药品。

请问：1. 张爷爷可能出现哪些药物不良反应？

2. 如何指导张爷爷安全用药？

老年人随着年龄的增长，各脏器的组织结构和生理功能逐渐出现退行性改变，影响机体对药物的吸收、分布、代谢和排泄。药代动力学的改变，又直接影响着组织特别是靶器官中有效药物浓度维持的时间，影响了药物的疗效。此外，老年人常同时患有多种疾病，治疗中应用药物品种较多，发生药物不良反应的几率相应增高。因此，老年人的安全用药与护理显得日益重要。

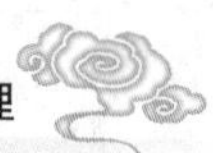

## 一、老年人药物代谢和药效学特点

老年人由于器官功能的衰退，机体对药物代谢和反应发生改变。在护理过程中，应注意评估老年人药物代谢和药效学的特点，为临床合理用药及药物护理提供重要信息。

### （一）老年人药物代谢特点

正常情况下，药物是通过肝代谢和肾排泄的，其代谢产物通过泌尿道或胃肠道排出体外，部分药物可通过皮肤汗腺排泄。老年人机体的各项功能减退，药物在体内的吸收、分布、代谢和排泄与年轻人有一定的差异。

1. 药物吸收　口服用药是老年人常用的给药途径。老年人胃肠道的组织结构和功能均发生变化，会影响到药物的吸收，主要表现为：①胃酸分泌减少，导致胃液 pH 升高，影响弱酸性药物的吸收；②胃排空速度减慢，胃肌萎缩使胃蠕动减慢，药物在胃内停留时间延长，药物吸收延缓；③胃肠道和肝脏血流量减少，使药物的吸收速度及消除减慢；④肠蠕动减慢，使肠内容物在肠道内移动时间延长，药物与肠道表面接触时间延长，使药物吸收增加。

2. 药物分布　是指药物吸收进入血液循环后向各组织器官及体液转运的过程。影响药物在体内分布的主要因素：①老年人血浆蛋白的量减少，使血中结合型药物量减少；②老年人的心输出量减少，血液灌注不足影响药物到达组织器官的浓度；③老年人脂肪组织增加，非脂肪组织减少，体内水分不足。一些水溶性强的药物在体内分布减少，血药浓度较高，而易出现副作用或毒性反应。而脂溶性药物则在体内分布容积增大，药物作用持续较久，半衰期延长，易引起药物蓄积中毒。

3. 药物代谢　随着年龄的增加，老年人肝血流量减少、功能性肝细胞减少、肝合成蛋白质的能力降低，肝药酶活性下降，导致对主要经肝脏代谢灭活药物（洋地黄、利多卡因、普萘洛尔等）代谢能力下降，血药浓度增高或消除延缓，不良反应增加。

4. 药物排泄　肾脏是药物排泄的主要器官。老年人肾血流量减少，肾小球数目减少、肾小球滤过率降低，使肾脏对药物的排泄能力下降，排泄速度减慢，半衰期延长，导致主要由肾脏以原形排出体外的药物出现蓄积中毒。

### （二）老年人药效学的特点

老年药效学改变是指机体效应器官对药物的反应随老化而发生的改变。其特点包括：对大多数药物的敏感性增高、作用增强，对少数药物的敏感性降低，药物耐受性下降，药物不良反应发生率增加，用药依从性降低。具体表现如下：

1. 多药合用耐受性明显下降　老年人单一用药或少数药物合用的耐受性较多药合用为好，如利尿药、镇静药、催眠药各一种并分别服用，耐受性较好，能各自发挥预期疗效。但若同时合用，老年人则不能耐受，易出现直立性低血压。

2. 对易引起缺氧的药物耐受性差　老年人呼吸、循环系统功能均降低，应尽量避免使用这类药物。如哌替啶对呼吸有抑制作用，慎用于老年人。

3. 对排泄慢或易引起电解质失调的药物耐受性下降　老年人肾调节功能和酸碱代偿能力较差，易导致机体对排泄慢或引起电解质失调药物的耐受性下降，故使用剂量宜小，间隔时间宜长，并注意检查药物的肌酐清除率。

4. 对肝脏有损害的药物耐受性下降　老年人肝功能下降，对损害肝脏的药物如

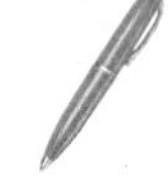

利血平、异烟肼等耐受力下降，故慎用于老年人。

5. 对胰岛素和葡萄糖耐受力降低　老年人大脑耐受低血糖的能力较差，易发生低血糖昏迷。故在使用胰岛素过程中，应注意识别低血糖的症状。

## 二、老年人常见药物不良反应及原因

药物不良反应（adverse drug reactions，ADR）是指在常规剂量情况下，由于药物或药物相互作用而发生与防治目的无关的、不利或有害的反应，包括药物副作用、毒性作用、变态反应、继发反应和特异性遗传素质有关的反应等。

### （一）老年人常见药物不良反应

1. 直立性低血压　老年人压力感受器敏感性下降、血管运动中枢调节功能减退，即使在没有服用药物情况下，也易因体位的改变而产生头晕。使用降压药、三环抗抑郁药、利尿剂、血管扩张药时，尤其易发生直立性低血压。

2. 精神症状　老年人中枢神经系统对某些药物的敏感性增高，可导致神经系统的毒性反应，如吩噻嗪类、洋地黄、降压药和吲哚美辛等可引起老年抑郁症；中枢抗胆碱药苯海索，可导致精神错乱；老年期痴呆使用中枢抗胆碱药、左旋多巴或金刚烷胺，可加重痴呆症状；长期使用咖啡因、氨茶碱等可导致精神不安、焦虑或失眠；长期服用巴比妥类镇静催眠药可导致惊厥，产生身体及精神依赖性。

3. 耳毒性　老年人由于内耳毛细胞数目减少，听力有所下降，易受药物的影响，而产生前庭症状和听力下降。前庭损害的主要症状有眩晕、头痛、恶心和共济失调；耳蜗损害的临床表现有耳鸣、耳聋。由于毛细胞损害后难以再生，故可产生永久性耳聋。年老体弱者应用氨基糖苷类抗生素和多黏菌素可致听神经损害。

4. 尿潴留　老年人使用三环抗抑郁药和抗帕金森病药有副交感神经阻滞作用，这类药物可引起尿潴留，特别是伴有前列腺增生及膀胱颈纤维病变的老年人尤易发生，所以在使用三环抗抑郁药时，开始应以小剂量分次服用，然后逐渐加量。

5. 药物中毒　60 岁以上老年人肝脏血流量比年轻时下降 40%，解毒功能也相应降低；肾排泄毒物的功能比 25 岁时下降 20%，70～80 岁时下降 40%～50%；老年人出现心功能减退，心排血量减少，窦房结内起搏细胞数目减少，心脏传导系统障碍。因此，老年人用药容易产生肝毒性、肾毒性及心脏毒性反应。

### （二）老年人常见药物不良反应率高的原因

1. 药动学与药效学改变　老年人肝肾功能减退，药物代谢减慢、排泄减少，药物半衰期延长，造成药物不良反应发生率增高。此外，老年人机体内环境稳定性减退，中枢神经系统对某些药物特别敏感，镇静药易引起中枢过度抑制；老年人免疫功能下降，使药物变态反应发生率增加。

2. 同时接受多种药物治疗　老年人常患多种疾病，接受多种药物治疗、产生药物与药物相互作用，加强或减弱药物的效果，增加不良反应。老年人药物不良反应的发生率与用药种类成正相关。据统计，同时用 5 种药以下者，药物的不良反应发生率为 6%～8%，同时用 6～10 种药时，不良反应发生率升至 40%，同时用 15～20 种药时，不良反应发生率升至 70%～80%，多种药物合用发生不良反应的潜在危险性增加。

3. 滥用非处方药　老年人因缺乏医药知识，导致擅自服用、滥用滋补药、保健药、抗衰老药和维生素，容易产生药物不良反应。

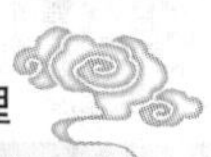

（三）老年人常见药物不良反应及特点

老年人由于各器官组织结构与生理功能出现退行性改变，服用某些药物发生不良反应的危险性增加。

1. 镇痛药　老年人使用解热止痛药用量过大或服药间隔时间太近，会导致大量出汗、虚脱。吲哚美辛可引起中枢神经系统不良反应如头痛、眩晕等精神障碍，可出现心律紊乱、胃肠道出血、胃溃疡、腹泻等，如需服用应在饭后服药，可减少胃肠刺激；哌替啶可引起恶心、低血压及呼吸抑制等，开始服用时应用小剂量，且剂量需个体化。

2. 镇静催眠药　老年人对中枢抑制药敏感性增加。半衰期短的镇静催眠药适用于老年人。半衰期长如苯二氮草类长期服用，造成镇静作用延长，增加老年人跌倒和骨折的危险。老年人使用巴比妥类比其他大多数镇静催眠药易引起更多的不良反应，且极易成瘾，除非控制惊厥，否则慎用。

3. 抗抑郁药　此类药物有较强的抗胆碱作用和镇静作用，大多数老年人服用后易出现不安、失眠、健忘、激动、定向障碍、妄想等症状，如服药后出现前述症状，应立即停药。

4. 抗高血压药　老年人高血压发病率高。但对降压药的耐受性较差。易引起直立性低血压，如胍乙啶易发生低钾、直立性低血压。

5. 强心苷类药　老年人对强心苷敏感，小剂量会引起毒性反应，如地高辛常规剂量就可引起中枢神经系统功能障碍或严重的心脏毒性，应用时应遵医嘱并严密观察，可做血药浓度监测，且应避免与噻嗪类排钾利尿剂合用。

6. 利尿剂　老年人应用利尿剂，易引起直立性低血压，诱发低钾血症。如应用噻嗪类容易发生不良反应包括直立性低血压、电解质紊乱、血容量降低、血管栓塞、低血钾，过强的利尿作用可使前列腺肥大的老年人产生尿潴留，故应用时尽可能白天给药，防止因尿频而影响老人夜间睡眠，记录 24 小时出入液量，应定期检测血电解质浓度。

7. 抗生素　随着年龄增加，老年人肾功能减退，氨基糖苷类抗生素如庆大霉素、卡那霉素等都会增加对肾脏的毒性和耳毒性。老年人在大剂量输注青霉素时易造成青霉素神经毒性反应，表现为神经肌肉兴奋性增加，肌肉痉挛，抽搐甚至昏迷。老年人使用头孢菌素类易引起肾和神经系统不良反应。

8. 抗精神失常药　老年人应用氯丙嗪、奋乃静等吩噻嗪类药物后，易发生震颤麻痹，而且常成为永久性震颤麻痹。老年人服用苯妥英钠会产生神经或血液方面的不良反应。

## 三、老年人用药原则

老年人由于各器官贮备功能及身体内环境稳定性随年龄增加而衰退，对药物的耐受程度及安全幅度均明显下降。因此，护理人员必须保证老年人准确、安全、有效用药。

（一）选药原则

1. 受益原则　首先要求老年人用药要有明确的指征。其次，要求用药的受益/风险比值 >1。只有治疗好处 > 风险的情况下才可用药，有适应证而用药的受益/风险比值 <1 者，不用药，同时选择疗效确切而毒副作用小的药物。

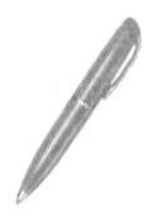

2. 用药简单原则　许多老年人多病共存，常常多药合用，应尽量减少药物种类，以减少药物不良反应的发生率，一般控制在4～5种以内，类型、作用、不良反应相似的药物要减少合并使用，使用适合的长效制剂，以减少用药次数。

3. 优先治疗原则　老年人常患有多种慢性疾病，为了避免同时使用多种药物，当突发急症时，应遵循优先治疗的原则。如有发热急性胃肠炎时，应先治疗其急症，暂停使用降血脂或软化血管的药物；如突发心脑血管急症时，暂停慢性胃炎或前列腺炎的药物治疗。

4. 慎用或不用敏感药物　老年人应避免使用特别敏感的药物，如降压药中的胍乙啶，抗生素中的四环素、链霉素、庆大霉素，苯二氮䓬类，巴比妥类镇静催眠药，吲哚美辛非甾体解热镇痛药等。

（二）用药原则

1. 小剂量原则　《中国药典》规定老年人用药量为成人量的3/4；一般开始用成人量的1/4～2/3，然后根据临床反应调整剂量，直至出现满意疗效而无ADR为止。剂量要准确适宜，老年人用药要遵循从小剂量开始逐渐达到适宜于个体的最佳剂量。

2. 5种药物原则　对患有多种疾病的老年人，不要盲目应用多种药物，可单用药物时绝不联用多种药物，用药种类尽量简单，最好5种以下药物，治疗时分轻重缓急，注意药物间潜在的相互作用。执行5种药物原则时要注意：①了解药物的局限性：许多老年性疾病无相应有效的药物治疗或药物治疗无效，甚至ADR的危害反而大于疾病本身；②抓住主要矛盾，选主要药物治疗：若病情危重，可适当放宽，病情稳定后要遵守5种药物原则；③选用具有兼顾治疗作用的药物：如高血压合并心绞痛者，可选用β受体阻滞剂及钙拮抗剂；高血压合并前列腺肥大者，可用α受体阻滞剂；④重视非药物治疗：老年人并非所有自觉症状、慢性病都需药物治疗。如轻度消化不良、睡眠欠佳等，只要注意饮食卫生，避免情绪波动均可避免用药；⑤减少和控制服用补药：一般健康老年人不需要服用补药。体弱多病的老年人，要在医师生的指导下适当服用滋补药。

3. 择时原则　即根据时间生物学和时间药理学的原理，选择最合适的用药时间进行用药治疗，以提高疗效和减少毒副作用。老年人常用药物最佳用药时间见表6-1。

表6-1　老年人的常用药物最佳用药时间

| 药物名称 | 用药时间 |
|---|---|
| 降压药 | 治疗非杓型高血压应在早、晚分别服用长效降压药<br>治疗杓型高血压应在早晨服用长效降压药 |
| 抗心绞痛药 | 治疗变异型心绞痛主张睡前用长效钙拮剂<br>治疗劳力性心绞痛应早晨用长效硝酸盐、β受体阻滞药及钙拮抗剂 |
| 降糖药 | 格列本脲、格列喹酮在饭前半小时用药<br>二甲双胍应在饭后用药<br>阿卡波糖与第一口饭同服 |

4. 暂停用药原则　老年人在用药期间，应密切观察，一旦出现新的症状，应考虑为药物的不良反应或是病情进展。前者应停药，后者则应加药。对于服药的老年人出现新的症状，停药受益可能多于加药受益。

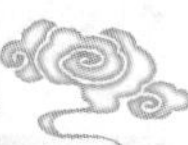

## 四、老年人安全用药的护理

安全用药要求医护人员不仅具有丰富的专业知识，更为重要的是要具有敬业的精神和负责的态度。因此，护士应加强药学知识的学习，提高用药护理能力；熟悉药物商品名和通用名，注意药物配伍禁忌；根据老年人的用药特点，遵守老年人的用药原则；密切观察用药反应，维护老年人的用药安全。

### （一）定期全面评估老年人用药情况

1. 用药史　详细评估老年人的用药史，包括既往和现在的用药记录、药物过敏史、引起副作用的药物及老年人对药物的了解情况。

2. 各系统老化程度　全面评估老年人各系统各脏器的功能状况，如肝、肾功能的生化指标。

3. 用药能力和作息时间　包括视力、听力、阅读能力、理解能力、记忆力、吞咽能力、获取药物的能力、发现不良反应的能力和作息时间。

4. 心理 - 社会状况　了解老年人的文化程度、饮食习惯、家庭经济状况，对当前治疗方案和护理计划的了解、认识程度和满意度，家庭的支持情况，对药物有无依赖、期望、恐惧等心理。

### （二）密切观察和预防药物的不良反应

1. 用药从小剂量开始　老年人用药一般从成人剂量的 1/4 开始，逐渐增大至 1/3→1/2→2/3→3/4。治疗过程中要求连续观察，注意个体差异，一旦发生不良反应，及时协助医生处理。

2. 注意观察药物矛盾反应　即用药后出现与用药治疗效果相反的特殊不良反应。如用硝苯地平治疗心绞痛反而加重心绞痛，甚至出现心律失常。所以对老年人用药后要细心观察，一旦出现不良反应，应该及时停药并保留剩药。

3. 选用便于服用的药物剂型　口腔黏膜干燥的老年人，服用片剂、胶囊制剂时要给予充足的水送服；胃肠功能不稳定的老年人不宜服用缓释剂，会影响缓释药物的吸收；吞咽障碍的老年人不宜选用片剂、胶囊制剂，宜选用液体剂型，如冲剂、口服液等；选用注射给药时，由于老年人皮肤弹性组织减少，应延长按压注射部位；选用静脉输液给药时，要预防老年人循环负荷过重（肺水肿）的发生。

4. 规定适当的用药时间和用药间隔　根据老年人的用药能力、生活习惯，给药方式尽可能简单，当口服药物与注射药物疗效相似时，应选择口服给药。如果给药间隔时间过长则达不到治疗效果，而频繁给药又容易引起药物中毒。

因此，在安排用药时间和用药间隔时，既要考虑老年人的作息时间，又应保证有效的血药浓度。

5. 其他预防药物不良反应的措施　老年人因种种原因易出现用药依从性较差，因此当药物未达到预期疗效时，要仔细询问老年人是否按医嘱用药，留心观察疗效、全身变化，倾听主诉。对长期服用某一种药物的老年人，要注意监测血药浓度，对老年人所用的药物剂量要进行认真记录并注意保存。

### （三）提高老年人用药依从性

1. 加强药物管理　①住院的老年人：护士应该严格执行给药操作规程，按时将早晨空腹服、食前服、食时服、食后服、睡前服的药物分别送到老年人床前，并照护其

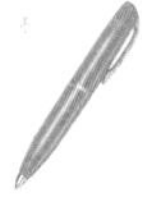

服下；②吞咽障碍与神志不清的老年人：一般通过鼻饲管给药。如是神志清楚但吞咽有障碍的老年人，可将药物加工制作成糊状物后再给予服用。③精神异常或不配合治疗的老年人：护士需协助和督促老年人用药，并确定其是否将药物服下。如老人在家中，应要求家属配合做好协助督促工作，可通过电话追踪，确定老年人的用药情况。④外用药物的老年人：护士应该详尽说明，并在盒子外面贴红色标签，注明外用药不可服用，并告知家属。⑤对空巢、独居的老年人：护士可将老年人每天需要服用的药物放置在专用的塑料盒内，盒子有四个小格，每个小格标明早、中、晚的时间，并将药品放置在醒目的位置，促使老年人养成按时用药的习惯。⑥出院的老年人护士：应该通过口头和书面形式，向老年人解释药物名称、用量、作用及副作用。并用较大字体的醒目注明用药剂量和时间，以便老年人识别。

2. 建立合作关系　护士要鼓励老年人参与治疗方案与护理计划的制定，邀请老年人谈对病情的看法和感受，倾听老年人的治疗意愿，与老年人建立合作性护患关系，使老年人对治疗充满信息，形成良好的治疗意向，以提高老年人的服药依从性。

3. 行为治疗措施　①行为监测：建议老年人记用药日记、病情自我观察记录等；②刺激与控制：将老年人的用药行为与日常生活习惯联系起来，如设置闹钟提醒用药时间；③强化行为：当老年人用药依从性好时及时给予肯定，依从性差时当即给予批评。

4. 保管药品措施　指导老年人定期整理药柜，检查药物质量，丢弃过期和变质的药品，保留常用药和正在服用的药物，并按有效期合理的服用。

5. 开展健康教育　护士可以借助宣传媒介，采取专题讲座、小组讨论、发放宣传材料、个别指导等教育方式，通过门诊教育、住院教育和社区教育三个环节紧密结合的全程健康教育的实施，提高老年人的自我管理能力，促进其服药依从性。

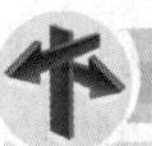

知识链接

**老年人用药健康教育口诀**

用药“六先六后”：①先明确诊断，后用药；②先非药物疗法，后药物治疗；③先老药，后新药；④先外用药，后内服药；⑤先内服药，后注射药；⑥先中药，后西药。

用药“十二忌”：一忌任意滥用；二忌种类过多；三忌用药过量；四忌时间过长；五忌生搬硬套；六忌乱用药方（秘方、偏方、验方）；七忌滥用补药；八忌朝秦暮楚；九忌长期用一种药；十忌滥用三大素（抗生素、激素、维生素）；十一忌依赖安眠药；十二忌滥用泻药。

### （四）加强安全用药指导

1. 用药解释　护士要以老年人容易接受的方式，向其解释药物的种类、名称、用药方式、服药时间、药物作用、不良反应和期限等。必要时，以书面形式，在药袋上用醒目的颜色标明用药的注意事项，反复强调正确服药的方法和意义。

2. 首选非药物性治疗方法　老年人如果能以其他方式缓解症状的，暂时不要用药，如失眠、便秘和疼痛等，应先采用非药物性治疗方法解决，将药物中毒的危险性降到最低。

3. 指导服药技巧　老年人尽可能选用口服给药。尽量不用缓释片，服药的姿势

以站立最佳，坐直身体也行，卧床时尽可能抬高头部，吞下药后约1分钟再躺下。服用药片多时，可分次吞服，以免发生误咽；吞咽片剂或胶囊有困难时，可选用液体剂型如冲剂、口服液等；药物刺激性大或异味较重时，可将其溶于水，用吸管吸服，服药后药饮用足量的水，用后可饮果汁，以减轻不适；建议或协助老年人服药前后漱口，消除异味和不适感。

4. 药物与食物之间的相互作用　许多食物和药物同时服用会导致相互作用而干扰药物吸收，如含钠基或碳酸钙的制酸剂不可与牛奶或其他富含维生素D的食物一起服用，以免刺激胃液过度分泌或造成血钙或血磷过高；老年人在服药期间，吸烟、饮酒要有节制。烟中尼古丁可增加药物毒性，影响肝脏解毒功能；酒精可使多种药物毒性增加；服药时不可以茶代水，因茶中鞣酸可使药物失去活性。

5. 不要随意购买及服用药物　一般健康老年人不需要滋补药、保健药、抗衰老药和维生素。只要通过合理饮食、乐观的心态、适宜的运动和良好的生活方式即可延年益寿。体弱多病者，要在医生的指导下适当服用滋补药物。

6. 加强家属的安全用药教育　①注意观察用药后反应：指导家属观察老年人服药后的反应和病情变化，一旦发生异常，立即停药，送老年人及时就诊；②督促、协助老年人按时按量服药：对于自理能力尚好的老年人，家人应督促、检查其按时按量服药，确保准确无误；对于自理能力差的老年人，家人或照料者应耐心协助，如帮助老年人打开药品包装或瓶盖，提前配好每次所用药物，并放于不同颜色的药袋中（如将早、中、晚服用的药物分别放于红、黄、绿色药袋中）；③学会使用必要的护理用具：如体温计、血压计等，以随时监测生命体征。

## 第二节　老年人常见安全问题与护理

随着人口老龄化日趋加重，老年人的安全问题的发生率不断上升。老年人由于年老体衰、智能和感官以及运动功能减退，再加上自身控制环境的能力下降，遇到意外和突发状况时往往难以应对。积极实施老年人的安全护理，可提高老年人的生命质量。本节就老年人常见的安全问题及护理进行介绍。

### 一、跌倒

**案例分析**

张爷爷，65岁，下楼梯时不慎从楼梯上跌下，背部及臀部着地，当时感觉腰背部疼痛。护理人员发现后立即赶到现场，查老年人神志清楚，生命体征较平稳，无恶心、呕吐，臀部感觉疼痛不适。

请问：1. 应马上对老人进行什么处理？

2. 如无人在场，老人伤情允许的情况下，想自行起来，该如何起身？

跌倒是指突发的、不自主的、非故意的体位改变，倒在地上或更低的平面上。按国际疾病分类（ICD-10）对跌倒分以下两类：从一个平面至另一个平面的跌倒；同一个平面的跌倒。随着人口老龄化进程的加速，跌倒成为我国伤害死亡的第四位原因，在65岁以上的老年人占首位，并且死亡率随着年龄增加而急剧上升。因此，护理人员对老年人跌倒问题必须高度重视，可通过评估和干预进行预防和控制。

【护理评估】

（一）危险因素

1. 内因　感觉器官、中枢神经系统和骨骼肌肉系统三者协调作用共同维护机体姿势的稳定性。这一功能系统环节的任一因素出了问题，均可能破坏机体内在的稳定性，而成为诱发老年人跌倒的内因。

（1）生理因素：①步态和平衡功能：步态的稳定性下降和平衡功能受损是引发老年人跌倒的主要原因；②感觉系统：视觉、听觉、触觉、前庭及本体感觉功能下降，影响传入中枢神经系统的信息及平衡功能；③中枢神经系统：中枢神经系统的退变影响智力、肌力、感觉、反应能力及平衡能力，使跌倒的危险性增加；④骨骼肌肉运动系统：老年人骨骼、关节、韧带及肌肉的结构、功能损害和退化是引发跌倒的常见原因。如老年人股四头肌力量的减弱与跌倒之间的关联具有显著性，肌肉萎缩引起肌力耐受性降低，骨骼、关节、韧带结构功能损害和退化等引起抬脚不高、步态不稳。

（2）病理因素：①心血管疾病：如直立性低血压、脑梗死、小血管缺血性病变等；②神经系统疾病：如脑卒中、帕金森病、脊椎病、小脑疾病、前庭疾病、外周神经系统病变；③感官系统疾病：如白内障、偏盲、青光眼、黄斑变性；④骨、关节疾病：如骨质疏松、类风湿关节炎和关节畸形等；⑤泌尿系统疾病：尿频、尿急、尿失禁等症状而匆忙去洗手间、排尿性晕厥等也会增加跌倒的危险性；⑥其他：如足部疾病、感染、肺炎及其他呼吸道疾病、贫血、虚弱、脱水、低氧血症、电解质紊乱等均可影响老年人的平衡和步态，使跌倒危险性增加。

（3）药物因素：老年人对药物敏感性和耐受性的改变，很多药物通过影响人的神志、精神、视觉、步态、平衡等方面而引起跌倒。可能引起跌倒的药物包括：精神类药物、心血管药物及其他降糖药、非甾体抗炎药、镇痛剂、多巴胺类药物、抗帕金森病药等。

（4）心理因素：老年人出现认知障碍，或不服老、不愿麻烦他人而勉强为之，或出现沮丧、抑郁、焦虑、情绪不佳及其导致的与社会的隔离均增加跌倒的危险。

2. 外因　老年人跌倒多发生在室内，主要是浴室、卧室和厨房内；少数发生在室外，主要是街沿和台阶处。老年人跌倒后可伴有软组织损伤、骨折和脑部伤害等，不但影响老人身心健康和生活自理能力，而且增加家庭和社会的负担。

（1）环境因素：老年人因步态不稳及平衡、移动功能差，许多习以为常的环境因素均可能诱发其跌倒。①地面因素：过滑、不平、潮湿、过道上有障碍物等；②家具及设施因素：坐椅过高或过低、缺扶手、椅背过低，厨房吊柜架过高，燃器具过高，床过高或床垫过于松软，坐便器过低、无扶手，台阶间距过高、边界不清晰、楼梯无扶手，室内光线过暗或过明等；③穿着情况：鞋的大小不合适，鞋底不防滑，裤腿或睡裙下摆过长等；④其他：如拐杖等辅助用具不合适。

（2）社会因素：大多数老年人跌倒发生在运动、站立小便或变换体位时，少数发生在从事重体力劳动或较大危险性活动（如爬梯子、骑车）时。此外，饮酒过量也是老年人跌倒的常见诱因。

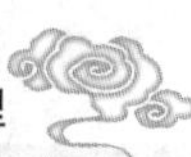

（二）健康史

1. 本次跌倒史　询问老年人跌倒的时间、地点、方式（是绊倒、滑倒还是晕倒），以及跌倒时的活动状态；跌倒前有无饮酒或服用可疑药物，有无头晕、头痛、心慌等先兆症状；跌倒后有无意识丧失、受伤和大小便失禁，能否站立等。

2. 既往史　对所有的老年人都要例行性询问是否有跌倒史。重点了解跌倒的次数和情况，有无害怕跌倒的心理；有无可引起跌倒的疾病及其诊治情况；有无使用可引起跌倒危险的药物。

3. ADL 功能评估　日常生活需他人协助者，其跌倒的发生率显著增加。常见的评估工具包括日常生活能力（ADL）量表和 Barthel 指数（BI）等（详见第三章）。

（三）身体状况

老年人跌倒后可出现软组织损伤、骨折、关节脱位和脏器损伤等。体检时要全面，首先检查其意识和生命体征，随后进行全身检查，包括头部、胸部、腹部、脊柱、四肢和骨盆、皮肤及神经系统，尤其应重点检查着地部位、受伤部位以及常见的受伤部位。

（四）心理 - 社会状况

有跌倒史的老年人常有跌倒后恐惧心理。即害怕再次跌倒而减少外出，导致活动能力降低、活动范围缩小、人际交往减少，又增加了再次跌倒的危险。

（五）辅助检查

曾经跌倒一次的老年人需要做平衡评定。根据需要行影像学和实验室检查，以明确跌倒造成的损伤和引起跌倒的疾病或潜在性疾病。如跌倒后可疑并发骨折时，行 X 线检查；可疑并发头部损伤时，行头颅断层扫描（CT）或磁共振（MRI）检查；血压的测定应包括平卧位和直立血压以排除直立性低血压；怀疑低血糖要作血糖检测。

知识链接

**跌倒的高危人群**

①年龄大于 65 岁的老年人；②曾有跌倒史、肢体功能障碍以及步态不稳的老年人；③贫血或直立性低血压，服用影响意识或活动的药物，如利尿剂、止痛药和安眠药等的老年人；④营养不良、虚弱、头晕、意识障碍（失去定向感、躁动等）和睡眠障碍的老年人。

【常见护理诊断 / 问题】

1. 有受伤害的危险　与跌倒有关。
2. 疼痛　与跌倒后损伤有关。
3. 恐惧　与害怕再跌倒有关。
4. 移动能力障碍　与跌倒后损伤有关。
5. 如厕自理缺陷　与跌倒后损伤有关。
6. 健康维护能力下降　与相关知识缺乏有关。

【护理计划与实施】

治疗护理总目标：①做好跌倒后的正确处理和护理；②通过积极治疗原发病或干预危险因素，预防跌倒再发生；③老年人跌倒后得到正确有效的处理和护理；④老年

人日常生活需求得到满足；⑤老年人和（或）照顾者理解并识别跌倒的危险因素，能够主动进行自我防护/他护；⑥老年人对跌倒的恐惧心理好转或消除。

### （一）紧急处理

发现老年人跌倒后不要急于扶起，要分情况进行处理。

1. 检查确认伤情　①询问老年人跌倒情况及对跌倒过程是否有记忆；②询问是否有剧烈头痛或观察有无口角歪斜、言语不利、手脚无力等脑卒中的情况；③查看有无外伤、出血；④查询有无腰、背部疼痛及大小便失禁等提示腰椎损害情形。

2. 正确搬运　如需搬运应确保老年人安全、平稳。

3. 外伤、出血者的处理　立即止血、包扎并护送老年人到医院进一步观察处理。

4. 试图站立老人护理　可协助其缓慢起立，坐位或卧位休息，确认无碍后方可放手，并继续观察。

5. 意识模糊老年人的护理　在场者应立即拨打急救电话。①有外伤、出血，应立即止血、包扎；②有呕吐，应将其头部偏向一侧，并清理口、鼻腔呕吐物，保证呼吸通畅；③有抽搐，应移至平整软地面或身体下垫软物，防止碰、擦伤，必要时牙间垫较硬物，防止舌咬伤，不要硬掰抽搐肢体，防止肌肉、骨骼损伤；④如发生呼吸、心跳停止，应立即进行胸外心脏按压、口对口人工呼吸等急救措施；⑤如需搬动，应保证平稳，尽量平卧。

6. 查找跌倒危险因素，评估跌倒风险，制订防治措施及方案。

### （二）跌倒后的护理

1. 老年人在家跌倒的自救措施　老年人在身边无他人帮助的情况下，自行起身方法：包括跌倒后老年人起身的方法指导和自救流程。

（1）第一步：如果是背部先着地，应弯曲双腿，挪动臀部到放有毯子或垫子的椅子或床铺旁，然后使自己较舒适地平躺，盖好毯子，保持体温，如有可能要向他人寻求帮助（图6-1）。

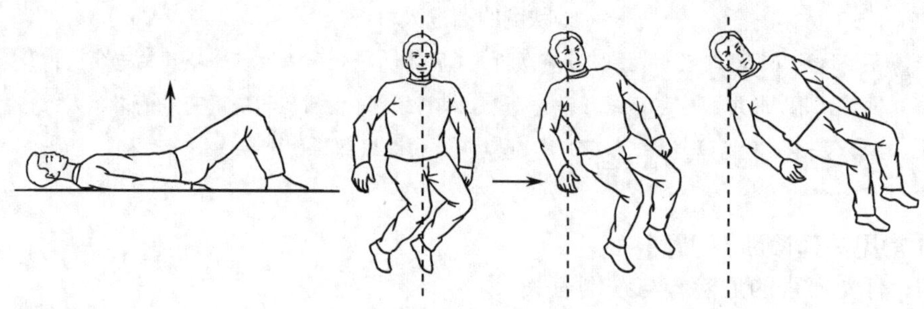

图6-1　跌倒自行起身法第一步

（2）第二步：休息片刻，等体力准备充分后，尽力使自己向椅子的方向翻转身体，使自己变成俯卧位（图6-2）。

（3）第三步：双手支撑地面，抬起臀部，弯曲膝关节，然后尽力使自己面向椅子跪立，双手扶住椅面（图6-3）。

（4）第四步：尽力使自由已面向椅子跪立，双手扶住椅面，以椅子为支撑，尽力撑起身体（图6-4）。

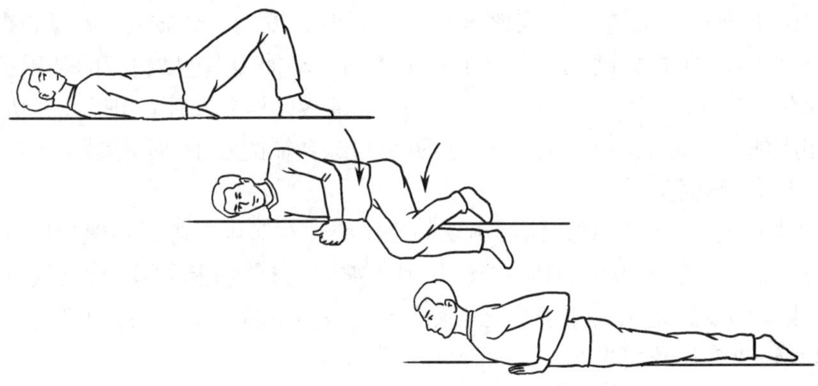
图 6-2　跌倒自行起身法第二步

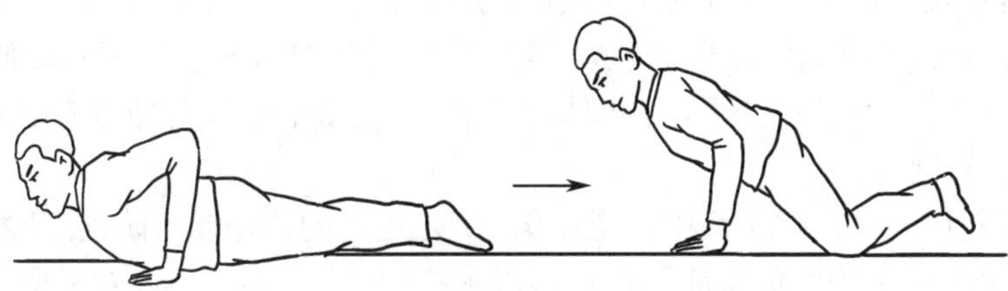
图 6-3　跌倒自行起身法第三步

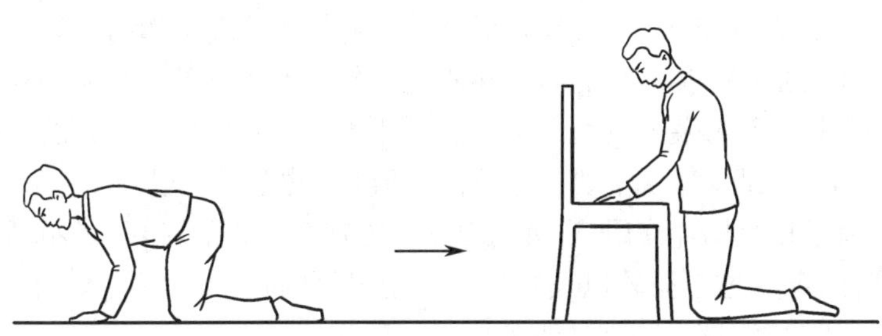
图 6-4　跌倒自行起身法第四步

（5）第五步：尽力站起来，休息片刻，部分恢复体力后，打电话寻求帮助，最重要的就是报告自己跌倒了（图 6-5）。

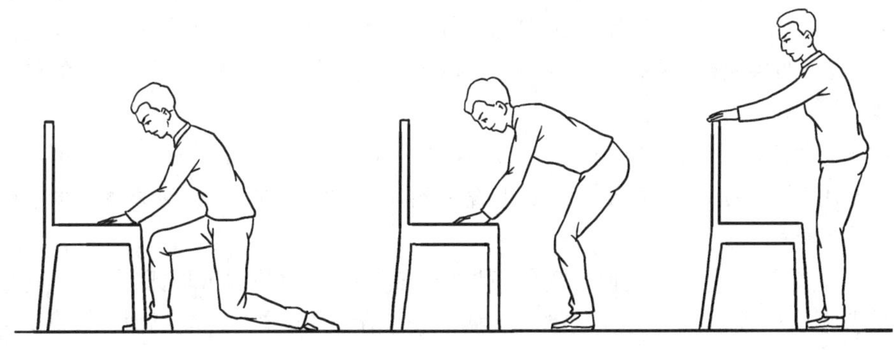
图 6-5　跌倒自行起身法第五步

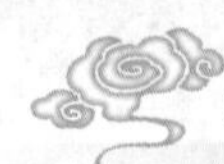



2. 长期护理　大多数老年人跌倒后伴有不同程度的身体损伤，需要长期卧床。应提供长期护理：①根据跌倒老年人的日常生活活动能力，提供相应的基础护理，满足其日常生活需求；②预防压疮、肺部感染、尿路感染等并发症；③指导并协助老年人进行相应的功能锻炼、康复训练等，预防废用综合征的发生，促进老年人身心功能康复，早日回归健康生活。

3. 心理调适　重点针对跌倒后出现的恐惧心理对老年人进行心理护理。帮助跌倒老年人分析其产生恐惧的原因，探讨是因为虚弱、身体功能下降、自己或身边的老年朋友有跌倒史，还是相关知识缺乏，从而导致恐惧情绪产生，并共同制定针对性的措施，以减轻或消除恐惧心理。

### （三）老年人跌倒的预防与护理

老年人跌倒常为多因素作用的结果，护理重点在预防跌倒。

1. 居室环境　老年人的居室环境整体布局要求“健康、安全、便利、无障碍”。①保持室内光线均匀、柔和、室内地面保持平整、防滑、无积水，避免打蜡；②通道保持宽敞、无杂物；③卫生间安装扶手，尽量使用坐便器，在浴缸旁和马桶旁安装扶手，台阶平整无破损，高度适宜。

2. 日常起居　在日常生活中注意：①避免走过陡的楼梯或台阶，上下楼梯、如厕时尽可能使用扶手；②避免睡前饮水过多以致夜间多次起床如厕，对反应迟钝、有直立性低血压的老年人，晚上可将小便器放置于床旁；转身、转头、起身、下床时动作要慢，日常生活起居做到“3 个 30 秒”，即醒后 30 秒再起床，起床后 30 秒再站立，站立后 30 秒再行走；③走路保持步态平稳，尽量慢走，避免携带沉重物品；④外出活动最好在白天进行，避免去人多及湿滑的地方和避免在他人看不到的地方独自活动；⑤使用交通工具时，应等车辆停稳后再上下；⑥克服不服老、不愿麻烦别人的心理，在力不能及时主动向他人求助，尽量不要在家里登高取物，必要时可以使用有扶手的专门梯凳，切不可将椅子作为梯凳使用；⑦不穿过长、过宽会绊脚的衬衫、长裤或睡衣，避免穿高跟鞋、拖鞋、鞋底过于柔软以及穿着时易于滑倒的鞋，穿脱鞋、裤、袜时应坐着进行；⑧看电视、阅读时间不可过长，避免用眼过度疲劳。

3. 运动锻炼　老年人活动时要不急不躁，做好防跌倒的准备，谨慎而行，运动要量力而行，循序渐进，运动的形式及内容符合老年人的特点，并结合个人兴趣及活动能力采用不同的运动。

4. 增强体质　一是指导老年人参加规律、适宜的体育锻炼，以增强肌肉力量、柔韧性、协调性、平衡能力、步态稳定性和灵活性，从而减少跌倒的发生；二是饮食补充：摄入充足的优质蛋白质保持肌肉的力量，摄入抗氧化营养成分的食物要缓解氧化应激，减少肌肉衰退，提高机体免疫力；摄入钙剂及维生素 D 可维持肌肉的结构功能，延缓骨质疏松。

5. 规范用药　凡是能够引起老年人跌倒的药物尽量不用或慎用，或尽可能减少药物的使用剂量，指导老年人按医嘱正确服药，不要自行随意加、减药物，尽量避免同时服用多种药。

6. 疾病防治　有效控制慢性病的发展，定期到医院做跌倒风险评估，是预防跌倒的重要措施。积极防治可诱发跌倒的疾病，如防治骨质疏松、控制高血压、心律失常和癫痫发作，以减少和防止跌倒的发生。

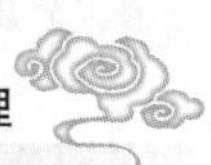

7. 助行工具　使用关节保护装置，佩戴报警装置，如有视觉、听觉及其他感知障碍的老年人应佩戴视力补偿设施、助听器及其他补偿设施；穿合适的鞋子，用合适的助行器。

8. 防跌意识　加强防跌倒知识和技能的宣教，帮助老年人及其家属增强防跌倒意识；告知老年人及其家属，老年人跌倒时的不同情况与紧急处理措施，以及寻求帮助的有效方法等，做到有备无患。

9. 心理护理　耐心做好安慰、解释工作，从预防跌倒的技能上给予指导，如告之老年人安全移位的方法，如何有效避免危险因素，帮助老年人重建信心。

【护理评价】

经过治疗和护理，是否达到：①老年人跌倒后得到正确有效的处理和护理；②老年人发生跌倒后能够进行自救；③老年人日常生活需求得到满足；④老年人或照顾者理解并能识别跌倒的危险因素，能够主动进行自我防护 / 他护；⑤老年人对跌倒的恐惧心理好转或消除。

## 二、吞咽障碍

### 案例分析

李奶奶，72 岁，和家人共用午餐，进食水煮鸡蛋后立即出现剧烈呛咳，一手捂住颈前喉部，呼吸困难，皮肤发绀，不能讲话。

请问：1. 李奶奶可能出现了什么情况？

2. 护理人员应如何进行急救措施？

吞咽障碍，亦称吞咽功能低下，是指食物或液体从口腔到胃运送过程发生障碍，常伴有咽部、胸骨后或者食管部位的梗阻停滞感觉，是临床常见的老年综合征之一。

【护理评估】

（一）危险因素

1. 生理因素　年龄是导致吞咽障碍的重要危险因素。随着年龄的增长，进入老年期后，咽喉黏膜、肌肉退行性变化，咽部感觉减退，吞咽咳嗽反射降低，参与吞咽的肌群和神经协调性变差等，这些变化可能会引起老年人出现吞咽障碍。

2. 疾病因素　脑血管病、帕金森病、颅内肿瘤、糖尿病、慢性阻塞性肺气肿等，均可引起吞咽功能障碍；精神障碍的老年人由于受幻觉妄想支配，出现行为紊乱，常常出现暴饮暴食、抢食或狼吞虎咽，食物咀嚼不充分吞食过快，从而导致大块食物堵塞呼吸道，也容易发生吞咽障碍。

3. 食物因素　过硬或过黏的食物，吞咽时容易引起老年人哽咽，如馒头、鸡蛋、汤圆、粽子等，同时边进食边说话、饮酒过量、精神疲惫等，也容易造成吞咽障碍。

4. 进食因素　老年人进食体位不正确，进食方式不正确，如吃饭过快，一口饭量过大等因素也容易出现吞咽障碍。

5. 药物因素　老年人长期服用氨茶碱、精神类、抑酸类、镇静催眠类药物等。

（二）健康史

1. 一般资料　收集老年人的年龄、性别、文化背景及生活方式等信息。

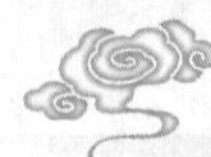



2. 既往史　询问老年人所患基础疾病，特别是有神经系统、精神疾患和肺部疾病等。

3. 口腔功能　评估老年人观察口腔开合、舌部运动状态，有无流涎、口舌歪斜；观察口腔卫生状况，有无口腔异味、口腔溃疡等；观察牙齿状态，有无牙齿松动、蛀牙及牙周疾病，义齿是否合适；观察软腭抬高程度及对称性，吞咽反射、呕吐反射情况等。

（三）吞咽功能

1. 吞咽功能的观察

（1）洼田饮水试验：进行老年人吞咽能力的评估。具体操作方法为：取半坐位，饮水 30ml，观察饮水过程。Ⅰ级（优）：一次咽下，无呛咳；Ⅱ级（良）：分两次以上咽下，无呛咳；Ⅲ级（中）：能一次咽下，有呛咳；Ⅳ级（可）：分两次以上咽下，且有呛咳；Ⅴ级（差）：不能全部咽下，频频呛咳。其中Ⅰ级 5 秒之内为功能正常，Ⅰ级 5 秒之上，Ⅱ～Ⅴ级均为功能障碍。

（2）反复唾液吞咽测试：老年人采取坐位，检查者将手指放在老年人的喉结及舌骨处，让其尽量快速反复吞咽。观察 30 秒内被检查的老年人吞咽的次数和喉结及舌骨上提的幅度，30 秒内吞咽少于 3 次确认为吞咽功能异常。

2. 吞咽障碍的状况　早期：进食时突然不能说话、欲说无声，口腔、咽喉前部可见大量食物积存，面部涨红，并有呛咳反射；如果食物吸入气管，会感觉极度不适，会不由自主地一手呈“V”字状紧贴于颈前喉部（图 6-6），并用手指口腔，呼吸困难，甚至出现窒息的痛苦表情。中期：食物堵塞咽喉部或呛入气管，出现胸闷、窒息感，食物吐不出，手乱抓，两眼发直。晚期：出现面色苍白、口唇发绀、大汗、意识不清、烦躁不安，提示食物已误入气管，如不及时解除梗阻，可出现大小便失禁、鼻出血、抽搐、昏迷，甚至呼吸心跳停止。

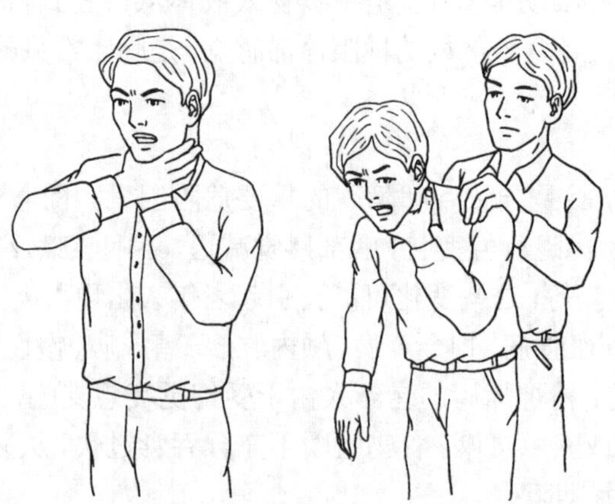

图 6-6　吞咽障碍引起噎呛后的体征表现

3. 摄食过程　①评估意识状态，意识不清或格拉斯哥昏迷评分较低的老年人容易发生吞咽障碍；②评估疾病稳定性、呼吸状态、营养等方面的问题，确认老年人是否属于适合摄食的状态；③评估进食状态，有无暴饮暴食、进食过快、食物不经咀嚼强行吞咽；④评估食物性状：年糕、粽子、果冻、芝麻糊等食物较黏稠；馒头、蛋糕、煮蛋、排骨等食物干硬；鱼、虾等食物带刺带壳；水、汤汁、饮料等稀薄，老年人进食以上

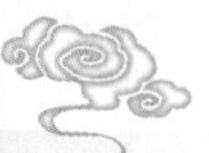

食物容易发生噎呛；⑤评估进食环境：构建安静、整洁、舒适、安全的进餐环境。

（四）心理－社会状况

吞咽障碍常常危及老年人的生命，由于老年人及其照护人员缺乏吞咽障碍的相关知识，往往容易产生焦虑和恐惧的心理，因此，要特别对老年人及其家属的心理进行评估。

（五）辅助检查

可采用吞咽造影、内镜、超声波、吞咽压检查等方法动态观察、评估老年人的吞咽功能，了解老年人是否有吞咽障碍的可能及发生的时期。

【常见护理诊断/问题】

1. 吞咽障碍　与口腔功能老化、进食过快、食物过硬或过黏、疾病原因（如脑梗死、痴呆、谵妄）等有关。

2. 有窒息的危险　与摄食－吞咽功能减弱有关。

3. 有急性意识障碍的危险　与有窒息的危险有关。

4. 焦虑　与担心窒息而紧张有关。

5. 恐惧　与担心窒息而害怕有关。

【护理计划与实施】

治疗和护理目标是：①吞咽障碍能够得到及时处理，老年人不发生窒息和急性意识障碍等危险；②老年人焦虑、恐惧程度减轻，能够配合治疗及护理；③有效指导老年人吞咽功能训练；④老年人不发生相关并发症。

（一）紧急处理

1. 急救原则　一旦发生吞咽障碍，立即停止进食，清除口腔内的食物，争分夺秒，就地抢救，同时呼叫其他医护人员共同参与抢救。

2. 急救方法

（1）意识尚清醒、可自行站立的老年人可采取海姆立克急救法：老年人站立，护士站在老年人背后，用双手臂环绕老年人的腰间，一手握拳头并将拇指掌关节顶住老年人的上腹部，另一只手的手掌压在拳头上，连续快速向内、向上推压冲击（图 6-7），直致异物排出。

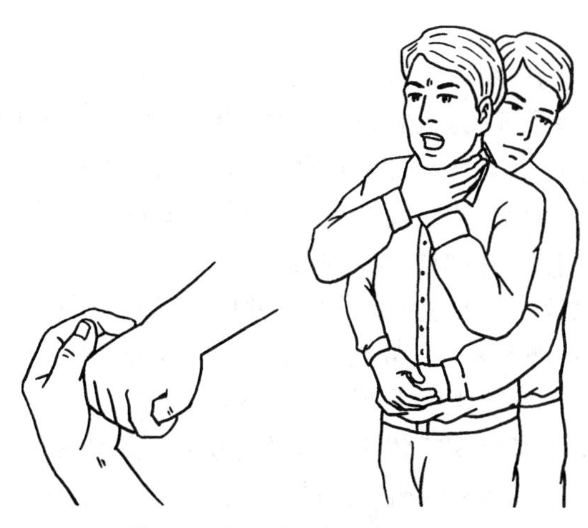

图 6-7　意识清醒者的施救手法

（2）意识不清、难以站立的老年人采用仰卧位，抢救者跪于老年人身旁或骑跨在老年人髋部，双手掌重叠置于老年人脐上方，用掌根向前、下方突然施压，反复进行（图6-8）。

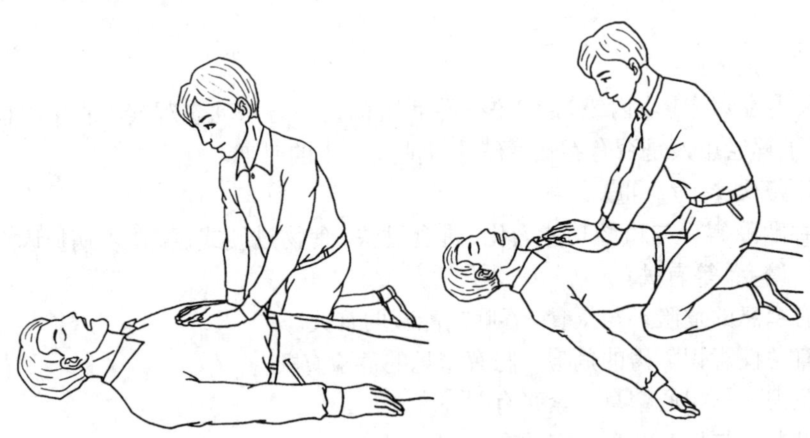

图6-8 意识障碍者的施救手法

操作过程中，密切观察老年人的意识、呼吸、脉搏等病情变化，如老年人出现严重发绀、呼吸异常时，可行环甲膜穿刺术；如出现心跳呼吸骤停，立即行心肺复苏术；如自主呼吸恢复，应密切监护、持续吸氧，直至完全恢复。

（二）一般护理

1. 呼吸道护理 噎呛后及时清理老年人呼吸道，同时协助其翻身、拍背，并指导老年人有效咳嗽、排痰，必要时使用负压吸引器吸出口咽、鼻腔及气管内食物，以保持呼吸道通畅。

2. 饮食护理

（1）体位：进食时采取坐位、半卧位、侧卧位为宜。坐位时，身体稍向前倾，颈部轻度屈曲，使食物容易进入食管；半卧位时，抬高床头30°～40°，有利于吞咽动作，减少噎呛机会；偏瘫老年人健侧卧位，食物从健侧咽部送入，有利于食物运送，减少噎呛。

（2）食物种类：食物以细、碎、软为原则，温度适宜。避免带刺的食物和黏性较强的食物，如鱼、汤圆、粽子等；避免容易引起吞咽困难的干食，如蛋糕、面包等；对脑卒中等有吞咽困难的老年人，给予半流质饮食，如蛋羹、面糊等。

（3）进食指导：①避免一次进食过多，鼓励少食多餐、细嚼慢咽；②对于发生呛咳的老年人，间隙时可用汤匙将少量食物送至舌根处，让其吞咽，待老年人完全咽下张口确认无误后再送入第二口食物；如发生呛咳时宜暂停进餐，等到呼吸完全平稳时再喂食物，频繁呛咳且严重者应停止进食；③口中含有食物时，应避免说话、大笑等；④进食后不宜立即平卧，应保持坐位或半卧位30分钟以上。

3. 心理调适 当吞咽困难发生后，应及时稳定、安慰老年人，以缓解其紧张心理。引导老年人接受由于吞咽障碍导致的进食困难的现实，并告知老年人可以通过有效的预防措施来防止噎食的发生等，减轻或消除焦虑、恐惧心理。

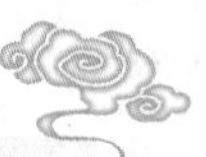

知识链接

**吞咽功能的锻炼指导**

1. 面部肌肉锻炼　包括皱眉、鼓腮、露齿、吹哨、龇牙、张口、咂唇等。

2. 舌肌运动锻炼　伸舌，使舌尖在口腔内左右用力顶两颊部，并沿口腔前庭沟做环转运动。

3. 软腭的训练　张口后用压舌板压舌，用冰棉签于软腭上做快速摩擦，以刺激软腭，嘱其发“啊、喔”声音，使软腭上抬，利于吞咽。

通过上述方法，促进吞咽功能的康复或延缓吞咽功能障碍的恶化，预防噎食再发生。

【护理评价】

经过预防、治疗和护理后，老年人能说出吞咽的危险因素，并积极参与防护，发生吞咽障碍后得到了及时的处理和护理。

## 三、烧烫伤

案例分析

王爷爷，62岁，在将开水倒入保温瓶过程中不慎把右手背烫伤，顿时有烧灼感，烫伤表面皮肤红肿，出现一个3cm×5cm的水疱，疼痛剧烈。

请问：1. 初步判断老人的烫伤为哪一程度？

2. 护理人员应如何对老人进行预防烧烫伤的健康指导？

老年烧烫伤是指60岁以上人群的被热力（包括热液，蒸汽、高温气体、火焰，电能、化学物质、放射线，灼热金属液体或固体等）所引起的组织损害。

主要是指皮肤和（或）黏膜的损害，严重者也可伤及其下组织，也有将热液、蒸汽所致之热力损伤称为烫伤，火焰、电流等引起者称为烧伤。

【护理评估】

（一）危险因素

生活意外引起的热液和火焰伤是老年人烧烫伤的主要原因。

1. 生理因素　随着年龄的增长，老年人出现各脏器功能老化，行为协调能力差，肢体活动不便，记忆能力差，皮肤对温度的感觉能力减退，末梢循环差，对不良刺激的防御功能降低，易导致不同程度的烧烫伤。

2. 病理因素　老年人各种慢性病如阿尔茨海默病、癫痫、晕厥、糖尿病、脑血管病导致感觉功能减退等都可直接或间接地导致烧烫伤的发生。

3. 治疗因素　物理治疗（光疗、热疗、电疗等）过程中，温度、距离高度调节不恰当，药物性热疗如艾灸、拔罐等都很容易导致老人烫伤。

4. 其他　老年人或照护者缺乏对烧烫伤危险因素的识别，防范措施不到位，容易引起老年人烧烫伤。

（二）健康史

1. 一般资料　收集老人的年龄、性别、文化程度、经济状况、生活自理能力、心理状态等信息。

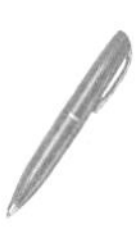

2．既往史　了解老人疾病史、用药史、过敏史，老年人、家属和照护者烧烫伤的认知程度，是否发生过烧烫伤史等。

### （三）身体状况

1．老年人烧烫伤的分期和临床表现　见表6-2。

表6-2　烧烫伤程度分期及临床表现

| 分期 | 损伤层次 | 临床表现 | 愈合时间 | 预后 |
|---|---|---|---|---|
| Ⅰ度（红斑期） | 表皮浅层 | 红斑、疼痛、无水疱 | 3～7天 | 恢复正常 |
| 浅Ⅱ度（水疱） | 真皮浅层<br>生发层、乳头层 | 局部红肿、水疱、创面红润、剧痛 | 1～2周 | 多数有色素沉着 |
| 深Ⅱ度（小水疱） | 真皮深层 | 小水疱、肿胀、创面可见网状血管栓塞、钝痛或微痛 | 3～4周 | 常有瘢痕增生 |
| Ⅲ度（焦痂性） | 全层甚至达皮下、肌肉或骨骼 | 无痛觉、呈灰或红褐色、焦黄 | 不能自愈，需植皮 | 瘢痕增生明显 |

2．老年人烧烫伤的特点

（1）休克发生率高：老年人烧烫伤面积达10%，就有发生休克的可能，而且发生的时间较早。由于老年人调节水电平衡和血容量的能力减弱，对补液的耐受性差，休克过后也较多遗留缺氧性损害，容易发生烧伤后多脏器功障碍综合征（MODS）。

（2）感染发生率高：老年人由于免疫能力低下，烧烫伤败血症不同于一般成人，临床表现不典型，体征不明显，体温不高，血象正常，常表现嗜睡以至昏迷。

（3）内脏并发症多且严重：①容易并发肺部感染、肺水肿、肺炎和肺不张甚至呼吸功能衰竭；②老年人常有动脉粥样硬化，动脉壁弹性较低，耐受能力差，当收缩压超过24.0kPa（180mmHg），常可导致心力衰竭发生；③胃肠功能并发腹痛、腹泻、便秘、急性胃溃疡出血等；④肾功能损害明显：肾脏的代偿能力差，烧烫伤后肾功能不全的发生率增高。

（4）创面愈合缓慢：老年人组织再生能力减退，若并有糖尿病者伤口愈合更慢，甚至烧烫伤创面长期不愈。

### （四）心理-社会状况

老年人及其照护者由于缺乏烧烫伤危险因素的识别能力，防范措施不到位，往往会产生焦虑和恐惧的心理，因此，要对老年人及其照护者心理进行评估。

### （五）辅助检查

根据需要可做血常规、尿常规、血气分析、血培养等辅助检查，有助于确定致病菌种类，可针对性地选择抗生素，积极控制感染等并发症。

【常见护理诊断/问题】

1．疼痛　与烧烫伤创面刺激有关。

2．皮肤完整性受损　与损伤造成皮肤及深部组织的破坏有关。

3．体液不足　与创面渗出过多液体有关。

4．营养失调：低于机体需要量　与高代谢、摄入不足，大量血浆渗出有关。

5．潜在并发症：休克、窒息、脓毒血症等。

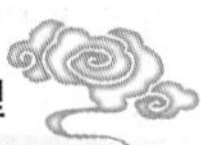

6. 焦虑　与机体外形、功能改变、生活不能自理有关。

【护理计划与实施】

治疗和护理目标是：①老年人烧烫伤得到及时处理，未发生继续损伤；②老年人疼痛、焦虑、恐惧程度减轻，能够配合治疗及护理；③有效指导老年人烧烫伤健康指导；④老年人不发生相关并发症。

（一）急救处理

1. 迅速脱离热源　烧烫伤发生后应立即迅速脱离热源，以免继续损伤。

2. 抢救生命　配合医生优先处理危及生命的情况，如窒息、心搏骤停、大出血、开放性气胸等。合并吸入性损伤者，应保持呼吸道通畅，给予吸氧，必要时作气管切开。

3. 防治休克　按医嘱及早建立静脉输液通道，以防休克发生，并减轻其严重程度。

4. 保护创面　应避免创面再污染或再损伤。可用干净敷料或布类保护，或简单包扎后送医院处理。

5. 转运　常用的运送工具为汽车，老年人宜取横放位置，即与汽车纵轴相垂直，或采取足向车头、头向车尾方向的位置，可避免患者头部急剧缺血。途中应尽可能避免颠簸，有医护人员陪同，保证持续输液、供氧等，做好出入液体记录。

（二）一般护理

1. 创面护理　主要原则是保护创面、减轻损害和疼痛，防止感染、及时封闭创面，促进愈合。根据烧烫伤的部位、深度、面积大小等情况选择合适的护理方法，局部涂烫伤膏，再用纱布包扎，保持伤口湿润，减少伤口加深；尽量保护未破的水疱；四肢远端的烧烫伤，应抬高患肢，以免肿胀而加重损伤、感染，影响愈合。

2. 饮食护理　给予高热量饮食，同时增加维生素 B、维生素 C，蛋白质的摄入，限制影响创面愈合的营养药物，如糖皮质激素。不能经口进食者，及早实施鼻饲进食，保证营养的摄入。

3. 防治感染　全身性感染常是大面积烧伤患者死亡的主要原因。感染的防治包括密切观察病情变化、正确处理创面、积极抗休克、正确选用抗生素和营养支持等。

4. 健康指导　烧烫伤多发生于突发情况，大多数老年人会出现心情焦虑，性格急躁，丧失自信心的情况，因此医护人员应做好解释工作，及时疏导老年人的心理，增强老年人的信心。①对自理能力差的老年人身旁禁忌放置热水瓶，进食热水热汤的温度保持在 38～42℃之间；②沐浴或泡脚时应先放冷水，再注入热水，调试好水温在 40～45℃后再冲洗，伴糖尿病的老年人水温略低；③尽量不用热水袋取暖，若必须使用，水温不超过 50℃，外表用棉布包裹；④使用烤灯照射治疗时，注意烤灯与老年人皮肤间距离及照射时间，观察皮肤的颜色和反应；⑤提醒老年人远离厨房中正在烧煮的锅具和燃气灶。容易发生烧烫伤的老年人做好个性预防宣教，尽量不要让高危老人独居，以免发生意外。

知识链接

**烧烫伤处理时的常见误区**

误区 1：烧烫伤后用自来水冲洗一会儿就行了，且担心会引起感染。

用流动的冷水冲洗患处时间应达到 20～30 分钟，时间太短起不到冷疗的作用，同时自来水的清洁程度相对较高，处理完毕后再到医院进行消毒处理，这样可以减轻烧烫伤的程度，不会发生感染。

误区2：烧烫伤后有的老人自行在家里抹牙膏、酱油等保护患处。

类同的处理方法会遮盖患处、不利于医护人员处理和观察，不建议使用；在家里冷疗后可涂烫伤软膏。

误区3：烧烫伤后感觉疼痛轻可不给予处理。

当损伤到皮肤表层和中层时，神经细胞很敏感，疼痛感明显；当伤及皮肤深层时，疼痛不剧烈，病情后反而严重，需到医院进一步处理。

误区4：烧烫伤后看到水疱就弄破。

水疱对皮肤有保护的作用，要尽量保护其不被破坏。当水疱张力过大时请专业医护人员进行处理。

【护理评价】

经过预防、治疗和护理后，老年人、家属和照护者能够说出烧烫伤的危险因素，创面愈合，未发生感染等并发症。

## 四、中暑

中暑是人体长时间暴露在高温环境下或在炎热环境中进行体力活动引起机体体温调节功能紊乱、汗腺衰竭和水电解质丢失过多而引起的一组综合征，以高热、皮肤干燥以及中枢神经系统症状为特征。高温环境是威胁老年人健康的重要危险因素，对老年慢性疾患尤为不利。

【护理评估】

（一）危险因素

老年人对高温环境的适应能力下降是导致中暑的主要原因。导致老年人对高温适应能力下降的因素包括：

1. 生理因素　老年人汗腺功能减弱，散热差，容易热蓄积产生中暑。同时，衰老导致自理能力下降，也是导致老年人容易中暑的重要因素。

2. 环境因素　当环境温度升高，使人的脑膜充血，大脑皮层缺血而引起中暑；空气中湿度的增强易诱发中暑。在人群拥挤集、产热集中、散热困难的环境下，周围循环不足，也会引起中暑。

3. 疾病因素　大部分老年人伴有高血压、糖尿病、心脑血管疾病、慢性阻塞性肺疾病等慢性疾病，对水、电解质调节能力下降，容易发生中暑，且中暑后常被误判为基础疾病症状而延误治疗。

（二）健康史

1. 一般情况　了解老年人的年龄、性别、自理能力、经济状况等。

2. 疾病史　详细询问老年人目前所患疾病情况及用药治疗情况等。详细询问老年人本次中暑发生的环境、老年人当时的状况、处理的方式等。

（三）身体状况

对中暑的老年人应进行体格检查，尤其是生命体征的检查。

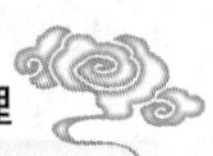

（四）心理 - 社会状况

老年人及其照护人员由于缺乏中暑的识别能力，防范措施不到位，往往会产生焦虑和恐惧的心理，因此，要对老年人及其照护者心理进行评估。

（五）辅助检查

应进行血生化检查和动脉血气分析，严重病例常出现肝、肾、胰和横纹肌损伤的实验室参数改变。住院后，应检查血清门冬氨酸氨基转移酶（AST）、丙氨酸氨基转移酶（ALT）、乳酸脱氢酶（LDH）、肌酸激酶（CK）及有关止、凝血功能等参数，以尽早发现重要器官功能障碍的证据。怀疑颅内出血或感染时，应行脑 CT 和脑脊液检查。

【常见护理诊断 / 问题】

1. 体温过高　与高温环境、体温调节中枢功能障碍、散热不利有关。

2. 体液不足　与高热状态、体液丢失过多、液体摄入量不足有关。

【护理计划与实施】

护理目标：老年人接受护理措施后体温恢复正常，未发生并发症。

1. 迅速脱离高温　立即脱离高温环境，将中暑老年人平卧，安置于 25℃左右的空调室或通风处，解开其衣领裤带，以利呼吸和散热。

2. 降温措施　给予物理降温（温水擦浴、酒精擦浴、冰盐水灌肠等），在老人颈部、腋窝、大腿根部等大血管所在之处延长擦拭时间，并按摩四肢皮肤，使血管扩张，加速血液循环，促进散热。在物理降温过程中密切观察冷敷部位，并及时按摩，防止冻伤。

3. 补充液体　及早建立静脉通道，迅速纠正水、电解质和酸碱平衡紊乱。清醒者可服用解暑药，并多喝些淡盐水，以补充流失的体液。

4. 观察病情　严密观察生命体征、神志及尿量变化。

5. 按医嘱治疗　遵医嘱给予药物治疗，对抽搐、烦躁不安、肌肉痉挛者适当使用镇静药物，对虚脱昏迷者，可按压或针刺人中、十宣、百会、涌泉、内关等穴位，并及时送医院抢救。

6. 并发症处理　对发生昏迷者，应保持呼吸道通畅并给予氧气吸入。必要时使用抗生素，防止感染。如并发休克、肺水肿、心力衰竭及急性肾衰竭、弥散性血管内凝血时，应给予相应对症处理。

7. 健康指导

（1）环境舒适：中暑的发生与环境因素密切相关，因此，为老年人安排适宜的居住环境是预防中暑的关键。老年人居住的房间应配备温度计、湿度计和必要的降温设备，保持环境温度在 22～25℃，湿度在 50%～60%，室内经常通风。老年人外出活动注意遮阳，时间安排尽量选择在早晨和傍晚。定期访视空巢老年人、活动不便或独居老年人，将有需要的老年人安置在有空调设备的社区中心。

（2）补充液体：保证老年人对水、电解质的摄入，指导老年人在天气炎热时主动多饮水。大量出汗时，要大量服用淡盐水，避免因高热引起的水、电解质紊乱，防止热痉挛、热衰竭的出现中暑。

【护理评价】

经过预防、治疗和护理后，老年人未发生并发症，能够说出中暑的危险因素及预防措施，并积极参与防护。

## 五、低体温综合征

低体温综合征(hypothermia)，是生物体温降到正常新陈代谢和生理功能所需温度以下的临床病症。体温降至35℃(肛温)以下，就会发生低体温综合征。严重的低体温综合征常有意识障碍、颈项强直、血压下降、心动过缓或心律不齐等症状。

【护理评估】

（一）危险因素

老年人可因营养热量不足、体温调节中枢功能减退、对外界温度的感受和反应能力降低、保温不够、疾病等均可出现体温不升。

1. 生理因素　随着年龄的增长，老年人体温调节中枢功能的衰退，对低温的反应性降低、神经调节不敏感，出现低体温时没有特殊的症状和体征，甚至无反应，极易患低体温症。

2. 药物因素　药物可促进周围血管扩张，抑制血管收缩，干扰糖类物质的代谢，从而降低老人对环境反应的敏感度，导致低体温综合征出现。常见的药物有镇静安眠药、抗抑郁药以及乙醇等。

3. 其他因素　如营养不足、久病卧床、活动不便，在寒冷季节没能及时添加保暖衣物、被褥等，也是诱发老年人低体温综合征的相关因素。

（二）健康史

1. 一般情况　了解老年人的年龄、性别、自理能力、营养状况等。

2. 疾病史　详细询问老年人目前所患疾病情况及用药治疗情况等。详细询问老年人本次低体温综合征发生的环境、老年人当时的状况、处理的方式等。

（三）身体状况

当老年人的体温降至35℃以下时，皮肤可见苍白，肢体受压部位可出现红斑、水疱或紫癜；中枢神经系统呈现共济失调、痴呆、发音障碍、瞳孔扩大、对光反应迟钝；触摸老年人的腹部和背部可有冰冷感，皮下组织变硬。

（四）心理-社会状况

老年人及其照护者由于缺乏低体温综合征危险因素的识别能力，防范措施不到位，往往会产生焦虑和恐惧的心理，因此，要对老年人及其照护者心理进行评估。

（五）辅助检查

应进行血生化检查，尿液检查、心电图检查，$T_3$、$T_4$促甲状腺刺激激素、淀粉酶、纤维蛋白原、肌酸激酶、血小板、血气分析等。

【常见护理诊断/问题】

1. 体温过低　与新陈代谢降低、活动减少、体内产热减少、血管舒缩及体温调节中枢功能减退，对外界温度的感受和反应能力降低有关。

2. 知识缺乏　与缺乏预防低体温综合征措施相关知识有关。

【护理计划与实施】

护理目标：老年人体温恢复正常，不发生并发症。

1. 适宜环境低体温的处理　将老年人安置于20℃以上环境中，置于电热褥上，增加盖被或毛毯，以每小时0.5～1℃的速度给老人复温。

2. 密切观察病情，防止并发症　严密观察老年人体温、脉搏、血压、呼吸和意识

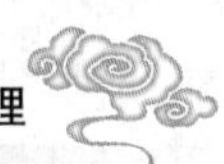

的变化，防止并发症。注意观察心律的变化，以便及早发现心律失常。对意识障碍和活动不便的老人，应给予定时翻身。

3. 低体温综合征的预防　寒冷季节应注意防寒保暖，特别注意颈、手、腿、脚的保暖和夜间入睡后的保暖。在衣物的选择方面，以舒适、轻便、透气度佳、保暖性高的质料为优，并且要合身，太过松垮或是紧绷的衣物，都会让保暖功能降低。

4. 健康教育　①保暖：寒冷季节应注意防寒保暖，特别是腿脚和夜间入睡后的保暖；②饮食起居：选择阳光充足的房间作居室，多吃产热量高的食物，以保证机体热量需要；③合理用药：遵医嘱服药，避免使用抑制体温调节中枢的药物；④运动锻炼：参加适当的运动和体力活动，以保持活力；⑤防止并发症：积极治疗慢性疾病，防止继发感染；⑥及时就诊：发生低体温综合征后，家人可先采取保暖措施，并尽快送医院就诊。

【护理评价】

经过预防、治疗和护理后，老年人未发生并发症，能够说出低体温综合征的危险因素及预防措施，并积极参与防护。

（韩巧梅　张瑜晶）

## 复习思考题

1. 老年人常见药物不良反应有哪些？
2. 老年人跌倒的紧急处理措施有哪些？
3. 如何护理低温综合征的老年人？

扫一扫
测一测

课件

07章PPT

# 第七章

# 老年人常见健康问题与护理

扫一扫
知重点

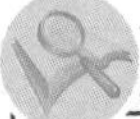

## 学习要点

1. 老年人疼痛、便秘、尿失禁、感知障碍、皮肤瘙痒、睡眠呼吸暂停综合征、围绝经期综合征等常见健康问题的特点及预防。

2. 老年人常见健康问题的评估要点、护理诊断、护理措施及健康指导。

随着年龄的增长，老年人各系统发生不同程度的退行性改变，加之老年慢性病，引起疼痛、便秘、尿失禁、感知障碍、皮肤瘙痒等健康问题，越来越威胁老年人的身心健康。做好老年人常见健康问题的护理，维护和促进老年人身心健康刻不容缓。

## 第一节 疼 痛

### 案例分析

陈奶奶，82岁。从40岁起感两腿发凉、发冷，夏天都得穿秋裤，不能受风受凉。查风湿、类风湿因子正常，曾长期口服中药，并用中药外洗，常年泡脚。右膝疼痛2年，夜间加剧；行走受困，夜间尤甚。经检查诊断双膝关节退行性变，确诊为骨性关节炎。

请问：1. 导致老年人疼痛的因素有哪些？

2. 应如何对陈奶奶进行非药物止痛？

北美护理诊断协会对疼痛所下的定义是：个体经受或叙述有严重不适或不舒服的感受。疼痛已成为继体温、脉搏、呼吸、血压之后的第5个生命体征。

疼痛是老年人最常见的症状之一，65岁以上老年人中有25%～50%存在各种各样的慢性疼痛，其中45%～80%的疼痛症状明显者需要接受长期的专业治疗。老年人疼痛常伴有抑郁、焦虑、睡眠障碍、行走困难和康复缓慢，影响老年人的生活质量。

【护理评估】

（一）致痛因素

1. 肌肉骨骼性疼痛　是老年人疼痛最常见的病因，如脊椎退行性变、椎间盘突出、骨性关节炎、纤维肌痛症、肌筋膜炎等均可引起慢性疼痛。

2. 神经性病变　是老年人疼痛的第二病因，如带状疱疹后神经痛、糖尿病性周围神经病变、三叉神经痛、脑卒中后疼痛等神经性疼痛综合征。

3. 癌性疼痛　疼痛是老年肿瘤患者最常见的主诉之一，据统计老年癌症人群中每天有疼痛经历者占40%。

4. 其他　温度、化学物质、物理损失等刺激皮肤、皮下组织、肌肉、骨骼等部位的神经末梢引起的疼痛。冠心病、心绞痛等慢性疾病引起的疼痛。

（二）健康史

1. 既往史　影响疼痛感觉、行为、治疗的疾病。

2. 疼痛史　过去疼痛经历，目前疼痛的部位、性质、程度、开始时间、持续时间，影响疼痛的因素，疼痛的伴随情况，疼痛对老人的影响，已采取的止痛措施。

（三）身体状况

疼痛时的生理行为和情绪反应，检查疼痛的部位是否局限于某一特定区域，是否有牵涉痛。剧烈疼痛时，常有面色苍白、出汗、皱眉、咬唇等痛苦表情；有呻吟或苦恼；烦躁或在床上辗转不安、无法入睡等。对老年人护理体检应着重检查有无脊柱关节、肌肉肌腱韧带受损或疾病，有无感觉、运动、自主神经功能障碍和神经损伤，有无内脏损伤或疾病。

（四）心理 - 社会状况

疼痛常伴有抑郁、睡眠障碍、疲劳及全身功能降低，显著影响患者的情绪、性格和社会关系。一些老年慢性疼痛患者常有明显的认知功能扭曲和无助感，疼痛使其社会活动减少，自我控制和自我实现下降。

（五）辅助检查

根据需要进行 CT、MRI、X 线摄片、血管造影、心电图和实验室检查，查找疼痛原因。

【常见护理诊断 / 问题】

1. 疼痛　与组织损伤、反射性肌痉挛、继发于骨骼肌疾病、血管疾病、糖尿病、感染等有关。

2. 抑郁　与长期慢性疼痛对治疗失去信心等有关。

3. 焦虑　与紧张、担心治疗预后有关。

4. 睡眠型态紊乱　与疼痛有关。

【护理计划与实施】

护理的总体目标是：①老年人疼痛减轻、次数减少，能独立完成日常生活；②老年人能接受现实，自信心增强；③老年人能正确服药，掌握缓解疼痛的方法。

（一）缓解或解除疼痛

老年人以慢性疼痛多见，可采用药物与非药物相结合的方法止痛。

1. 药物止痛　是治疗疼痛最常用、最基本的方法。对慢性疼痛应掌握疼痛发作的规律，在疼痛发生前给药，比疼痛发生后给药效果好且用药剂量小；给药 20～30 分钟后需评估并记录药物的效果及不良反应，当疼痛缓解或停止时应及时停药，防止不良反应及耐药性、成瘾性。临床上常用的止痛药物种类多，作用机制各不同，应根据老年人的需要正确选择。

（1）非甾体抗炎药：主要用于短期治疗炎症关节疾病和急性风湿性疾病。临床上应用较普遍的有阿司匹林、对乙酰氨基酚等。

（2）阿片类药物：适用于急性疼痛和恶性肿瘤引起的疼痛。此类药物在老年人体内的半衰期较年轻人长，因此老年人用药效果好。用药中应注意观察有无恶心、呕吐、便秘、镇静和呼吸抑制等不良反应。

（3）辅助镇痛药：可增强阿片类药物的镇痛效果，如抗抑郁药，以阿米替林应用最为广泛；糖皮质激素，对部分癌性疼痛综合征有效，也常用于慢性炎症性疼痛。

（4）外用药：辣椒素是一种安全有效的外用止痛药，广泛用于关节炎、带状疱疹、糖尿病引起的周围神经病变和乳房切除术后的疼痛。

2. 非药物止痛　可减少止痛药物的用量，改善老年人的健康状况，但不能完全取代药物治疗。按摩是临床上常用的物理止痛方法，主要针对肌肉疼痛、背部及颈部疼痛；热敷、冷敷均具有缓解疼痛的作用，需要注意的是老年人皮肤敏感度下降，使用冷热疗应防止冻伤、烫伤。另外，针灸、放松疗法、音乐疗法等均有助于减轻疼痛。

（二）促进舒适

提供舒适、整洁的环境，正确运用减轻疼痛的方法，如疼痛时采取舒适的体位，尽量深呼吸，分散注意力，使其感到身心舒适，从而有利于减轻疼痛。

（三）心理护理

紧张、焦虑、恐惧等均可加重疼痛，而疼痛的加剧反过来影响患者的情绪，形成不良循环。护理人员应重视、安慰、支持老年患者，建立友好关系，鼓励其表达疼痛的感受，尊重疼痛时的行为反应。情绪稳定、精神放松可增强对疼痛的耐受性。

【护理评价】

经过治疗和护理后，老年人能正确用药，掌握缓解疼痛的非药物治疗方法，情绪稳定，自信心增强，能独立完成日常生活。

## 第二节　便　秘

**案例分析**

李爷爷，62岁，独居，喜肉食，厌蔬菜。自述最近感到排便困难，从过去的每天1次，到现在的每周2～3次，且大便干结，食欲下降。

请问：1. 李爷爷便秘最可能的相关因素有哪些？

2. 应采取哪些护理措施？

便秘是正常的排便形态改变，排便困难，排便次数减少，排出过干、过硬的粪便，且便后无舒畅感。便秘是老年人常见的症状，约1/3老年人出现。便秘不仅可导致腹胀不适、食欲下降、坐卧不安、心烦失眠等症状，甚至可诱发心、脑血管意外，危及老年人健康及生命。

【护理评估】

（一）相关因素

1. 老化因素　老年人内脏感觉功能减退，未能察觉每天结肠发出的数次蠕动信号，错过排便时机；老年人胃肠蠕动减慢，肠道中水分相对减少，导致大便干燥。另外肠道平滑肌及其他辅助排便肌群如横膈、腹肌、盆底肌收缩力减弱，增加了排便的难度。

2. 饮食因素　饮食量减少，饮食过于精细，缺乏足够的纤维素，饮水量不足，大便量减少，不能有效的刺激肠蠕动，导致便秘。

3. 缺乏活动　老年人活动能力下降，尤其是长期卧床生活不能自理者，肠壁肌间神经丛兴奋性低下，肠壁张力减弱，肠蠕动减慢，粪便的水分过度吸收。

4. 排便习惯　排便习惯不良或由于治疗、环境改变等，老年人出现便意时克制、忍耐，久之，排便反射逐渐消失，出现便秘。

5. 心理因素　紧张、焦虑、抑郁等使条件反射障碍或高级中枢对副交感神经抑制加强，使分布在肠壁的交感神经作用加强，抑制排便。

6. 药物因素　老年人由于患病服用了易导致便秘的药物如止痛药、麻醉药、抗胆碱能药、抗抑郁药、抗组胺药、抗精神病药、解痉药、抗高血压药、抗帕金森病药、钙剂、铁剂、利尿剂等。另外，一些老人由于便秘，滥用缓泻药、栓剂、灌肠等导致正常排便反射消失，以致便秘。

7. 疾病因素　导致或加重便秘的常见疾病有：抑郁症、老年期痴呆、痔疮、结直肠阻塞性疾病，如直肠肿瘤、憩室炎、肠缺血；神经性疾病，如脊髓病变、帕金森病、脑血管意外；内分泌疾病如甲状腺功能减退等。

### （二）健康史

1. 一般情况　老年人的年龄、性别、精神状态、饮食习惯、活动能力、睡眠情况等。

2. 既往史　老年人疾病史、用药史、家族史等。

3. 便秘情况　便秘开始的时间、排便的频率、大便的性状、有无伴随症状；用药情况；有无便秘并发症，如痔疮、肛裂、大便失禁、直肠脱垂等。

### （三）身体状况

便秘主要表现为排便不畅且费力，粪便干硬，感觉排便不尽或直肠、肛门处有堵塞感，伴有腹胀、腹痛、食欲不振。常可在左下腹扪及粪块或痉挛之肠型。因屏气用力排便，增加腹压，诱发心脑血管疾病。长期便秘，因过量吸收由肠道内的食物残渣被细菌分解产生的一些毒素，对人体产生有害影响。

### （四）心理 - 社会状况

长期便秘老年人出现失眠、多梦、烦躁、抑郁、焦虑等精神心理障碍。

### （五）辅助检查

必要时做大便常规检查、隐血试验、直肠指检、内镜检查及钡剂灌肠，以排除直肠、结肠病变及肛门狭窄等情况。

### 【常见护理诊断 / 问题】

1. 便秘　与肠蠕动减慢、不良生活方式和药物副作用有关。

2. 焦虑　与长期便秘有关。

3. 知识缺乏　缺乏健康生活方式和缓解便秘方法等知识。

### 【护理计划与实施】

老年人便秘的治疗与护理，应针对引起便秘的原因。护理的总体目标是：①老年人便秘缓解或消失；②老年人能描述引起便秘的原因；③老年人能掌握缓解便秘的方法及自我护理的知识和技能。

（一）饮食调整

饮食调整是治疗便秘的基础。指导老人改善饮食结构，多摄取可促进排便的蔬菜、水果、粗粮等高纤维食物。病情无禁忌者应保证足够的液体摄入，每日不少于2000ml。

（二）行为调整

改变静止的生活方式，鼓励老人根据身体状况拟订规律的活动计划，如散步、做操、打太极拳等，每天保证30～60分钟的活动时间。卧床或坐轮椅的老人可通过翻转身体、挥动手臂等方式进行活动，指导进行增强腹肌和盆底肌的运动，以增加肠蠕动和肌张力，促进排便。

（三）环境调整

满足老年人私人空间的需求，住多人间者，排便前请无关人员回避，在床间拉上床帘或屏风遮挡。协助老人排泄时，不要一直在旁守候，更不要催促，以免老人紧张而影响排便。

（四）促进排便

1. 采取适宜的排便姿势　病情无禁忌应尽量下床排便。体质虚弱的老年人提供便器椅或在老人面前放置椅背，提供排便坐姿的依托，减轻排便不适感，保证排便安全。

2. 腹部按摩　清晨和晚间排尿后取屈膝仰卧位，用双手示、中、无名指，沿结肠走向，自右下腹向上到右上腹，横行至左上腹，再向下至左下腹，沿耻骨上回到右下腹作环形按摩，以刺激肠蠕动。

3. 穴位按压　取足三里或支沟，按压30～50次，2～3分钟，调节支配胃肠的自主神经系统功能，促进肠蠕动。

4. 药物治疗　遵医嘱选择作用温和的缓泻药物口服，如液状石蜡、乳果糖、山梨醇等，或外用开塞露、甘油栓、肥皂栓等简易通便剂，加快肠蠕动，软化粪便，加速肠内容物的运行而起到通便效果。慢性便秘可选用番泻叶、果导、大黄等刺激性泻药，注意观察用药效果和老年人的反应。

5. 灌肠法　以上方法均无效时，遵医嘱给予灌肠。

6. 人工取便　当粪便嵌顿，清洁灌肠无效后按医嘱进行人工取便。

（五）心理护理

根据老人的具体情况给予解释和指导，如强调便秘的可治性，增强老人的信心；指导便秘的应对技巧；提高家庭支持和社会支持水平，调节老年人情绪，消除其紧张心理。

（六）健康指导

1. 建立良好的排便习惯　选择一个适合自身排便的时间，每天固定在此时间排便，早餐后是排便反射最强的时间。有便意时立即排便，不可憋忍。安排足够的时间排便，避免他人打扰。

2. 合理饮食　晨起可服一杯淡盐水，上午和傍晚各饮一杯温热的蜂蜜水，增加肠道内水分，以助通便。在健康状况允许的情况下，适当增加含膳食纤维食物的摄入。少喝浓茶或含咖啡因的饮料。

3. 适当运动　保证充足的休息与睡眠，以减轻压力，放松心情，保持正常的消化

功能。指导老年人根据自身情况进行活动和锻炼。

4. 用药指导　通便药物有一定的副作用，不宜长期使用。在治疗原发病中，因药物副作用导致的便秘，应及时就诊，调整药物。

【护理评价】

经过治疗和护理后，老年人能建立良好的排便习惯和饮食习惯，便秘减轻或消失。

## 第三节　尿　失　禁

案例分析

陈奶奶，74岁，6年前开始在咳嗽、打喷嚏时尿液不自主溢出，近2个月症状有所加重。妇科检查未见畸形，膀胱内压正常，膀胱逼尿肌稳定。尿道压力测试：膀胱充盈状态下，站立位可见随咳嗽尿液漏出，咳嗽停止后漏尿消失。

请问：1. 陈奶奶是哪种类型的尿失禁？

2. 应如何指导、帮助这位老人？

尿失禁是指排尿不受意识控制，尿液不自主地流出。根据原因，尿失禁可分为真性尿失禁（完全性尿失禁）、假性尿失禁（充溢性尿失禁）和压力性尿失禁。

尿失禁是老年人最常见的疾病，发病率随年龄增长而增长，女性发病率高于男性。尿失禁对大多数老年人的生命无直接影响，但可造成皮肤糜烂、身体异味、反复尿路感染，是老年人孤僻、抑郁的原因之一。

【护理评估】

（一）相关因素

1. 老化因素　女性绝经后雌激素水平下降，阴道壁和盆底肌张力减弱，当腹压增大，如打喷嚏、咳嗽，膀胱内压超过膀胱出口和尿道阻力，导致尿液外漏。特别是分娩造成骨盆肌群松弛的老年女性，更容易发生尿失禁。

2. 疾病因素　脑卒中等脑血管意外、老年期痴呆影响控制排尿的神经中枢，脊髓疾患、泌尿系统疾病、糖尿病等也可引起尿失禁。

3. 尿路梗阻　男性前列腺增生、下尿路结石阻塞、尿道狭窄、粪便嵌顿等可引起下尿路梗阻，造成尿液在膀胱内潴留，最终溢出导致尿失禁。

4. 逼尿肌或括约肌功能失调　急性尿路感染时，逼尿肌反射亢进，直肠或前列腺手术损失了尿道括约肌，引起尿失禁。

5. 药物因素　利尿剂、镇静安眠药、抗胆碱能药、抗抑郁药、抗精神病药等药物是老年人发生尿失禁的重要原因。

6. 其他因素　老年人全身的健康状况、如厕条件等。

（二）健康史

在问诊和体格检查过程中，应特别注意维护老年人的尊严和保护其隐私。

1. 疾病史　有无与尿失禁相关的疾病，既往分娩史，阴道、尿道手术史，与尿失禁的关系。有无诱发尿失禁的因素，如咳嗽、打喷嚏，与尿失禁发生的时间关系，失禁时流出的尿量及失禁时有无尿意等。

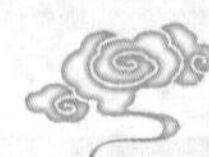


2. 生活环境　环境中卫生间是否靠近老人的卧室、照明条件、如厕的隐秘程度，使用何种排尿器具、是否方便老人使用，老年人的自理程度、水分摄入量等。

（三）身体状况

1. 完全性尿失禁　膀胱失去储存尿液的功能，稍有尿液便会不自主地流出。表现为持续滴尿，膀胱处于空虚状态。多见于昏迷、截瘫、局部感染、结石、肿瘤，与逼尿肌收缩未被控制有关。

2. 充溢性尿失禁　当膀胱内压上升到一定程度并超过尿道阻力时，不自主溢出少量尿液。溢出尿液后膀胱内压稍降低，但膀胱仍胀满，尿液没有排空而排尿停止。多见于下尿路有梗阻，如尿道狭窄、前列腺增生或肿瘤、粪便嵌顿等，以及脊髓损伤。

3. 压力性尿失禁　多见于老年女性。当咳嗽、打喷嚏、大笑、举重物或运动时，腹内压升高，尿液不自主地排出。膀胱括约肌张力减低、盆底肌及韧带松弛、肥胖所致。

4. 暂时性尿失禁　老年人中较常见。常由于谵妄、泌尿系统感染、萎缩性尿道炎或阴道炎、使用某些药物、行动不便、高血糖导致尿量增多、便秘等原因所致。

5. 混合性尿失禁　老年人尿失禁往往多种类型同时存在。

（四）心理 - 社会状况

尿失禁造成身体异味、皮肤糜烂、反复尿路感染，给老年人及家属带来精神负担和经济负担，评估老年人是否存在孤独、抑郁、自卑、绝望心理。

（五）辅助检查

根据情况选择尿液检查、肝肾功能检查、血液检查、尿道压力测试、尿垫试验、直肠指检、女性外生殖器检查、膀胱尿道造影等。

【常见护理诊断 / 问题】

1. 排尿障碍　压力性尿失禁与雌激素不足导致骨盆肌和支持结构退行性改变、前列腺切除术累及尿道括约肌、肥胖等因素有关。

2. 社交障碍　与异味引起的窘迫、尿频、不适有关。

3. 有皮肤完整性受损的危险　与尿液长期刺激局部皮肤有关。

【护理计划与实施】

老年人尿失禁常是数种因素共同作用的结果，因此治疗应个体化，针对不同的情况，采取综合措施。治疗和护理的总体目标是：①老年人信心增强，能够积极配合治疗；②老年人能坚持行为训练和药物治疗；③老年人能正确使用尿垫和外引流；④做到饮食控制和活动锻炼；⑤老年人参与社交活动。

（一）去除诱因

肥胖老人指导其控制体重；有感染者应积极控制感染，遵医嘱用药，切勿在感染改善或消失后自行停药；压力性尿失禁老年人尽量避免腹压突然增加的动作，如大笑、咳嗽、打喷嚏、扛重物等。

（二）心理护理

尿失禁给老年人的生活带来许多不便，也给其造成很大的心理压力，期望得到他人的理解和帮助。医护人员应充分理解和尊重，给予安慰、开导和鼓励，使其恢复治疗信心，积极配合治疗和护理。同时与家属沟通，取得家庭的帮助和支持。

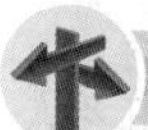

知识链接

**消除老人尴尬**

1. 在老人面前尽量避免使用“尿布”这个词语，可用垫子、薄垫子、内衣裤这些词来代替。

2. 在洗手间给老人换洗衣服，尽量在他们洗澡需要帮助的时候，避免面对面地对着老人。

3. 老年人尿失禁时采用不审视、不评价的态度，显示出平和的态度。如“我不介意这种气味”，“这不是什么大事情”，提到你认为这仅是一件小事情而已。其他成员在场时，关上门拉下窗帘，尽量放低声音说话。

（三）皮肤护理

尿液长期刺激皮肤易引起皮疹、皮肤溃烂。应经常用温水清洗会阴部皮肤，保持皮肤清洁干燥，及时更换尿布、纸尿裤、床单、衣裤。根据局部皮肤情况，定时按摩受压部位，局部皮肤涂以油膏保护，防止压疮的发生。

（四）引流尿液

1. 纸尿裤　是最普遍、最安全的接尿方式，能有效处理尿失禁的问题，可结合常规如厕时间表，重建老人的排尿控制。

2. 外部引流　对部分不能控制的尿失禁患者，可采用外部引流法，防止漏尿。高级透气接尿器法用于老弱病残、骨折、瘫痪及卧床不起、不能自理的患者，能解决普通接尿器存在的生殖器糜烂、皮肤瘙痒、湿疹等问题。

3. 留置导尿管　长期尿失禁患者，采用留置导尿术可避免尿液浸湿皮肤发生皮肤破损。引流期间定时夹闭和排放尿液可以锻炼膀胱壁肌肉张力，重建膀胱储存尿液的功能。

（五）行为训练

1. 膀胱功能训练　是指通过定时使用便器，建立规律的排尿习惯。急迫性尿失禁患者膀胱充盈时可能出现腹胀、不安，护士应善于观察，争取在尿液溢出前如厕排尿。若能自行控制排尿，每隔 2 小时使用便器一次，如 2 小时没有尿失禁现象，可将排尿间隔再延长 30 分钟，直到将排尿时间逐渐延长至 3～4 小时。

2. 盆底肌训练　指导老人进行盆底肌肉的锻炼，以增强控制排尿的能力。具体的方法是：

(1) 站立：双脚分开与肩同宽，尽量收缩骨盆底肌肉并保持 10 秒钟，然后放松 10 秒钟，重复收缩与放松 15 次。

(2) 坐位：双膝分开与肩同宽，双手放于大腿上，身体微微前倾，尽量收缩骨盆底肌肉，同站立位训练。

(3) 仰卧位：双膝微屈约 45°，尽量收缩骨盆底肌肉，同站立位训练。

（六）用药和手术护理

根据病因遵医嘱正确用药，围绝经期女性压力性尿失禁、急迫性尿失禁和混合性尿失禁使用雌激素替代治疗；抗胆碱类药物、解痉药、钙拮抗剂可治疗膀胱逼尿肌不稳定；α 受体激动剂用于治疗压力性尿失禁；尿路感染引起的尿失禁应积极使用抗生素。各种非手术治疗失败，或伴有盆腔脏器脱垂、尿失禁严重影响生活质量者，可采用手术治疗。

（七）健康指导

1. 摄入适当的液体　老人常为了减少尿量而不敢饮水或减少饮水量，告知老人多饮水可以增加膀胱的压力刺激，促进排尿反射的恢复，并可预防泌尿道感染。病情允许下，保证每日摄入液体2000～2500ml，但睡前限制饮水，以减少夜间尿量。避免摄入有利尿作用的咖啡、浓茶、可乐、酒类等。

2. 提供良好的如厕环境　老年人的卧室尽量安排在靠近卫生间的位置，夜间有适宜的照明，提倡蹲式排便，有利于盆底肌张力的维持和提高。

3. 盆底肌锻炼　告知老人盆底肌训练需坚持6个月以上效果较好，不要轻易放弃。

4. 积极治疗各种慢性疾病　可引起腹压增高而导致尿失禁的慢性疾病如肺气肿、哮喘、支气管炎、肥胖、腹腔内巨大肿瘤等。

【护理评价】

经过治疗和护理后，老年人能主动参与治疗，尿失禁次数减少，局部皮肤清洁、干燥，愿意参与社交活动。

## 第四节　老年感知障碍

感觉和知觉（两者合称为感知）是人类认识世界的基础。感觉器官是产生感觉和知觉的重要器官。老人由于年老体衰，感觉器官的生理功能也明显减退。使得机体对外界世界的感知能力下降，对老人的日常生活、安全和健康造成不同程度的影响。

### 一、老年性耳聋

案例分析

张爷爷，77岁。家人反映老人近期看电视时需要开很大的音量，与别人交谈时也要提高声调，而且经常要求家人重复讲过的话。家人认为老人是年老引起的听力下降，听说助听器可以提高听力，想给老人也买一个助听器，想向你咨询有关助听器的问题。

请问：作为护理人员应给予家属及老人哪些方面的指导？

老年性耳聋（presbycusis）是指随着年龄增长，逐渐发生的双耳听力对称性进行性下降，以高频听力下降为主的感音神经性耳聋。目前世界上每3个65岁以上的成年人当中就有1个患有听力障碍，在60～74岁老龄人中，老年性耳聋比例高达30%～50%。其主要原因是听觉器官的退化所致，这种退化过程快慢不一，终身不停，而且年龄越大老化越快。耳聋引起的交流困难极大地影响了老年人的日常生活，还对身体、感知、情绪、社交等方面起到负作用。

【护理评估】

（一）危险因素

1. 年龄　听觉器官是随着年龄的增长而呈现功能衰竭的状态。

2. 疾病　高血压、高血脂、冠心病、糖尿病、肝肾功能不全等可促使听觉感受器和蜗后听神经系统受损，是加速老年性耳聋的因素。

3. 药物　链霉素、庆大霉素、卡那霉素等对听神经有毒性的药物。

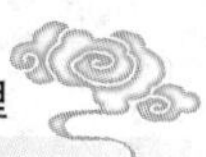

4. 其他　遗传、噪音、挖耳、环境污染、高脂肪饮食、吸烟、酗酒、精神创伤等。

（二）健康史

询问老年人是否有听力下降，表现为希望别人大声说话或经常要求别人重复谈话内容等；了解是否有高血压、糖尿病、肝肾功能不全等疾病；既往用药情况等。

（三）身体状况

表现为60岁以上出现原因不明的双侧对称性听力下降，以高频听力下降为主。听人说话，喜慢怕快，喜安静怕嘈杂；常有听觉重振现象，即"低音听不见，高音又感觉刺耳难受"；言语理解不连贯，常常打岔，有音素衰减现象；常伴有高频性耳鸣，开始为间歇性，渐渐发展成持续性，使老年人的睡眠受到严重影响。

（四）心理-社会状况

听力下降，使老人的语言辨别率和表达能力出现严重下降，致使老年人缺乏人际交往，性格变得急躁、孤僻、古怪或产生与世隔绝的孤独感，对生活失去信心，严重损害老年人身心健康。

（五）辅助检查

触压耳部以了解有无压痛；用耳窥镜检查耳道，观察充血、肿胀、耳垢栓塞及鼓膜形状；听力检查，明确传音性耳聋或感音性耳聋。

【常见护理诊断/问题】

1. 感知改变：听力下降　与听觉器官退行性病变有关。

2. 沟通障碍　与听力下降有关。

3. 知识缺乏　与缺少信息、缺乏正确指导有关。

【护理计划与实施】

老年性耳聋治疗和护理的总体目标是：①老年人能避免听力减退的因素；②减缓听力退化的速度；③适应听力减退的生活；④能够进行有效的沟通；⑤能够说出影响听力的相关因素和危害。其具体护理措施如下，

（一）一般护理

1. 创造有助于交流的环境　①在安静的环境中进行交流，交流前先正面进入老年人的视线，轻拍老年人以引起注意；②对老年人说话要清楚且慢，不高声喊叫，使用短句表达意思；③给电话听筒加增音装置，门铃应与一室内灯相连接；④帮助老年人把需要解释和说明的事记录下来；⑤指导老年人的照护者多与老年人交谈。

2. 适当运动　运动能够促进全身血液循环，使内耳的血液供应得到改善。锻炼项目可以根据自己的身体状况和条件来选择，例如散步、慢跑、打太极拳、练八段锦等。

3. 病情监测　监测并指导老年人在听力障碍短期内加重时及时检查和治疗。

4. 建立良好的生活方式　清淡饮食，减少动物性脂肪的摄入，多吃新鲜蔬果。一些中药和食物，例如葛根、黄精、核桃仁、山药、芝麻、黑豆等，对于延缓耳聋的发生也有一定作用。避免过度劳累和紧张情绪，指导戒烟等。

（二）用药护理

注意避免服用具有耳毒性的药物，必须服用时尽量选择耳毒性低的药物，同时嘱咐老年人及其家属严格遵照医嘱执行。用药剂量不可过大，时间不可太长，并加强观察药物的副反应。

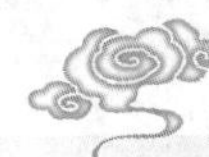


（三）心理护理

老年性耳聋患者由于不能及时、正确获取信息，往往产生心理障碍，性格急躁、孤独、抑郁、焦虑、偏执和人际关系紧张等。故除了帮助患者树立克服听力障碍所带来的困难的信心，还应鼓励老年人使用正性的调适方法，如指导其从家人、朋友处得到良好的情感支持等。

（四）健康指导

1. 指导定期接受听力检查　目前尚无有效的手段治疗老年性耳聋，但可以通过各种方法减缓老年性耳聋的进展，减轻对其日常生活的困扰。指导老年人监测听力，尽早发现和治疗老年性耳聋。

2. 指导佩戴合适的助听器　佩戴合适的助听器是改善耳聋老年人听力的重要手段。经专业人员测试后，根据老年人的要求和经济情况选戴助听器。护士可为患者提供合适的建议，如：①盒式助听器操作方便，开关和音量调节灵活，电池耐用，使用经济，但外露明量，会给佩戴者带来压力，且识别率较低，适合于高龄、居家使用为主，且经济承受能力较低的老年人；②眼镜式助听器外观易被接受，没有低频干扰问题，但价格贵，易损坏，鼻梁、耳廓受压明显，不宜长期使用；③耳背式助听器没有上述两款的缺点，又具备上述助听器的优良性能，价格适中，但也有影响外耳道固有共振频率的缺点；④定制式助听器（耳内式助听器、耳道式助听器及深耳道式助听器）更加隐蔽，根据我们每个人的耳朵的形状去定做，适合个人的耳朵。这样佩戴更舒服，容易取戴；能充分利用外耳的声音收集功能；较不引人注目；可以正常的方式来接听电话；⑤最新型的动态语言编码助听器对以高频下降型聋为主的老年人用残存听力最大限度听清和理解语言信息带来了较为理想的听觉效果，但费用较为昂贵；⑥从听力康复的原则上要求，双侧助听可发挥双耳定向作用，若经济承受能力有限则单侧佩戴。

3. 积极治疗相关慢性病　指导老年人早期、积极治疗慢性疾病，如高血压、冠心病、动脉硬化、高脂血症、糖尿病，减缓对耳部血管的损伤。

4. 避免噪声刺激　日常生活和外出时注意加强个人防护，尽量注意避开噪声大的环境或场所，避免长期的噪声刺激。

【护理评价】

经过治疗和护理后，老年人能避免听力减退的因素；适应听力减退的生活；能够进行有效的沟通；能够说出影响听力的相关因素和危害。

## 二、老年性白内障

案例分析

张爷爷，76岁，既往有糖尿病，近半年来无明显诱因经常出现怕光，视物模糊，偶尔伴头痛，自述不能长时间视物，由家人护送医院就诊。

请问：1. 张爷爷出现了什么健康问题？

2. 如何为张爷爷进行健康指导？

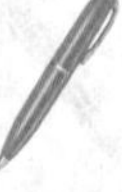

老年性白内障（senile cataract）指中年以后因晶状体蛋白变性混浊引起的视功能障碍，是一种最常见的白内障，发病率随年龄增长而上升，故又称年龄相关性白内障。

多见于50岁以后，发病率随年龄增大而增加。80岁以上的老人，白内障的患病率为100%。它是晶状体老化后的退行性变，是多种因素作用的结果。

【护理评估】

（一）危险因素

1. 紫外线辐射　晶状体的浑浊与长期暴露于紫外线，尤其是长波紫外线有关。295nm以上波长的紫外线容易穿透角膜被晶状体有效吸收，流行病学研究提示，长期暴露于太阳光下可明显增加老人患白内障的危险性。

2. 糖尿病　糖尿病患者随着血糖水平的增高，白内障的发病率也有增高的趋势。

3. 过氧化反应　实验证实，当晶状体内的酶系统、蛋白质和生物的抵抗氧化侵袭能力不足时可引起白内障。食物中维生素如胡萝卜素、维生素 $B_2$、维生素C、维生素E等物质可增强抗氧化作用，因此我们在日常饮食中应多食水果蔬菜。

4. 药物　如果长期全身或局部应用大剂量糖皮质激素可诱发白内障；使用镇静剂的患者发生白内障的几率增高，如安定类药物和治疗精神分裂的吩噻嗪等药物。

5. 其他　流行病学调查发现白内障的发生与吸烟饮酒史、血压甚至性别有关。

（二）健康史

询问老人视力下降的时间、程度、发展的速度、部位、时间及特点等。了解有无全身疾病如糖尿病、高血压、心血管疾病等和家族史。

（三）身体状况

早期常出现眼前固定不动的黑点，可有单眼复视或多视、屈光改变等表现，无痛性、进行性视力减退，最后只剩光感。根据浑浊部位不同，临床上将老年性白内障分为皮质性、核性和囊膜下性三种，其中皮质性白内障最常见，按其发展过程分为初期、膨胀期、成熟期、过熟期。膨胀期因晶状体肿胀，前房变浅，有闭角型青光眼解剖基础者，可诱发青光眼。成熟期的白内障未及时手术就进入过熟期，由于晶状体囊膜变性、通透性增加，晶状体蛋白逸到前房影响房水排出，可引起晶状体蛋白过敏性葡萄膜炎和晶状体溶解性青光眼；核性白内障，发病较早，40岁左右开始，进展缓慢，老人常诉说老视减轻或近视增加，早期周边部皮质仍为透明，对视力影响不大，但在强光下瞳孔缩小，视力反而减退，故一般不等待皮质完全浑浊即行手术；囊膜下性白内障，因浑浊位于视轴区，早期即影响视力。

（四）心理-社会状况

老人因视力障碍影响工作、学习、日常生活，继而影响他们的饮食起居以及外出、社会交往等，严重妨碍老年人的日常生活能力而产生消极悲观的情绪。故应评估老年人是否有孤独、抑郁、无自信心和自我保护能力受损等问题。

（五）辅助检查

1. 眼部检查　晶状体混浊、视力下降、对比敏感度下降、单眼复视或多视、眩光。

2. 眼球彩超可提示晶状体混浊，角膜地形图和A超检查测量出手术放置人工晶体度数。

【常见护理诊断/问题】

1. 感知紊乱：视力下降　与晶状体混浊有关。

2. 有受伤的危险　与视力障碍有关。

3. 知识缺乏　缺乏有关白内障防治和自我保健的相关知识。

4. 潜在并发症：继发性青光眼、晶状体脱位。

【护理计划与实施】

老年性白内障治疗和护理的总体目标是：①采取有效措施，减少老人因视力减退对老人日常生活的影响；②老人未发生与视力障碍有关的受伤事件；③能复述有关白内障的自我保健知识；④未发生并发症，或及时发现并处理已发生的并发症。其具体护理措施如下：

（一）早期白内障老人的护理

老年性白内障患病率很高，患者必须正确对待疾病，保持良好的心态，积极就诊，按时随诊。如有眼痛、头痛、突然视力下降，应立即到医院就诊。根据医嘱使用谷胱甘肽滴眼液、白内停滴眼液、口服维生素 C 等药物，可能会延缓白内障进展。对于有眩光的老人，建议其照明用柔和的白炽灯或戴黄色或茶色眼镜以减少眩光，当室外强光照射进户时，可用纱质窗帘遮挡，外出戴好防紫外线的太阳眼镜。阅读时选择印刷字体大，对比度强，间距宽的书籍，增加光线的亮变，看电视、读书、看报时间不宜过长，减少视疲劳。

（二）白内障手术老人的护理

1. 术前护理

（1）了解老人对手术的心理接受程度，给予心理疏导。

（2）协助老人进行各项术前检查，并说明检查目的、意义。全身检查包括老人有无高血压、心脏病、糖尿病、咳嗽、感冒等，如有上述疾病，须将病情控制平稳后方可手术，以防出现并发症或其他意外，需要进行的眼部检查主要有：视功能、眼底、眼压、角膜和结膜有无炎症及瘢痕、晶状体有无浑浊等，需植入人工晶体者要测算好人工晶体的度数。

（3）双眼泪道冲洗和术眼结膜囊冲洗。

（4）用散瞳滴眼剂将术眼充分散瞳。

2. 术后护理

（1）手术后嘱老人卧床休息。

（2）术眼用硬质眼罩保护，防止外力碰撞。

（3）严密观察有无并发症，及时给予处理。

（4）按医嘱正确使用滴眼剂。

（三）预防意外损伤

1. 评估老人的视力和自理能力。有跌倒危险的老人床头悬挂“防跌倒”标识，加强巡视。

2. 做好老人的安全教育，将常用物品固定摆放，活动空间不留障碍物，避免跌倒，不随意改变老人周围的环境。

3. 协助做好术前各项检查。

4. 教会老人使用传呼系统，鼓励其寻求帮助。

5. 厕所必须安置方便设施，如坐便器、扶手等，并教会老人使用。

（四）预防并发症的发生

1. 老人如出现头痛、眼痛、视力下降、恶心、呕吐等青光眼的早期症状，应立即到医院检查，可能为急性青光眼先兆。

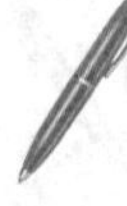

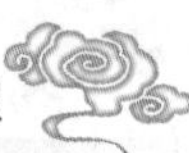

2. 慎用散瞳剂如阿托品，尤其在膨胀期，容易诱发急性闭角型青光眼。

3. 根据老人情况，选择合适的手术时机，避免过熟期的各种并发症。

4. 手术后如发生眼部剧烈疼痛，分泌物异常增多，视力突然下降等，应立即到医院就诊，确定是否为眼内感染，以便及时救治。

### （五）健康指导

1. 日常生活指导

（1）向老人及家属讲解有关眼部的自我护理常识，保持眼部卫生，生活用具专人专用，洗脸时用清洁柔软的毛巾，勿用力揉术眼，洗头洗澡时，不要让脏水进入眼睛等。

（2）饮食宜清淡，易消化的食物，忌食辛辣、刺激性食物，多进食维生素、纤维素食物，保持大便通畅。

（3）伴有全身其他内科疾病者，应坚持治疗，使疾病处于稳定状态。

（4）教会老人滴眼药水或涂眼药膏的正确方法。

（5）外出活动尽量安排在白天进行。在光线强烈的户外活动时，宜佩戴抗紫外线的太阳镜。从暗处转到亮处时，要停留片刻，待适应后再行走，反之亦然。

2. 术后配镜指导　白内障摘除术后，未植入人工晶体者，无晶状体呈高度远视状态，指导老人佩戴框架眼镜或角膜接触镜；植入人工晶体者，3 个月后屈光状态稳定时，可验光佩戴近用或远用镜。

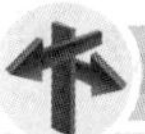

**知识链接**

**正确滴眼药水的方法**

1. 操作前洗手，并核对老人的姓名、眼别、药物的名称、浓度，水制剂应观察有无变色和沉淀。

2. 老人取坐位或仰卧位，头稍向后仰并向患侧倾斜，用棉签擦去患眼分泌物。

3. 用左手示指或棉签拉开老人下眼睑，右手持滴管或眼药水瓶将药液滴入下穹窿的结膜囊内，使药液在结膜囊内弥散。

4. 用手指将上眼睑轻轻提起，用棉签擦去流出的药液，嘱老人闭眼 1～2 分钟。

【护理评价】

经过治疗和护理后，老人的视力减退对日常生活的影响减少；没有发生因视力障碍导致的外伤事件；获得相关的自我护理知识及技能；无并发症发生或并发症得到及时处理。

## 第五节　皮肤瘙痒症

**案例分析**

王爷爷，76 岁，每日饮酒，平时喜喝浓茶。今年入冬以来，常感到皮肤瘙痒，尤其夜间入睡前为重。近几日，皮肤瘙痒明显加重，夜间几乎不能入睡，在家口服抗过敏药物不能减轻。查体：背部及上下肢皮肤有新旧抓痕、局部有溃疡。实验室检查无异常发现。追问平时生活，了

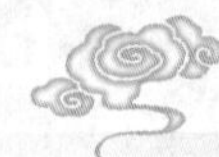



解到老人有每日洗澡的习惯。

请问：1. 该老人皮肤瘙痒与哪些因素有关？

2. 针对王爷爷的情况，饮食上有哪些建议？

3. 采用哪些措施可有效减少王老伯的瘙痒症状？

皮肤瘙痒症（scnilc pruritus）是指无明显原发性皮肤损害，只有瘙痒的一种皮肤病症状。为临床上常见的皮肤病之一，分全身性和局限性两种，多见于老年人。局限性皮肤瘙痒症发生于身体的某一部位，常见的有肛门瘙痒症、阴囊瘙痒症、女阴瘙痒症、头部瘙痒症等。全身性皮肤瘙痒症则广泛的发生于身体各个部位，是与季节、天气、冷热变化和机体代谢的变化有密切关系的皮肤病。

【护理评估】

（一）危险因素

1. 老化因素　老年人皮肤萎缩退化，皮脂腺和汗腺分泌减少而致皮肤干燥，引起本病。部分老人洗澡过于频繁，水温偏高，使用碱性较大的肥皂或药皂，使本来就枯燥的皮肤失去了皮脂的滋润。

2. 疾病因素　如内分泌的改变、消化不良和便秘、过敏性因素、动脉硬化、糖尿病、肝胆疾病、部分肿瘤等。

3. 气候因素　冬季气候寒冷干燥，人体皮肤也变得干涩粗糙，甚至表皮脱落，使皮内神经末梢更容易受到刺激而发痒。

4. 其他　辛辣食物、海鲜、浓茶、咖啡、情绪易激动、家庭成员关系紧张、较紧内衣着装及洗衣粉洗涤衣物。

（二）健康史

询问皮肤瘙痒发生的部位、开始的时间、频率、是否影响睡眠；有无伴随皮损出现、体温升高。询问有无糖尿病、尿毒症、皮炎、湿疹、蚊虫咬伤等病史；有无接触过化学制品、花粉等过敏原；一般间隔多久沐浴一次，使用什么样的洗浴液；从事的职业有无与酸碱等化学物质接触；居家环境是否清洁。

（三）身体状况

自觉全身瘙痒，但以躯干及下肢最明显，夜间入睡前瘙痒尤甚，一般为阵发性，严重者为持续性瘙痒，阵发性加剧，有时难以忍耐，影响老人睡眠。皮肤主要表现为干燥，表面可有糠状脱屑。由于经常搔抓，患处可出现抓痕、血痂、色素沉着及苔藓样变或湿疹样变，有时可继发感染。老人出现皮肤瘙痒后多以为是皮肤不卫生引起的，常常每天烫洗，其结果是越洗越痒，越痒越洗，形成恶性循环。饮酒，急躁和焦虑等不良情绪变化，冷热刺激甚至某些心理暗示均可使皮肤瘙痒加重。

（四）心理 - 社会状况

剧烈皮肤瘙痒可使老人烦躁不安、食欲减退、睡眠不佳、精神忧郁等；而焦虑、抑郁的情绪又可引起皮肤瘙痒，并随情绪好坏加重或减轻。

（五）辅助检查

全身性的瘙痒，要注意检查血糖及甲状腺功能判断有无糖尿病、甲状腺功能减退等疾病。

【常见护理诊断/问题】

1. 睡眠剥夺 与皮肤瘙痒难忍影响睡眠有关。

2. 有皮肤完整性受损的危险 与皮肤瘙痒搔抓而损坏皮肤有关。

【护理计划与实施】

老年皮肤瘙痒症治疗和护理的总体目标是：①老人自觉瘙痒感觉减轻或消失，能安静入睡，休息时间延长；②皮肤损害避免或减少，皮肤组织完整。

（一）一般护理

1. 皮肤护理 避免老人皮肤过于干燥，尽量保持其处于清洁和湿润状态；协助老人剪短指甲，尽量避免搔抓，瘙痒难忍时用指腹按摩代替抓痒，以减轻痒感；指导老人选用宽松的、质地柔软、吸水性、通气性好的棉质内衣，减少洗澡次数，合理调节水温，控制在40℃左右，忌用碱性肥皂。

2. 饮食护理 指导老人饮食应清淡，多食含锰的食物（粗粮，豆类、核桃、花生、葵花子、芝麻、茶叶等），新鲜蔬菜及水果，适量喝水，以补充体内水分。少吃辛辣刺激性食物，如辣椒、胡椒、大蒜、葱、芥末、生姜、咖啡等，少食或不食鱼、虾、蟹等海鲜类食品，以免加重皮肤瘙痒程度，戒烟、限酒。

（二）用药护理

瘙痒严重者可用炉甘石洗剂、止痒水及激素类软膏，必要时可适当服用抗组胺类药物及温和的镇静剂以减轻瘙痒，防止皮肤继发性损害。

（三）心理护理

鼓励老人表达自己的心理感受，通过谈话与交流对老人进行针对性的心理疏导，保持愉快的心情。可以采取放松或冥想等技巧缓解压力，也可以提供转移注意力的方法。如阅读、听音乐、与好友聊天等来分散瘙痒的不适感。

知识链接

**分散瘙痒感的方法**

1. 松弛疗法 用看电视、读小说、听音乐、听故事、参加有趣活动等分散和转移注意力。
2. 呼吸松弛法 有节律呼吸松弛训练对患者减轻焦虑，控制瘙痒有良好作用。
3. 按摩疗法。
4. 皮肤刺激法 轻轻拍打瘙痒部位或冷敷（在不影响血运情况下使用）。
5. 幽默疗法 给患者讲笑话，让患者看幽默杂志等。

（四）健康指导

向老人及家属介绍皮肤瘙痒的相关知识，积极治疗原发疾病如糖尿病，肝肾疾病等。掌握局部及全身用药的方法，了解药物不良反应，注意用药安全，并养成良好的生活习惯，保持良好的心态，积极配合治疗。

【护理评价】

老人自觉瘙痒感觉减轻或消失，能安静入睡，皮肤组织保持完整。

# 第六节　睡眠呼吸暂停综合征

案例分析

张某，男，61岁，退休干部，身高172cm，体重86kg，既往身体健康。家人发现其睡眠时鼾声如雷，且一会儿憋气几十秒，一会儿又喘气。一夜如此，反反复复。老人醒来常自觉头痛、乏力，白天嗜睡。故与家人一同来医院检查，初步诊断为睡眠呼吸暂停综合征。

请问：1. 应如何对这位老人进行护理评估？

2. 怎样做好这位老人的护理工作？

睡眠呼吸暂停综合征（sleep apnea syndrome，SAS）是指睡眠中口、鼻腔无气体呼出持续10秒以上，1小时内发作超过8次。此病发生率较高，可引起动脉血氧饱和度下降，夜间睡眠间断，白天嗜睡，具有一定的潜在危险性。在临床上，主要表现之一是打鼾，老年人群中打鼾的发生率较高，其中男性占39%，女性占7%，但并非所有的打鼾者都会发生睡眠呼吸暂停综合征。

SAS可分为3种类型：①阻塞型睡眠呼吸暂停综合征（obstructive sleep apnea syndrome，OSAS）：指口、鼻气流消失，但胸、腹式呼吸依然存在，约占40%～90%；②中枢型睡眠呼吸暂停综合征（central sleep apnea syndrome，CSAS）：指口、鼻气流与胸腹式呼吸运动均暂停，约占15%；③混合型睡眠呼吸暂停综合征（mixed sleep apnea syndrome，MSAS）：指一次呼吸暂停过程中，开始出现中枢型暂停，继之出现阻塞型呼吸暂停。各型睡眠呼吸暂停均可能有中枢神经系统及呼吸系统调节障碍。老年人睡眠周期性呼吸变浅或暂停可视为中枢型呼吸暂停。正常成人在高原地区或睡眠周期的快速动眼阶段，也可见到中枢型呼吸暂停。

【护理评估】

（一）危险因素

1. 生理老化因素　老年人多肥胖，上呼吸道脂肪堆积，睡眠时咽部肌肉松弛，咽部活动减少，使上呼吸道狭窄或接近闭塞而出现呼吸暂停。老年人中枢神经系统调节功能降低，化学感受器对低氧和高碳酸血症的敏感性降低，中枢神经系统对呼吸肌的支配能力下降以及呼吸肌无力等易发生呼吸暂停。

2. 上呼吸道或颌面的异常　腭垂（悬雍垂）肥大粗长、鼻腔阻塞（如鼻中隔偏曲、鼻甲肥大、鼻息肉等）、舌根后坠、下颌后缩、颞颌关节功能障碍、小颌畸形。

3. 行为因素　大量饮酒、吸烟、经常服用镇静催眠类药物。

4. 疾病影响　甲状腺功能低下、肢端肥大症、垂体功能减退等。

（二）健康史

了解老人的身体状况，饮食、生活习惯，运动情况以及家族中有无肥胖和鼾症患者。

（三）身体状况

患者常有睡中打鼾且鼾声不规律，老年患者鼾声更常见。常是鼾声与呼吸暂停交替出现。但老年人因感觉多不敏感，自觉症状较年轻人轻，很少以打鼾、夜间憋醒

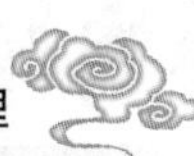

为主诉就诊，多为家属发现夜间呼吸暂停而检查。也有嗜睡、记忆力下降等表现，但常误认为是随年龄增长所致的老化现象，很少引起注意。老年人睡眠呼吸暂停常与多种疾病并存，症状相互掩盖、病情更复杂。

（四）心理-社会状况

1. 因患者夜间鼾声如雷，干扰他人睡眠，为此患者心感不安，不得不单独居住，尽量回避与他人一同出差和住宿。

2. 严重患者常有性格改变，如性情暴躁、多疑、忌妒、沮丧等，因此影响人际关系。

3. 患者白天嗜睡，精神不振，工作效率差不受单位领导和同事所欢迎。若患者为司机则易发生交通事故。

4. 患者夜间频发呼吸暂停，常使他人为其担忧。严重病例呼吸暂停时间过长，其家属不得不整夜守在病人身旁，反复将其唤醒。

5. OSAS 是一个潜在性威胁生命的疾病，至今尚未被人们所充分认识，许多患者及其家属还没有认识到这是一种疾病，因此对于治疗并不持积极态度。

（五）辅助检查

1. 多导睡眠图（polysomnography，PSG）监测。PSG 是确诊本病的主要检查手段。同步记录患者整夜（6～8 小时）睡眠时的脑电图、肌电图、口鼻气流、胸腹式呼吸运动、眼动图、心电图、血氧饱和度等多项指标，可准确了解患者睡眠时呼吸暂停情况。

2. 上气道 CT 断层扫描、磁共振（MRI）、纤维支气管镜等，主要用于判断下颌形态、阻塞的部位等，可为外科手术提供依据。

【常见护理诊断/问题】

1. 睡眠型态紊乱　与反复出现呼吸暂停及觉醒有关。

2. 潜在并发症：脑卒中、猝死、心肌梗死、呼吸衰竭等。

【护理计划与实施】

睡眠呼吸暂停综合征的治疗和护理的总体目标是老年人能够叙述诱因，主动寻求医务人员的帮助，积极治疗原发疾病，加强睡眠卫生。其具体的护理措施如下：

（一）控制原发疾病

对于肺心病、糖尿病、心脑血管疾病者应积极治疗原发病，对于上呼吸道阻塞者，可采取手术治疗。

（二）加强睡眠过程监护

病情严重者可出现心律失常、心力衰竭或呼吸衰竭甚至猝死，故必须加强睡眠的观察，以便及时发现和救护。

（三）睡姿训练

仰卧位时，舌根部向后坠缩，易引起呼吸困难。因此睡姿以侧卧位为主，多取右侧卧位，为经常保持侧卧位可在背部铺垫物品。

（四）氧疗

吸氧可减少呼吸暂停的次数，提高动脉血氧饱和度。

（五）健康指导

1. 建议肥胖的老年人控制饮食，增加活动量，以减轻体重。

2. 睡眠时采用侧卧位，避免气道狭窄加重。

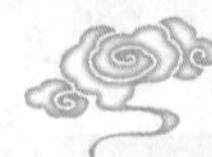


3. 睡前避免饮酒以及服用镇静类药物。

4. 预防感冒、咽喉炎及扁桃体炎等。

【护理评价】

经过治疗和护理后，老年人睡眠良好，原发病得到积极控制。

## 第七节　围绝经期综合征

**案例分析**

王某，女，51岁，退休工人，收入一般。初中文化，汉族，已婚。年前退休在家。半年前，月经开始变得无规律，有时两个月一行，有时一个月来两次。还出现阵发性潮红、潮热，烦躁易怒、失眠多梦等症状。朋友不多，除一两个深交的朋友平时偶尔电话联系外，很少进行其他娱乐活动。最近常常无缘无故发脾气，常常生自己的闷气，严重失眠，甚至彻夜不眠，怀疑自己得了精神病。

请问：作为护理人员应给予患者及家属哪些方面的指导？

围绝经期综合征又称更年期综合征（menopausal syndrome，MPS）指妇女绝经前后出现性激素波动或减少所致的一系列以自主神经系统功能紊乱为主，伴有神经心理症状的一组症候群。加强围绝经期的保健，对提高围绝经期女性的生活质量，有着非常重要的意义。

【护理评估】

（一）危险因素

由于生理性或病理性或手术而引起的卵巢功能衰竭，体内雌激素减少，可引起器官和组织的退行性变化。个体人格特征、神经类型、文化水平、职业、社会人际、家庭背景等与围绝经期综合征发病及症状严重程度有关。

（二）健康史

询问患者的月经情况，有无月经不规则，持续时间长及月经量增加；是否闭经、闭经时间。有无潮热、出汗、头痛、耳鸣、心悸等症状，有无抑郁、焦虑、易激动等情绪改变。

（三）身体状况

1. 月经紊乱　月经周期改变是围绝经期出现最早的临床症状。大致出现月经周期延长、月经周期不规则或月经突然停止3种类型。

2. 血管舒缩症状　为潮热、出汗，自然绝经发生率为50%，持续1～2年或更长，手术绝经发生率更高，发生于术后一周内。

3、精神神经症状　主要包括情绪、记忆力及认知功能症状，表现为烦燥、焦虑、抑郁、记忆力减退及注意力不集中。

4. 泌尿、生殖道症状　外阴瘙痒、阴道干燥疼痛、性交困难等。

5. 心血管疾病　血压升高或血压波动，心悸时心率不快。

6. 骨质疏松　大约出现在绝经后9～13年，约1/4的绝经后妇女患有骨质疏松。

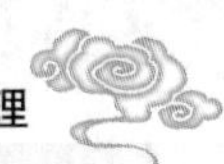



（四）心理 - 社会状况

了解患者和家属对本病的认识，患者有无自卑心理，家属对患者的表现是否理解。

（五）辅助检查

1．激素测定　包括 HPO 轴、肾上腺轴、甲状腺轴、胰腺功能的激素测定。

2．生化检查　包括血钙、磷、血糖、血脂、BUN、肝肾功能。尿糖、尿蛋白。$Ca^{2+}$/C、羟脯氨酸 /C 比值。

3．影像学检查　重点是确诊骨质疏松症。包括骨密度、骨皮质厚度单 / 多束光吸收测量、中子活性测定、CT 和 MRI 检查。

【常见护理诊断 / 问题】

1．舒适的改变　与性腺功能减退，导致神经、内分泌功能失调有关。

2．知识缺乏　缺乏有关围绝经期的知识。

【护理计划与实施】

围绝经期综合征的治疗和护理的目标为：①症状消失，身心愉快；②对本病有正确认识，平安度过围绝经期。其护理措施为：

（一）心理护理

1．主动与围绝经期妇女进行卫生保健知识的宣传教育，帮助她们掌握必要的科学知识，消除恐惧与疑虑，以乐观和积极的态度对待围绝经期。

2．对围绝经期妇女的家人，主要是对她们的丈夫进行卫生保健知识的宣传，帮助他们了解妇女围绝经期可能出现的症状，一旦出现某些神经功能失调症状时，应给予关怀、安慰、鼓励和同情。

（二）饮食护理

围绝经期妇女的饮食一要避免偏食；二要以清淡；三要注意营养平衡，适当增加鱼类、奶类、豆浆等高蛋白食物。多吃新鲜蔬菜、水果。适当摄取含钙质和维生素 D 较多的食物，以防止激素降低所致的骨质疏松，不吃刺激性食物，忌暴饮暴食，做到饮食有节，营养达到平衡。

（三）生活护理

围绝经期综合征的表现因人的体质情况、生活条件、工作环境的不同，临床表现各有差异，但都要保持正常的生活规律。保持大便通畅。要按时起居，养成早睡早起的习惯，做到有劳有逸，才能气血平和。

另外，在围绝经期，性功能虽有不同程度的减退，出现性欲淡漠等，但性医学研究证明：男女在 60 岁以上仍保持性的功能，故应当有适当的性生活。夫妻间性生活和谐，对抗衰延年，防止生理功能衰退及脏腑功能失调、防止性早衰是有益的。

（四）用药护理

围绝经期综合征患者使用雌激素治疗时，应根据医生的指导，科学、合理、规范的用药并定期监测。在服药过程中潮热及出汗消失，但停药后第 3～5 日又再出现者，说明所补充的剂量合适；每天服药中，症状仍持续不减时，说明剂量不足；服药期间每天有出血者，可能有子宫器质性疾病，应注意作进一步诊治；子宫颈黏液明显增加，乳房显著胀痛。则说明雌激素过量，应及时按医嘱增减用药量。

知识链接

**围绝经期服用雌激素安全吗？**

为治疗围绝经期的不适及预防围绝经期后出现的疾病，部分妇女会服用雌激素。不过美国国立卫生研究院赞助的一项研究发现，长期服用雌激素和黄体酮，可能有损健康。该项以围绝经期妇女为对象的研究发现，每 1 万名同时服用雌激素及黄体酮的妇女中，一年后患乳腺癌的较没有服用的妇女多 8 人；患心脏病的多 7 人。若只服用雌激素，则未清楚有何影响。由于研究显示有此副作用的比率很低，而这类补充剂确可缓解围绝经期症状，所以学者建议，有需要者可继续使用，但需将服用期尽量缩短，若有选择的话，最好使用其他药物帮助预防围绝经期后出现的骨质疏松症等问题。

（五）健康指导

1. 普及围绝经期卫生知识。对患者要讲明围绝经期是人生必须经历的生理阶段，这一时期的全身内分泌失调经过一段时间后，内分泌环境会逐渐建立新的平衡，症状自然就会消失。使其了解围绝经期的生理卫生，消除顾虑，稳定情绪，配合治疗，树立信心。

2. 保持和睦的家庭生活，合理安排工作与生活关系，妥善处理子女关系。适当的性生活。工作要量力而行，学会放松，修身养性，陶冶性情，培养兴趣爱好，才能保持乐观的情绪和生活热情，减少或避免发生心理问题。

3. 提高身心健康水平，做到起居有时，生活规律，注意劳逸结合，在工作紧张之余要善于休息，松弛精神及恢复体力。按时定时进餐，注意营养，选择低脂、低胆固醇饮食，适当增加蛋白质摄入，少吃碳水化合物食物及甜食，控制热量摄入。多吃含钙食物，如乳制品、虾米等。不嗜烟酒。

4. 坚持体育锻炼，经常进行锻炼及户外活动，如早操、跑步、散步、打太极拳、爬山等运动。坚持锻炼可以协调大脑皮层的活动，调整神经功能，改善睡眠。

5. 围绝经期妇女最好半年至 1 年进行 1 次体格检查，包括妇科检查和防癌检查，有选择地做内分泌检查。医疗保健人员应向围绝经期妇女提供优质咨询服务，帮助他们预防围绝经期综合征的发生，或减轻症状，缩短病程。

【护理评价】

通过对围绝经期综合征患者的护理，老人围绝经期症状消失，身心愉快；能够对本病有正确认识。

（赵久华　李　媛）

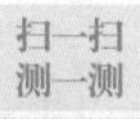
扫一扫
测一测

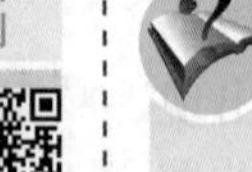
复习思考题

1. 试述老年人疼痛的常见因素及主要护理措施。

2. 李奶奶，78 岁，有 15 年糖尿病病史，两年前右眼看远处物体时出现多个叠影，近 1 个月来右眼视力下降到只有眼前光感，左眼视力也明显下降，有时伴头痛。老人担心完全失明而成为儿女的负担。经医生初步诊断为老年性白内障。请问：

(1) 老人目前的主要护理诊断 / 问题是什么？

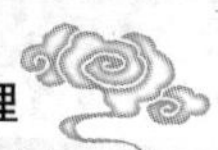

（2）如何为李奶奶进行健康指导？

3. 陈某，男，71 岁，退休教授，身高 171cm，体重 80kg，既往身体健康。老人睡眠时鼾声很大，打鼾有 20 多年，而且经常有睡眠憋气现象，有时憋气可达 3～5 分钟。最近憋气症状加重。老人白天感觉头昏沉，乏力，白天嗜睡。入院检查后，初步诊断为睡眠呼吸暂停综合征。请问：怎样做好陈爷爷的护理工作？

课件

08章PPT

# 第八章

# 老年人常见疾病与护理

扫一扫
知重点

学习要点

1. 老年病的概念及老年患病特点。
2. 老年常见慢性疾病的病因及诱因。
3. 老年常见慢性疾病的典型表现、治疗要点。
4. 老年常见慢性疾病的护理诊断、护理措施。

老年病(elderly disease)是指由于衰老引起的一系列与增龄相关的疾病。包括始发于老年期的疾病，如骨质疏松症、老年期痴呆等，和始发于老年前期或中年期，但随着年龄的增长，发病率增多且病情也有发展，延续进入老年期的疾病，如高血压、冠心病、2 型糖尿病等。老年人患病的临床表现、疾病进展、康复和预后与青年人不一致，有其自身的特点，故应针对老年人患病特点对老年患者实施护理。

源自不同器官系统的老年病表现出共有的临床特征：①起病隐匿，发展缓慢；②症状及体征不典型；③多种疾病同时存在；④易出现水电解质紊乱；⑤易出现意识障碍；⑥易出现并发症和后遗症；⑦伴发各种病理心理反应；⑧预后不良，治愈率低，死亡率高。老年病的特殊性要求必须对老年人做广泛而深入的评估，应考虑到认知、营养、生活经历、环境、活动及压力等一切影响因素，从多途径提供满足患者所需的一系列照顾活动，尤其要加强个体的自我照顾能力，使老年人保持尊严和舒适，提高生活质量。为了避免与内科护理的重复和进一步突出老年护理的特点，本章仅选择了老年人常见的疾病进行介绍。

## 第一节　老年高血压

高血压(hypertension)是一种以体循环动脉血压升高为主要临床表现的心血管综合征。老年高血压(elderly hypertension)是指年龄≥65 岁，在未使用抗高血压药物的情况下，血压持续或非同日 3 次以上收缩压(SBP)≥140mmHg(18.7kPa)和(或)舒张压(DBP)≥90mmHg(12.0kPa)。若收缩压≥140mmHg，舒张压＜90mmHg 则定义为单纯收缩期高血压(ISH)。老年高血压是老年人最常见的疾病，是导致老年人脑卒中、

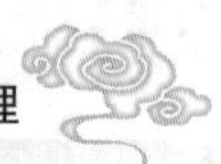

冠心病、充血性心力衰竭、肾衰竭和主动脉瘤发病率和死亡率升高的主要危险因素之一，也是老年人致残、致死的主要原因。据统计，我国高血压患者达2亿多，其中主要为老年人，其患病率随年龄的增长而逐年增加。

【护理评估】

（一）健康史

1. 内在因素　包括与血压有关的各种老化因素，如老年人血管粥样与纤维性硬化的程度、激素反应性减低的情况及压力感受器敏感性的变化等。原发性高血压有明显的家族聚集性，提示其有遗传学基础或伴有遗传生化异常。双亲均有高血压的子女，其以后发生高血压的几率明显增高。

2. 外在因素　主要指各种不良的生活方式，如缺乏体育锻炼、超重或肥胖、吸烟、大量饮酒、高盐饮食、精神因素等。

（二）身体状况

老年人高血压的表现与中青年有所不同，具有以下特征：

1. 以单纯收缩期高血压多见　老年高血压患者中，约半数以上是单纯收缩期高血压。流行病学显示人群收缩压随着年龄增长而增高，而舒张压在55岁以后逐渐下降，故脉压增大是老年单纯收缩期高血压的另一个重要特征，也是反映动脉损害程度的重要标志。

2. 血压波动大，易发生直立性低血压　由于老年人血管压力感受器敏感性减退，老年人的收缩压、舒张压和脉压的波动均明显增大，尤其是收缩压，1天内波动可达40mmHg。血压大的波动使老年人容易发生直立性低血压，且恢复的时间较长。

3. 症状少而并发症多　在靶器官明显损害前，半数以上老年高血压患者无症状，常在体检或并发脑血管病时才发现。由于老年人脏器老化、长期高血压加重了对靶器官的损害，其并发症的发生率高达40%。临床常见冠心病、脑卒中、心衰、肾动脉硬化等并发症，终末期进展快，疗效及预后差，病死率高。

4. 假性高血压　老年人肱动脉硬化，临床所用的间接测压法（气囊压不住肱动脉）读数过高产生“假性高血压”。或者测压时充气不足，听诊时处于听诊间歇，漏诊高血压。

5. 多种疾病并存　老年高血压常与糖尿病、高脂血症、动脉粥样硬化、肾功能不全等疾病共存并相互影响，使其治疗变得更加复杂，致残、致死率增高。

（三）心理-社会状况

了解老人的性格特征、情绪，有无对疾病治疗方面的焦虑；评估老人对本病的认知程度，是否具有自我保健知识；评估其家属是否具备本病的相关知识及对老人是否支持与理解。

（四）辅助检查

老年高血压患者在心电图、胸部X线、眼底检查等方面表现与一般成人高血压没有区别。但老年人尚需监测以下项目：

1. 24小时动态血压检测　老年患者血压波动性较大，有些高龄老人血压昼夜节律消失。

2. 血脂、血糖分析　老年高血压患者常合并高血脂、高血糖，通过监测可了解高血压对靶器官损害程度。

3. 内分泌检测　老年高血压多为低肾素型，表现为血浆肾素活性、醛固酮水平、β受体数目及反应性均低。

【常见护理诊断/问题】

1. 慢性疼痛：头痛　与血压升高所致的脑供血不足有关。

2. 活动无耐力　与血压升高所致的心、脑、肾循环障碍有关。

3. 有受伤的危险　与头晕、视力模糊、意识障碍或直立性低血压有关。

【护理计划与实施】

治疗护理的主要目标是将血压调整至适宜水平，最大限度地降低心脑血管病死亡和致残的危险，延长老年高血压患者的生命，提高生活质量。一般老年人高血压的降压目标与成年人相同，但对于老年ISH患者，中国高血压防治指南建议收缩压目标为150mmHg。鉴于舒张压过低有害，其应保持在60～65mmHg以上。治疗与护理的总体目标是：①老人能正确服用降压药，血压控制在适宜水平，疼痛减轻或消失；②心、脑、肾等靶器官血供改善，活动耐力逐渐增加；③减少或不发生外伤。具体措施如下：

（一）一般护理

1. 环境舒适　为老人提供安静、舒适的环境，头痛时嘱老人卧床休息，抬高床头，改变体位时动作要缓慢。治疗护理操作相对集中，动作轻巧，尽量减少人员探视，避免劳累、寒冷、精神紧张、情绪激动等不良刺激，保证老人睡眠充足与良好休息。

2. 适当运动　运动不仅可使收缩压和舒张压下降，且对减轻体重、增强体力起着重要作用。胰岛素抵抗使血压升高，而适当运动可降低胰岛素抵抗，从而使血压下降。运动方式以慢性有氧运动为宜，可选择步行、慢跑、太极拳、导引等，运动量及运动方式的选择以运动后自我感觉良好、体重保持理想为标准。

3. 病情观察　老年人血压波动大，应每日定时、多次测量立位血压，同时注意观察有无直立性低血压、靶器官损伤的征象和高血压急症。如发现患者意识发生改变，应绝对卧床休息。

（二）用药护理

药物治疗是老年高血压的主要治疗手段。降压药必须在医生指导下服用，保持稳定的血压。用药原则应从小剂量开始，逐步递增剂量，定期监测血压，随时调整药量。血压不可降得太低，速度不宜太快，一般血压控制在140/90mmHg左右为宜，防止因降压过低、过快引起心、脑、肾的缺血。同时应监测24小时动态血压，以确定最佳的用药剂量和服药时间，降压药最佳的服用时间为每日7:00、15:00和19:00，睡前不宜服用降压药，以免诱发脑卒中。更换药物治疗方案后，应加强巡视，密切观察疗效，勤测血压，如有异常及时汇报医生调整用药方案。

（三）心理调适

情绪激动、过度劳累会使交感神经兴奋性增高、心率增快，血压突然升高，使脑部硬化的血管破裂而出血。应指导老人保持情绪稳定、避免劳累过度，减轻精神压力，教会其学会放松技巧，如看书、读报、听音乐等，与家人、朋友建立融洽关系，保持轻松愉快的心情。

（四）健康指导

1. 疾病知识指导　向老人及家属讲述老年高血压的病因与诱因、治疗方法、常

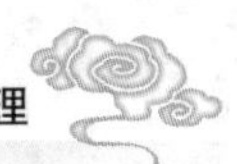


见并发症，使老人明确定期监测血压、长期坚持治疗的重要性，避免出现不愿服药、不难受不服药、不按医嘱服药的三大误区，养成定时定量服药习惯。在测量血压时要做到四定，即定时间、定体位、定部位、定血压计。

2. 生活指导　①控制体重：可通过减少总热量摄入和增加体力锻炼的方法来减轻体重；②膳食调节：少食多餐，选择适量优质蛋白、低盐（每天食盐摄入量低于 6g）、低脂、低胆固醇食物，丰富新鲜蔬菜和水果。肥胖者应减少热量的摄入，减轻体重。戒烟限酒，我国建议老年人乙醇每日摄入限量为：男性＜20～30g，女性＜15～20g；③精神调适：保持乐观心态，学会自我心理调节，避免情绪过分激动；④劳逸结合：生活规律，保证充足的睡眠，避免过度脑力劳动和体力负荷；⑤补钾：研究表明，无论正常人或高血压患者，补钾都能降低血压，且钠摄入越高，补钾效果越好，故老年高血压患者应多食含钾丰富的蔬菜水果。

3. 中医中药　中国传统中药、针灸、推拿、导引等对老年高血压患者的预防和康复有一定疗效。如"轻揉腹部"就是一种简单的推拿方法：患者取仰卧位，术者用掌根轻揉、按摩整个腹部，顺时针转动，期间患者自然呼吸，每次持续约 5 分钟。

知识链接

**预防直立性低血压的方法**

1. 服药后卧床 0.5～1 小时，测量并记录卧、立位血压，注意二者是否相差过多，以警惕直立性低血压的发生。

2. 指导患者避免长时间站立；改变姿势时，特别是从卧、坐位起立时动作要缓慢；如在睡前服药，夜间起床排尿时应防止血压下降引起昏厥而发生意外。

3. 避免沐浴时水温过高、饮浓茶、饮酒、过度用力增加腹腔压力而影响静脉回流。

4. 经常发生直立性低血压者，指导患者起床活动时应先穿弹性袜再下床活动。

5. 发生直立性低血压时，应采取下肢抬高位平卧，屈曲髋关节和摇动脚趾，以促进脚部血流，减少血液淤积在下肢，增加有效循环血量。

【护理评价】

老人能正确服用降压药，血压控制平稳；由血压升高引起的头痛能够减轻或消失；心、脑、肾等靶器官的血供改善，活动耐力增加；并发症发生少或无。

## 第二节　老年冠状动脉粥样硬化性心脏病

案例分析

李某，男，65 岁，半年前出现发作性胸痛，每当急走或上楼时感觉左胸压榨样疼痛，停止活动后几分钟可以缓解。1 天前因赴宴饮酒后出现心前区疼痛加重，并放射至左臂入院。既往有高血压史 10 余年，间断服用降压药，具体不详。有吸烟、饮酒史 30 余年。体格检查：体温 37℃，脉搏 90 次 / 分，呼吸 24 次 / 分，血压 150/90mmHg，全身体检未见明显异常。辅助检查：血尿便常规、肝肾功、电解质等未见明显异常。心电图提示：心肌缺血。

请问：1. 该患者存在哪些护理问题？

2. 如何为该患者制定护理计划？

冠心病（coronary atherosclerotic heart disease，CHD）是冠状动脉粥样硬化性心脏病的简称，是指冠状动脉管壁内发生粥样硬化，使血管腔狭窄或阻塞，和（或）冠状动脉发生痉挛，导致心肌缺血缺氧或坏死而引起的心脏病。冠心病是老年人最常见的心脏病，其患病率和死亡率随年龄的增长而增加，70 岁以上的老年人几乎都患有不同程度的冠心病。除了年龄因素，老年冠心病的发生与高血压、糖尿病有关，老年女性还与雌激素水平下降有关。

根据病理解剖和病理生理变化的不同，冠心病有不同的临床分型。1979 年 WHO 将冠心病分为无症状型冠心病、心绞痛、心肌梗死、缺血性心肌病、猝死 5 型。因心绞痛是冠心病最常见的类型，而急性心肌梗死（acute myocardial infarction，AMI）在老年人的发病率较一般成人高，且老年人 AMI 的病死率较高，故本节重点介绍老年心绞痛和老年心肌梗死的护理。

## 一、老年心绞痛

老年心绞痛（elderly angina pectoris）是由于冠状动脉供血不足，导致心肌急剧的、短暂的缺血缺氧，引起以发作性胸痛为主要表现的临床综合征。90% 的老年心绞痛是由冠状动脉粥样硬化引起，也可由冠状动脉狭窄或两者并存引起。

【护理评价】

（一）健康史

老年心绞痛的诱因与一般成人有所不同，常见诱因是体力活动和情绪激动。老年人躯体承受能力降低，易受外部环境的影响；老年人易遭受地位改变、丧偶、孤独等心理应激。老年冠心病的发生还与年龄、吸烟、肥胖等有关。此外，老年人常同时有多种慢性疾病共存，高血压、高脂血症、糖尿病被认为是冠心病最重要的危险因素，均可诱发或加重心绞痛。

（二）身体状况

老年人心绞痛表现多不典型，以不稳定型心绞痛为多。表现为：

1. 疼痛部位不典型　疼痛可在上颌部与上腹部之间的任何部位，或仅有胸骨后压迫感、窒息感等。

2. 疼痛性质不典型　老年人因痛觉减退，疼痛程度往往较轻，部分老人无典型心绞痛表现，其他症状如气促、疲倦、喉部发紧、左上肢酸胀、胃灼热感等表现较多，且有无症状心肌缺血的发生。

3. 体征少　大多数老年心绞痛患者无阳性体征。

（三）心理 - 社会状况

心绞痛易反复发作，应评估老人有无恐惧、抑郁，有无因对病情及预后不了解而产生焦虑反应。老人的家庭成员能否支持配合医护方案的实施。

（四）辅助检查

1. 心电图　是诊断心绞痛最常用的检查方法。老年心绞痛患者最常见的心电图

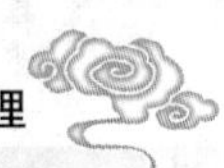

异常是非特异性 ST-T 段改变，即心绞痛发作时一过性的完全左束支传导阻滞，常提示有多支冠状动脉病变或左心功能不全。

2. 冠状动脉造影　为有创性检查，但对冠心病具有确诊价值。选择性冠状动脉造影使左、右冠状动脉及其主要分支清楚显影，可发现狭窄的部位及程度，且对老人是否需行冠状动脉血运重建也是必不可少的检查手段。

3. 放射性核素检查　可早期显示缺血区的部位和范围，结合其他临床资料，对心肌缺血有诊断价值。

4. 冠脉内超声显像　是在冠状动脉造影基础上发展起来的超声技术，可实时显示血管壁的形态、结构和功能，对心绞痛反复发作而冠状动脉造影正常者意义较大。

【常见护理诊断 / 问题】

1. 疼痛　与心肌缺血、缺氧有关。

2. 活动无耐力　与心肌供血、供氧不足有关。

3. 知识缺乏　缺乏控制诱发因素及药物应用的相关知识。

4. 潜在并发症：心肌梗死。

【护理计划与实施】

老年心绞痛的处理原则是避免诱发因素，改善冠状动脉血供和降低心肌耗氧，减轻症状和缺血发作，治疗动脉粥样硬化，预防心肌梗死和猝死。治疗与护理的总体目标是：①老人疼痛减轻或消失；②心肌血供改善，运动耐量提高；③了解控制心绞痛发作的诱发因素及药物应用知识；④无心肌梗死发生。具体护理措施如下：

（一）一般护理

1. 休息与活动　心绞痛发作时，立即停止正在进行的活动，原地休息。不稳定型心绞痛患者，应卧床休息，密切观察病情变化。

2. 氧疗　心绞痛发作时应及时给氧，常规用鼻导管或面罩给氧，调节氧流量为 4～6L/min，维持血氧饱和度达 95% 以上。

（二）病情监测

严密观察胸痛的变化情况及伴随症状，密切监测生命体征、心电图、血糖、血脂、肝功能等，注意有无急性心肌梗死的可能。

（三）用药护理

老年心绞痛所用药物与一般成人相同，但在使用时需结合老年人的用药特点。

1. 硝酸酯类药　是缓解心绞痛最有效的药物。心绞痛发作时应给予舌下含服硝酸甘油，老年人首次使用时宜取平卧位，以防止直立性低血压的发生。由于老年人唾液分泌减少，口服硝酸甘油前可先用水湿润口腔，再将药物嚼碎置于舌下。对于心绞痛频繁发作者，可遵医嘱给予硝酸甘油静脉滴注，但应控制滴速，并告知患者及家属不可擅自调节滴速，改变体位时动作宜缓慢，以防发生低血压。该药具有血管扩张作用，部分患者用药后可出现面部潮红、头晕、头部胀痛、心动过速、心悸等不适，应遵医嘱用药。

2. β 受体阻滞剂　该药与硝酸酯类合用具有协同作用，使用时要减小剂量，以免引起低血压，同时要避免突然停药，以免诱发心肌梗死。老年人窦房结功能降低，心率减慢，房室传导也容易出现障碍，故应用 β 受体阻滞剂时要从小剂量开始，维持心

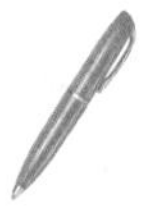

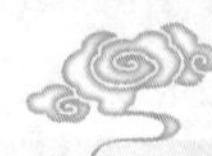


率在55次/分以上。若老年人同时患有慢性阻塞性肺疾病、心力衰竭或心脏传导等疾病时，应避免应用β受体阻滞剂。

3. 其他 ①钙拮抗剂：易引起老年人低血压，用药时从小剂量开始，并指导老年人用药后变换体位时速度应慢。②他汀类药物：具有降脂、稳定动脉粥样硬化斑块和保护心肌的作用，对于伴有高脂血症者，可长期使用此类药物治疗。③血小板抑制剂：应尽早使用，可有效防止血栓形成，阻止病情进展为心肌梗死，治疗期间应密切观察有无出血倾向，定期监测出、凝血时间及血小板计数。

（四）心理调适

心绞痛发作时要关心和安慰患者，解除紧张不安的情绪，指导患者学会放松技术，以减少心肌耗氧量。也可通过对疾病本质和预后的讲解改善其不合理的认知，消除老人的恐惧和焦虑。

（五）健康指导

1. 生活指导 ①合理膳食：指导老人摄入低热量、低脂、低胆固醇、低盐饮食，多食蔬菜、水果和粗纤维等食物，注意少量多餐，避免暴饮暴食；②戒烟、限酒；③适量运动：根据老人的心功能状态合理安排活动，避免过度劳累；④自我心理调适：保持乐观、稳定的心理状态；⑤避免诱发因素：过度劳累、情绪激动、饱餐、用力排便、寒冷刺激等都是心绞痛发作的诱因，应注意避免。

2. 用药指导 指导老人遵医嘱服药，不能擅自增减药量，自我监测药物的不良反应。外出时随身携带硝酸甘油以备急需。硝酸甘油见光易分解，应放在棕色瓶内存放于干燥处，以免溶解失效；药瓶开封后每6个月更换1次，以确保疗效。

3. 病情监测指导 教会老人及家属心绞痛发作时的缓解方法，胸痛发作时应立即停止活动并舌下含服硝酸甘油。如连续含服硝酸甘油3次仍不缓解，或心绞痛发作比以往频繁、程度加重、疼痛时间延长，应及时就医，警惕心肌梗死的发生。老年人心绞痛发作时可能表现为牙痛、肩周炎、上腹痛等，为防止误诊，可先按心绞痛发作处理并及时就医。告知老人应定期复查心电图、血压、血糖、血脂、肝功能等。

【护理评价】

老人掌握了减轻疼痛的方法，疼痛减轻或消失；活动耐力逐渐提高；无心肌梗死发生；能够有意识地调节不良情绪。

## 二、老年急性心肌梗死

老年急性心肌梗死（elderly acute myocardial infarction）是在冠状动脉病变的基础上，发生冠状动脉血供急剧减少或中断，使心肌严重而持久地急性缺血导致的心肌坏死。年龄是影响AMI预后的重要因素，有研究表明，约2/3的心肌梗死患者年龄在65岁以上，80岁以上的患者死亡率高达28%，老年急性心肌梗死的发生率明显高于中青年。

【护理评估】

（一）健康史

老年AMI发作的诱因较中青年少，常可在休息或睡眠过程中发生。缺乏体育锻炼及社交活动是老年AMI的主要危险因素，也可由便秘、饱餐、情绪激动等引起。此外，发热和感染也是老年人尤其是高龄老人的常见诱因。

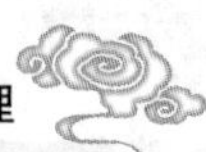

（二）身体状况

与一般成人AMI相比，老年人具有以下特点：

1．症状不典型　大部分老年AMI患者无典型临床症状，表现为无心前区或胸骨后疼痛，或疼痛轻微。部分患者可表现为牙、肩、腹等部位疼痛，或出现胸闷、呼吸困难、意识障碍等表现，也有患者以并发症为首发症状就诊。

2．全身症状　发热常见，多在起病后2～3天出现，体温一般在38℃左右，持续一周时间。可伴有血沉增快、心动过速等，疼痛时常伴消化的症状如恶心、呕吐、腹痛等。

3．并发症多　老年AMI患者各种并发症的发生率明显高于中青年患者，最常见的三大并发症为心律失常、心力衰竭、心源性休克，其中以心律失常发生率最高。除此以外，室壁瘤、心脏破裂、水电解质失衡及院内感染的发生率均高于中青年患者。

4．死亡率高　老年AMI患者的死亡率随增龄而上升，中青年AMI患者10年内病死率为10%左右，而老年人为30%～40%。死亡原因以心力衰竭多见，心脏破裂次之。

（三）心理-社会状况

老人因突发的、剧烈的胸痛而产生恐惧感、濒死感；频繁的检查、治疗及陌生的监护环境会进一步加重患者的恐惧与焦虑；因对疾病的认识不足、担心预后等，老人及家属易情绪激动、焦虑不安。

（四）辅助检查

1．心电图　是诊断AMI最有价值的检查方法。除特征性、动态心电图的改变外，老年AMI患者的心电图可仅有ST-T改变，且无病理性Q波检出率较高。

2．心肌坏死标记物　老年AMI患者心肌梗死特异性标记物为肌钙蛋白（cTn），其出现和升高均表明心肌坏死。其他常用酶学改变为心肌酶，其中肌酸激酶（CK）、天门冬酸氨基转移酶（AST）及乳酸脱氢酶（LDH）峰值延迟出现，CK和AST峰值持续时间长、CK峰值低。

3．其他　血常规、血沉检查可反映组织坏死和炎症反应情况。冠状动脉造影对判断病变部位、病变程度、侧支循环建立情况及选择治疗方案具有重要价值。

【常见护理诊断/问题】

1．急性疼痛　与心肌缺血、坏死有关。

2．活动无耐力　与心排量减少有关。

3．恐惧　与心肌急性坏死、休克、生存危机感有关。

4．潜在并发症：心源性休克、心力衰竭、心律失常。

【护理计划与实施】

老年AMI的处理原则：尽早（起病3～6小时）使心肌血液再灌注，以挽救濒死的心肌，防止梗死面积扩大和缩小心肌缺血范围，保护和维持心脏功能，及时处理严重心律失常、心力衰竭和各种并发症，防止猝死。再灌注心肌可采用经皮冠状动脉介入治疗、溶栓疗法及紧急主动脉—冠状动脉旁路移植术等方法。治疗与护理的总体目标是：①老人能正确使用止痛药物，疼痛减轻或消失；②老人心肌血液灌注恢复，缺血范围缩小，运动耐量提高；③能积极配合治疗与护理，减少或无并发症的发生。具体护理措施如下：

（一）一般护理

急性期12小时卧床休息，保持环境安静，减少探视，缓解焦虑，间断或持续吸氧。若无并发症，24小时内鼓励老人在床上进行肢体活动。老人须在冠心病监护病房内进行心电图、血压及呼吸的监测，必要时监测血流动力学的改变。此外，老年AMI的饮食、给氧等一般护理与中青年患者相似，但对于有严重并发症以及高龄、体弱者应适当延长卧床时间，下床活动需有人照顾。

（二）溶栓治疗的护理

早期有效的溶栓治疗可以改善AMI的预后，起病3～6小时最多在12小时内溶栓，越早效果越好。排除年龄以外导致脑出血的危险因素，对有适应证的老年AMI患者应积极、谨慎地进行溶栓治疗。溶栓前检查血常规、出凝血时间和血型；溶栓过程中应密切观察患者神志，注意穿刺部位皮肤黏膜有无出血，若发现鼻黏膜出血、牙龈出血、穿刺点出血等，应及时告知医生终止溶栓；溶栓后询问患者疼痛有无缓解，定时记录心电图，以判断溶栓效果并及时发现再灌注心律失常。

（三）介入治疗的护理

老年AMI患者介入治疗的并发症相对较多，应严密观察老人有无心律失常、心肌缺血、心肌梗死等急性并发症的发生。

（四）药物治疗的护理

1. 镇痛剂　遵医嘱给予吗啡或哌替啶止痛，老年人对吗啡的耐受性降低，使用时应注意观察有无呼吸抑制、低血压等不良反应。

2. 抗凝剂　阿司匹林能降低AMI的死亡率，70岁以上的老年人受益更大，已成为老年AMI的标准治疗，在使用过程中要密切观察有无出血倾向及胃肠道反应。

3. β受体拮抗剂　发病24小时以内尽早应用可降低老年AMI的死亡率，可选用对心脏有选择性的美托洛尔或比索洛尔，从小剂量开始口服，以静息状态下心率控制在60次/分为宜。

4. ACEI　常见副作用为头晕、乏力、肾功能损害等，故老年AMI患者应从小剂量开始逐渐增加至耐受量，并使用短效制剂，在用药过程中严密监测血压、血清钾浓度及肾功能。

（五）心理调适

向患者介绍监护室的环境及功能，使其尽快适应环境，简要解释疾病过程与治疗配合，减轻患者的心理负担，缓解恐惧心理。当患者出现紧张、焦虑或烦躁等不良情绪时，应予以理解并设法进行指导，烦躁不安者，可遵医嘱使用镇静剂。

（六）健康指导

除参见老年心绞痛患者的健康指导外，还应注意：

1. 健康教育　因急性心肌梗死是导致心脏性猝死的高危因素，故应指导老人照顾自我和教会家属心肺复苏的技术，以便紧急情况下在家庭实施抢救。

2. 康复指导　加强运动康复教育，与老人及其家属一起制订个体化运动方法，指导老人出院后的运动康复。

（1）运动原则：有度、有序、有恒。

（2）运动项目：有氧步行、慢跑、简化太极拳等。

（3）运动注意事项：①运动强度：根据个体心肺功能，循序渐进选择40%～80%

的靶心率范围控制运动强度；②运动持续时间：最初为每次6～10分钟，随后可逐渐延长至30～60分钟；③运动频率：每周5～7日，每日1～2次；④运动监测：进行康复运动初期必须在护理人员监测下进行，以不引起任何不适为度，心率增加不超过20次/分。

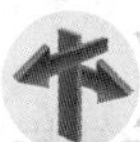

知识链接

AMI住院阶段七步康复程

| 步骤 | 康复运动 | 自理活动 | 健康教育 |
| --- | --- | --- | --- |
| 第一步 | 床上做四肢关节的主动、被动运动，非睡眠时间每小时1次 | 部分活动自理。自己进食，垂腿于床边，使用床边便盆。每日坐椅子1～2次，每次15分钟 | 介绍病房环境、个人急救和社会支援 |
| 第二步 | 坐于床边做四肢关节的主动运动 | 床上活动完全自理。每日坐椅子2～3次，每次15～30分钟 | 帮助戒烟，介绍康复程序，需要时给予教育材料 |
| 第三步 | 做2MET的伸展运动；慢速行走5m并返回 | 在病房里走动；随时坐椅子；坐轮椅在病房邻近区域活动 | 介绍心脏解剖和功能，讲解动脉硬化、心肌梗死的发病机制 |
| 第四步 | 做2.5MET的体操；中速行走23m并返回 | 监护下在病房临近区域走动 | 介绍心肌梗死的危险因素及其控制方法，教会自测脉搏 |
| 第五步 | 做3MET的体操；走92m，每天2次；试着下几级台阶 | 随时在病房、走廊走动；走到距病房较远的区域 | 介绍健康饮食和节省体力的方法 |
| 第六步 | 继续以上活动；走153m，每天2次；下楼（乘电梯返回）；介绍家庭运动 | 监护下温水淋浴 | 介绍医护方法：药物、手术、运动、家庭及社区调节 |
| 第七步 | 继续以上活动；上楼；继续介绍家庭运动 | 继续以前所有活动 | 出院计划：提供教育资料和药物卡；指导院外药物使用、活动、饮食、娱乐、随诊 |

注：MET，代谢当量（metabolic equivalent），常用于评价有氧训练的强度和热量消耗，1MET被定义为每千克体重每分钟消耗3.5ml氧气，相当于一个人在安静状态下坐着，没有任何活动时，每分钟氧气消耗量

【护理评价】

老人掌握了减轻心脏负担的技巧，疼痛有所减轻或消失；活动耐力逐渐提高；能遵医嘱科学合理用药；负性情绪有所改善。

## 第三节 脑 卒 中

案例分析

陈某，女性，68岁。因和他人争吵后突然倒地，不省人事，大小便失禁2小时急诊入院，诊断为“高血压性脑出血”。有高血压病史12年，间断服降压药。浅昏迷、双侧瞳孔不等大，体温37.2℃，脉搏60次/分，呼吸15次/分，血压190/120mmHg。有鼾音，右侧鼻唇沟变浅，口角歪

向左侧，右侧上下肢瘫痪，肌力 0 级，针刺无反应。心率 60 次 / 分，律齐，无心脏杂音。颈项强直、Kernig 征阳性。

请问：1. 该患者存在哪些护理问题？

2. 急性期护理要点有哪些？

脑卒中（stroke）是指急性起病、由于脑局部血液循环障碍所导致的神经功能缺损综合征。持续时间至少 24 小时以上，包括脑梗死、脑出血和蛛网膜下腔出血等。老年人是脑卒中的高发人群，脑卒中是危害老年人身体健康和生命的主要疾病之一，死亡率和致残率高，与心血管病、恶性肿瘤共同构成了多数国家的三大致死疾病。由于老年人脑卒中以脑梗死和脑出血为主，本节仅重点介绍脑梗死和脑出血两种疾病。

## 一、脑梗死

脑梗死（cerebral ischemic，CI）又称缺血性脑卒中（cerebral ischemic stroke，CIS），是指由于脑部血液供应障碍，缺血、缺氧所导致的局限性脑组织的缺血性坏死或脑软化。脑梗死约占全部脑卒中的 60%～80%，临床上最常见的类型为脑血栓形成和脑栓塞。

脑血栓形成（cerebral thrombosis）是指脑动脉因动脉粥样硬化及各种动脉炎等病变使管腔狭窄、闭塞或在狭窄的基础上形成血栓，造成脑局部血流减少或中断，脑组织缺血缺氧而软化、坏死，出现局灶性神经系统症状和体征。脑血栓形成是脑梗死最常见的类型，也是最常见的脑血管疾病。脑栓塞（cerebral embolism）是指各种栓子（血流中的异常固体、液体、气体）随血流进入脑动脉使血管腔急性闭塞，引起相应供血区脑组织缺血坏死及脑功能障碍。

另外，短暂性脑缺血发作（transient ischemic attack，TIA）是指局限性脑缺血导致突发短暂性、可逆性神经功能障碍。症状持续数分钟，多在 1 小时内恢复，24 小时之内完全恢复，不遗留神经功能缺失症状，但可反复发作。TIA 是公认的缺血性卒中最重要的独立危险因素。

【护理评估】

（一）健康史

动脉粥样硬化是脑血栓形成与脑栓塞的共同病因。因此，高血压、糖尿病、高脂血症、高黏血症、吸烟、冠心病及精神状态异常等导致或加重动脉粥样硬化的因素都与脑梗死的发生有关。由于脑血栓形成与脑栓塞的机制不同，其病因也有所区别。

1. 脑血栓形成　最常见的病因是脑动脉粥样硬化。常伴高血压，与动脉粥样硬化相互影响。高脂血症和糖尿病也可加速动脉粥样硬化的病程。

2. 脑栓塞　造成脑栓塞栓子的来源可分为心源性、非心源性及来源不明性，老年脑栓塞的栓子以心源性最常见，占脑栓塞的 60%～75%。

（二）身体状况

1. 脑血栓形成表现　一般多发生于中老年人，有脑动脉硬化、高脂血症和糖尿病的老人最易发生。约 25% 老年人发病前有短暂性脑缺血发作（TIA）史，多数在安静休息时发病。部分老人在睡眠中发生，次日晨被发现不能说话，一侧肢体瘫痪。病情

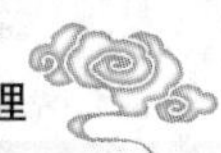

多在几小时或几天内发展达到高峰，也可呈症状进行性加重或波动。发病时大多数老人意识清楚，少数可有不同程度的意识障碍，持续时间较短。神经系统体征主要取决于脑血管闭塞的部位及梗死的范围，其中大脑中动脉闭塞最为常见。常为局灶性神经功能缺损的表现，如偏瘫、偏身感觉障碍、同向偏盲，失语。

2. 脑栓塞表现　老年脑栓塞发作急骤，多在活动中发病，无前驱症状，意识障碍和癫痫的发病率高，且神经系统的体征不典型。部分老人有脑外多处栓塞证据，如肺栓塞、肾栓塞或下肢动脉栓塞等。

3. 无症状性脑梗死多见　在65岁以上的人群中，无症状性脑梗死的发生率可达28%。

（三）心理 - 社会状况

老年脑梗死病情危重，会造成患者及家属的恐惧和担忧，因功能障碍会加重患者的悲观、无能为力感。评估老人的心理状态，了解家属对老人的关心程度以及对疾病治疗的支持情况。

（四）辅助检查

1. 影像学检查　头颅CT于发病后24～48小时见低密度梗死灶；MRI在数小时内可清晰显示早期缺血性梗死和动脉管壁病变，尤其对小脑及脑干梗死的诊断率高。DSA可显示动脉闭塞或狭窄的部位和程度，尤其适合老年人脑梗死的辅助检查。

2. 脑脊液检查　脑脊液检查多正常，清澈，压力不高。大面积梗死伴脑水肿者，可有脑脊液压力升高。

【常见护理诊断 / 问题】

1. 躯体活动障碍　与肢体麻木、瘫痪或平衡力降低有关。

2. 语言沟通障碍　与大脑语言中枢功能受损有关。

3. 吞咽障碍　与意识障碍或延髓麻痹有关。

4. 有废用综合征的危险　与偏瘫、意识障碍、长期卧床有关。

5. 焦虑　与突发症状、机体功能障碍有关。

6. 潜在并发症：颅内压增高、脑疝等。

【护理计划与实施】

脑血栓的处理应遵循超早期、个体化和整体化的原则。脑栓塞的处理强调急性期的综合治疗，尽可能恢复脑部血液循环，恢复期进行物理治疗和康复治疗。治疗和护理的总体目标是：①老人生活自理能力有所增强；②能掌握恰当的进食方法，并主动配合吞咽功能训练，吞咽功能逐渐恢复，营养需要得到满足；③能有效预防并发症的发生。具体护理措施如下：

（一）一般护理

1. 休息与活动　急性期安置患者平卧位，安静休息，以保证脑部血液供应，协助患者做好日常生活护理，保持皮肤清洁、干燥；恢复期鼓励患者独立完成生活自理活动，根据病情恢复情况适量运动。

2. 环境与安全　病室通风，保持空气清新，室内温湿度适宜。保持床铺清洁、干燥、无渣屑，减少对皮肤的刺激；做好口腔护理，保持大便通畅，避免用力咳嗽，以防栓子脱落再次造成栓塞；头部禁用冷敷，避免血管收缩或痉挛加重脑缺血；定时翻身，保护受压部位，避免压疮；有意识障碍和躁动不安者，床边加护栏以防坠床。

3. 饮食护理　给予低盐、低脂、低胆固醇，清淡、易消化的食物，多食高蛋白、高维生素食物。鼓励患者自行进食，对吞咽困难、不能进食者，必要时给予鼻饲，并做好留置胃管的护理。

（二）病情观察

急性脑梗死的老人应进入脑卒中单元重点监护，密切监测生命体征、意识、瞳孔、肌力、肌张力的变化，加强血气分析、心电血压监测、氧气吸入，防止低氧血症、心律失常及高血压的发生。

（三）用药护理

老年脑血栓的药物治疗主要包括溶栓、抗凝、抗血小板聚集和降颅压等，严格遵医嘱用药，使用过程中注意药物不良反应，注意观察有无出血倾向，有无胃肠道反应、黑便等。定期来院复查，复查血糖、血压、血脂等指标，以观察病情变化，随时调整治疗方案。

（四）心理调适

老人常因突然出现瘫痪、生活自理能力降低、失语等产生焦虑、悲观的情绪，护士应予以心理疏导和心理支持，鼓励老人多与家人交流，指导老人正确面对疾病，消除不良心理，增强战胜疾病的信心。

（五）健康指导

1. 疾病知识指导　向老人和家属介绍脑梗死的基本病因和危险因素，早期症状和就诊指征，使老人和家属了解超早期治疗的重要性和必要性；说明积极治疗原发病、去除诱因是防止脑梗死的重要环节。对于偏瘫、失语者，要教会其及家属康复训练的基本方法，以提高老人的生活质量。

2. 日常生活指导　养成良好的生活习惯，适当运动，合理安排起居，坚持适当的体育锻炼，避免情绪激动及从事重体力劳动。指导老人穿宽松、柔软、棉质且穿脱方便的衣服，穿衣时先穿患侧再穿健侧，脱衣时顺序相反。不宜穿系带的鞋子。

3. 康复训练　康复训练包括语言功能训练、运动功能训练及协调能力训练。

(1) 语言功能训练：可根据老人喜好选择合适的图片或读物，从发音开始按照字、词、句、段的顺序训练老人说话，循序渐进地、有重点地进行训练。训练时护理人员应仔细倾听，善于猜测询问，为老人提供诉说熟悉的人或事的机会。同时要对家属做必要的指导，为老人提供良好的语言环境以便于促进语言功能的改善和恢复。

(2) 运动功能训练：应循序渐进，对肢体瘫痪的老人在康复早期即开始做关节的被动运动，稳定后，应鼓励老人做主动锻炼，活动量由小到大，时间由短到长，并逐渐增加活动量。应尽早协助老人下床活动，先借助平行木练习站立、转身，后逐渐借助助行器练习行走。

(3) 协调能力训练：主要是训练肢体活动的协调性，先集中训练近端肌肉的控制力，后训练远端肌肉的控制力，训练时要注意保护老人的安全。

(4) 如发现眩晕、步态不稳、血压升高、肢体麻木无力、言语模糊或失语等异常情况，立即就诊，防止病情进一步发展。

【护理评价】

通过治疗、护理及功能锻炼，改善了老人脑梗死区血液循环，尽可能地恢复神经功能；老人生活自理能力有所提高，吞咽功能逐渐恢复；未发生营养不良、压疮等并发症。

## 二、脑出血

脑出血（intracerebral hemorrhage，ICH）是指原发性非外伤性脑实质内出血。脑出血占急性脑血管病的20%～30%，好发年龄为50～70岁，且患病率和病死率随年龄增长而增高，存活者中80%～95%遗留神经功能损害，是影响老年人健康的严重疾病。脑出血最常见的病因是高血压合并脑动脉硬化，其他病因包括动颅内动脉瘤、动静脉畸形、脑动脉炎、血液病、抗凝或溶栓治疗等。

【护理评估】

（一）健康史

1. 基础疾病　脑出血患者80%～90%有高血压病史，长期高血压可使小动脉弹性降低、脆性增高，当血压骤然升高，就会引起小动脉破裂出血。另外，动静脉畸形血管破裂也是引起脑出血的基础病因。

2. 用药情况　评估老人是否使用影响凝血的药物，如溶栓药、抗凝剂或抗血小板药等，可在跌倒、外伤后引起脑出血的发生。

3. 诱发因素　饮酒过度、情绪激动、大便用力等因素均可诱发脑出血。

（二）身体状况

脑出血发作前一般无预兆，少数可有头晕、头痛、肢体麻木及口齿不清等前驱症状。发病后往往数分钟至数小时内病情发展至高峰，血压明显升高，并出现头痛、呕吐、偏瘫、失语、意识障碍、大小便失禁等；呼吸深沉带有鼾声，重者呈潮式呼吸或不规则呼吸。

（三）心理-社会状况

由于急性发病及致残率和死亡率高，患者易产生焦虑、恐惧、绝望等心理反应。评估老人及家属对疾病的认识程度，了解家属对老人的关心程度和对疾病治疗的支持情况。

（四）辅助检查

1. 头颅CT检查　是确诊脑出血的首选检查，可显示边界清楚的均匀高密度血肿，早期发现脑出血的部位、范围和出血量以及是否破入脑室。

2. 头颅MRI检查　可发现结构异常，明确脑出血病因，检出小脑和脑干的出血灶。

3. 脑脊液　压力增高，呈均匀血性。因腰椎穿刺检查易诱发脑疝，一般不做该检查，仅适用于不能进行CT检查且无颅内压增高的患者。

【常见护理诊断/问题】

1. 急性意识障碍　与脑出血、脑水肿有关。

2. 语言沟通障碍　与语言中枢受损有关。

3. 躯体活动障碍　与肢体瘫痪有关。

4. 潜在并发症：脑疝、上消化道出血。

【护理计划与实施】

老年脑出血的处理原则为：脱水降低颅内压，减轻脑水肿；调整血压；防止继续出血；减轻血肿所致继发性损害，促进神经功能恢复；加强护理，防治并发症。治疗和护理的总体目标是：①老人意识障碍程度减轻或意识清楚；②能配合进行语言和肢体功能康复训练，语言表达能力、躯体活动能力逐步恢复正常，日常生活能力能有所提高，生活需求得到满足；③能及时识别脑疝的先兆和上消化道出血的症状，并采取正确的抢救措施。具体护理措施如下：

（一）一般护理

1. 休息与活动　急性期绝对卧床休息 4～6 周，抬高床头 15°～30°，以减轻脑水肿，发病 24～48 小时内避免搬动。病情平稳后，逐渐抬高床头，进行床上坐位、下床站立和适当运动，鼓励老人循序渐进地活动。

2. 环境与安全　提供安静、舒适的休养环境，避免强光、强声刺激；有烦躁、谵妄者加保护性床挡，必要时使用约束带；对于昏迷、瘫痪老人注意预防压疮，保持床单位整洁、干燥。

3. 饮食护理　急性脑出血发病 24 小时内禁食，待生命体征平稳以后可给予高蛋白、高维生素、清淡、易消化、无刺激的流质饮食，少食多餐；对于昏迷或吞咽困难者可给予鼻饲，做好口腔护理。

（二）密切观察病情

监测老人的生命体征、意识、瞳孔，注意观察脑疝的先兆，如出现意识障碍加深、头痛、呕吐、血压升高、呼吸不规则、双侧瞳孔不等大等情况，应及时通知医生并做好抢救准备；保持呼吸道通畅，及时清理呼吸道分泌物，防止肺部感染；吸氧，防止脑缺氧。

（三）用药护理

1. 降颅压药　常用药物为甘露醇，用药过程中应记录 24 小时出入液体量，并注意该药的肾毒性作用，如老人合并心功能不全时可用呋塞米。对出血量较大、颅内压增高明显、意识障碍较重或有脑疝时还可选用地塞米松，但对合并糖尿病、消化道出血或严重感染者禁用。

2. 降压药　脑出血急性期一般不予应用降压药物，以脱水降颅压治疗为基础。但血压过高时，可增加再出血的风险，应及时控制血压。当血压≥200/110mmHg 时，应采取降压治疗，使血压维持在略高于发病前水平或 180/105mmHg 左右。血压降低速度和幅度不宜过快以免影响脑灌注压。

3. 止血和凝血药物　仅用于并发消化道出血或有凝血功能障碍时，对高血压性脑出血无效。应激性溃疡导致消化道出血时，可用西咪替丁、奥美拉唑等药物。

（四）心理调适

应鼓励和安慰老人，减轻老人的应激反应；同时做好家属的心理疏导，通过相关知识和技能的讲解增强其与老人合作，共同战胜疾病的信心和勇气。

（五）健康指导

1. 疾病知识指导　告知老人避免各种诱发因素，如情绪激动、过度兴奋或愤怒、恐惧等不良心理刺激。保持积极愉快乐观的生活态度，避免情绪激动和不良刺激。

2. 运动指导　保持环境安静，注意休息，生活规律，保证充足睡眠。坚持适当的运动，如打太极拳、散步，可以促进血液循环和大脑的新陈代谢，改善脑的营养状况，但应避免过度劳累及用脑过度，做到劳逸结合。

3. 积极治疗原发病　如高血压、糖尿病、心脏病、肥胖、高血脂等危险因素。

4. 遵医嘱按时服药，积极控制高血压。一旦出现头痛、呕吐、意识障碍等及时就医。

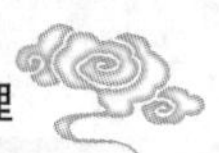

【护理评价】

老人意识障碍逐渐改善；能按计划坚持进行语言和肢体功能的康复训练，日常生活能力逐渐提高；情绪稳定，自信心增强。

## 第四节　老年肺炎

老年肺炎（elderly pneumonia）即65岁以上老年人所患的肺炎，是指各种病原体引起的发生在终末气道、肺泡和间质的炎症。老年肺炎大部分由细菌感染所致，50%以上的肺炎患者是65岁以上的老人，老年肺炎的发病率大约是青年人的10倍。肺炎是老年人疾病当中发病率高、死亡率高、危害大的疾病，也是导致老年人死亡的最常见感染性疾病。

【护理评估】

（一）健康史

绝大多数老年肺炎由感染所致，病情的严重程度与病原体及老年人自身状况有关。

1．口腔卫生　如口咽部细菌密度升高，菌群平衡失调，则可通过吸入导致肺炎。据统计，65岁以上老年人口腔革兰阴性杆菌分离率较年轻人高10倍，可通过吸入导致老年肺炎的发生。

2．病原体　老年肺炎的病原体中，细菌仍占主要地位，老年社区获得性肺炎（CAP）最常见的致病菌是肺炎链球菌，老年医院获得性肺炎（HAP）常见的致病菌是革兰阴性杆菌，尤其以铜绿假单胞菌及肺炎克雷伯杆菌最常见。对高龄、意识障碍、吞咽障碍的患者，厌氧菌是CAP和HAP的常见病原菌，主要通过误吸致病。此外，老年人也是真菌、病毒的易感者，故老年肺炎多种病原体混合感染率明显高于一般成人肺炎。

3．合并慢性病　老年肺炎患者70%～90%有一种或多种基础疾病存在。常伴多种慢性病，如慢性阻塞性肺疾病、糖尿病、肿瘤等，使机体免疫功能及上呼吸道防御功能下降。

4．危险因素　①老年人喉反射减弱，吞咽功能减退，导致对抗病原菌入侵的能力减弱，胃内容物和咽喉分泌物易误吸入气管内，诱发吸入性肺炎，吸入性肺炎约占老年CAP的71%；②老年人呼吸系统老化，上呼吸道保护性反射减弱，体液免疫及细胞免疫功能均下降；③呼吸道纤毛运动能力减弱，清除呼吸道分泌物能力下降，引起呼吸道分泌物聚集，从而使呼吸道黏膜上皮易受损；④老年人肺泡防御能力减弱；⑤医源性因素：抗生素、激素的不合理应用削弱了机体的免疫力，导致条件致病菌感染，呼吸机的应用增加了感染的机会；⑥饥饿、寒冷、酗酒、过度劳累等使机体抵抗力减弱，易诱发肺炎。

（二）身体状况

老年肺炎的临床表现大多不太典型，其表现因病原体毒力、身体状态不同而有较大差异。具有以下特点：

1．起病隐匿　患者健康状况逐渐恶化，以非特异性症状常见，如食欲减退、呕吐、腹泻、乏力、精神萎靡等。出现嗜睡、意识模糊等特殊表现的老年人，是肺炎发病率和死亡率的高危人群。

2. 临床表现多不典型　老年肺炎多无发热、胸痛、咳嗽等典型症状，有症状者仅占35%左右，以呼吸频率增加、呼吸困难及全身中毒症状较常见，在病程早期即可出现。

3. 肺部体征　老年肺炎肺部实变体征较少见，主要表现为干、湿性啰音及呼吸音减低，极少出现语颤增强、支气管呼吸音等肺实变体征。

4. 并发症多而重　老年人常患多种慢性疾病，免疫功能低下，一旦发生肺炎易并发呼吸衰竭、心力衰竭、休克、DIC、电解质紊乱和酸碱失衡等，是老年肺炎死亡的重要原因。

5. 病程较长　老年肺炎常为多种病原菌混合感染，耐药情况常见，病灶吸收缓慢，病程延长。

### （三）心理 - 社会状况

老人会因病程长而引起烦躁或抑郁等情绪反应，同时要注意评估家属有无对老人病情和预后的担忧，家庭的照顾和经济能力能否应对。

### （四）辅助检查

1. 血常规　对于中青年患者，往往有白细胞计数升高、中性粒细胞增高及核左移。但老年人敏感性下降，衰弱、重症和免疫功能低下的老年患者白细胞总数可以不高，多有中性粒细胞升高和核左移。

2. 胸部X线检查　胸部影像异常是肺炎诊断和判断疗效的重要标志。老年肺炎80%以上表现为支气管肺炎，少数呈节段性肺炎，典型的大叶性肺炎少见。此外，老年肺炎病灶消散缓慢，易因吸收不全而形成机化性肺炎。

## 【常见护理诊断/问题】

1. 清理呼吸道无效　与痰液黏稠不易咳出及咳痰无力有关。
2. 气体交换受损　与肺炎所致的有效呼吸面积减少有关。
3. 活动无耐力　与呼吸困难、乏力、器官功能障碍有关。
4. 潜在并发症：呼吸衰竭、心力衰竭、感染性休克。

## 【护理计划与实施】

老年肺炎须及早给予抗生素治疗，抗生素的使用原则为早期、足量、针对致病菌选药、重症者联合用药、适当延长疗程。治疗与护理的总体目标是提高机体抵抗力、去除诱因、改善呼吸功能、防治并发症、促进康复、降低死亡率：①患者学会有效咳痰和呼吸的方法，呼吸功能得到改善；②肺炎症状改善，能维持理想的气体交换；③机体抵抗力增强，无或少有并发症的发生。具体护理措施如下：

### （一）一般护理

1. 环境与休息　保持室内空气新鲜，温湿度适宜。住院早期应卧床休息，平卧位时头部抬高60°，如并发休克者取仰卧中凹位。鼓励和指导老人有效呼吸，衰弱或重症者应定时翻身、叩背，必要时吸痰。

2. 纠正缺氧　由于生理状态下的$PaO_2$随年龄增长而降低，故老年肺炎患者大多伴有低氧血症，应给予较高浓度（40%～60%）吸氧，若伴有$CO_2$潴留者则采取低浓度（30%以下）给氧，重症肺炎及早应用呼吸机辅助治疗，并发休克者给予4～6L/min高流量吸氧。

3. 口腔护理　防止吸入性肺炎及口腔内细菌进入肺部，加重感染。应定期为老

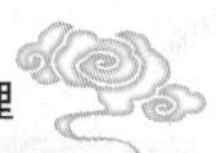

人检查口腔，对有口腔溃疡和感染者，要及时针对性地选择漱口液进行口腔护理和对症处理。

4. 饮食护理　饮食宜清淡易消化，含高热量、高蛋白、高维生素的流质或半流质食物，少量多餐。进食时要采取适当的体位，防止呛咳。

### （二）病情观察

老年肺炎的并发症多见，严重影响患者的预后，应密切观察患者的神志、呼吸、血压、心率及心律等变化，警惕呼吸衰竭、心力衰竭、休克等并发症。

### （三）用药护理

正确选用抗生素是治疗老年肺炎的关键，用药途径以静脉给药为宜，遵医嘱使用抗生素过程中，注意观察疗效和不良反应。如应用头孢唑林钠（先锋Ⅴ）可出现发热、皮疹、胃肠道不适等不良反应；喹诺酮类药物（氧氟沙星、环丙沙星）偶见皮疹、恶心等不良反应；氨基糖苷类抗生素有肾、耳毒性，老年人或肾功能减退者应特别注意有无耳鸣、头晕、唇舌发麻等不良反应，一旦出现严重不良反应，应及时与医生沟通，并作相应处理。

### （四）心理调适

关心、安慰老人，耐心倾听其主诉，细致解释老人提出的问题。尽可能帮助和指导老人有效咳嗽，作好生活护理，使其以积极的心态配合医护工作。

### （五）健康指导

1. 疾病预防指导　避免上呼吸道感染、淋雨受寒、过度疲劳等诱因。加强体育锻炼，增加营养。长期卧床者应注意经常改变体位、翻身、叩背，随时咳出气道内痰液。也可接种流感疫苗、肺炎疫苗等以预防发病。

2. 生活指导　为增强机体的抵抗力，指导老人坚持有氧运动、饮食营养均衡、戒烟忌酒、保持口腔清洁卫生。

3. 康复训练　老年合并慢性呼吸衰竭者，呼吸肌疲劳无力，有效通气不足，需要进行康复训练。应教会患者腹式呼吸的方法，按要求每日锻炼3～5次，每次持续时间以患者不感到疲劳为宜。此外，还可配合步行、老年体操等全身运动，提高老人的通气储备。

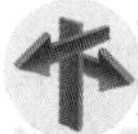

### 知识链接

**老年肺炎的预防**

老年肺炎预防的主要措施是流感疫苗和肺炎球菌疫苗的接种。

1. 预防流感　根据美国CDC（美国疾病控制与预防中心）推荐，所有65岁以上有或没有基础疾病的老人和在养老院或长期护理机构居住的老人应每年注射流感疫苗，以防止流感发生。对65岁以上老年人的研究发现预防流感患者可显著受益。低风险人群注射疫苗可使呼吸系统疾病的住院率减少49%，各种原因导致的死亡减少55%。

2. 肺炎球菌疫苗　肺炎球菌是老年肺炎最重要的致病菌。肺炎球菌疫苗由23种最常见的血清型组合而成，占感染因素的90%，其对老年人肺炎球菌肺炎的保护率可达60%～70%。虽然注射疫苗尚有许多争议，但CDC仍推荐老年人、居住养老院或长期护理机构的人群每5年重复接种肺炎球菌疫苗。

【护理评价】

老人学会了有效咳嗽和呼吸的方法，呼吸功能得到改善；能够按照要求摄入营养及运动锻炼，机体抵抗力有所增强；用药科学规范；无或少有并发症发生。

## 第五节　胃食管反流病

案例分析

王某，男，67岁，因"反复反酸、烧心3年"入院。患者3年前出现反酸，多于饭后1小时出现，弯腰时也可出现，无恶心、呕吐，间断伴有胸骨后疼痛，曾在院外给予治疗（具体不详），疗效欠佳，反复发作。既往无高血压、糖尿病史。有吸烟史30余年，1包/日，无饮酒史。体格检查：体温37℃，脉搏86次/分，呼吸20次/分，血压120/85mmHg，全身体检未见明显异常。

请问：1. 该患者目前主要的护理问题是什么？

2. 主要护理措施有哪些？

胃食管反流病（gastroesophageal reflux disease，GERD）是由于防御机制减弱或受损，使得胃、十二指肠内容物通过松弛的食管下括约肌反流的强度、频率和时间超过组织的抵抗力，从而进入食管下端，引起一系列症状。老年人因膈肌、韧带松弛，食管裂孔疝的发生率较高，所以GERD的发生率明显增高，发病率随年龄增长而增加。

【护理评估】

（一）健康史

1. 疾病

（1）消化性疾病：食管裂孔疝、胃泌素瘤、胃酸分泌过多、胃排空延迟及消化功能紊乱，各种非器质性病变，如肠易激综合征等常有食管异常运动，以上原因均可引起GERD。

（2）全身性疾病：糖尿病并发神经病变致胃肠自主神经受累，进行性系统硬化症使食管平滑肌受累，均可引起食管、胃肠道蠕动减弱，导致GERD的发生。

2. 危险因素　①年龄：老年人GERD的发病随年龄的增长而增加，与增龄导致的退行性变相关，易发生胃食管反流，尤其女性，发病高峰年龄在40～60岁；②超重和肥胖：有研究发现BMI与GERD症状发生的频率有显著的正相关；③吸烟、浓茶及某些饮料：可降低食管下括约肌的压力，碳酸饮料更是导致患者在夜间出现胃灼热的高危因素；④高脂肪摄入：高脂肪可延缓胃的排空，会带来GERD和糜烂性食管炎的高风险；⑤某些药物：如α受体阻断剂、β受体兴奋剂等药物可松弛食管下括约肌，钙通道阻滞剂、非甾体抗炎药可能负面影响GERD及其治疗。⑥其他：饱餐、体力劳动、家族史、社会因素等均与GEDR的发生有关。

（二）身体状况

1. 反流症状　表现为反酸、嗳气、反食、反胃等，餐后明显或加重，弯腰或平卧时易出现。反酸常伴烧心（胃灼热感），是胃食管反流病最常见的症状。

2. 反流物刺激食管的症状　表现为烧心、胸痛、吞咽困难等。烧心多在餐后1小时出现，卧位、前倾或腹压增高时加重。胸痛为胸骨后或剑突下疼痛，严重时可放射

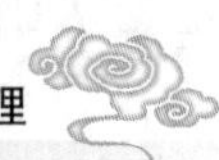

至胸部、后背、肩部、颈部、耳后。吞咽困难呈间歇性，进食固体或液体食物均可发生。严重食管炎或食管溃疡者可有咽下疼痛。

3. 食管以外刺激症状　表现为长期咽痛、慢性咳嗽、哮喘及声嘶。咳嗽多在夜间，呈阵发性，伴有气喘。

与年轻人相比，老年 GERD 患者症状可不典型，胃灼热或反酸发生率降低，而厌食、消瘦、贫血、呕吐和吞咽困难等症状，发生率却随年龄增长而显著增高，且年龄越大，发生严重食管炎的危险越大。

GERD 的诊断标准：①即使反流症状轻微，每周出现≥2 次反流症状会导致生活质量下降；②不频繁的中至重度症状，每周 <2 次尽管不足以影响生活质量，仍满足 GERD 诊断。

（三）心理 - 社会状况

患本病的老人由于进餐后不适，会对进餐产生恐惧，同时由于在食物选择方面受限而减少与他人共同进餐的机会，导致正常社交活动减少。

（四）辅助检查

1. X 线钡餐检查　敏感性较低，可作为食管反流病的初始检查。可见钡剂频繁地反流入食管下段，食管蠕动有所减弱，食管下段痉挛及运动异常；有时见食管黏膜不光滑，有龛影、狭窄及食管裂孔疝的表现。

2. 内镜检查　是诊断反流性食管炎最准确的方法，可判定反流性食管炎的严重程度。可见食管黏膜损伤、炎症或狭窄。

3. 其他　包括 24 小时食管 pH 监测、食管酸灌注试验、食管测压试验等。

【常见护理诊断 / 问题】

1. 慢性疼痛　与反酸引起的烧灼及反流物刺激食管痉挛有关。

2. 营养失调：低于机体需要量　与厌食和吞咽困难导致进食减少有关。

3. 有孤独的危险　与进餐不适引起的情绪恶化及参加集体活动次数减少有关。

4. 潜在并发症：食管出血、穿孔。

【护理计划与实施】

治疗包括减少胃食管反流、避免反流物刺激损伤的食管黏膜及改善食管下括约肌的功能状态，通过内科保守治疗一般就能达到治疗目的，经内科治疗无效的重症患者，可采用抗反流手术治疗。护理的核心原则是进行生活方式的干预。治疗护理的总体目标是：老人掌握日常生活中的护理技巧，不适症状减轻或消失；老人能描述营养失调的主要原因，按照计划调整饮食，营养不良有所改善。具体护理措施如下：

（一）休息与活动

鼓励老人养成每餐后散步或采取直立位的习惯，避免反复弯腰及抬举动作。平卧位时抬高床头 20cm 或将枕头垫在背部以抬高胸部，借助重力作用，促进食管的排空和饱餐后胃的排空。避免睡前饱食和右侧卧位。

（二）饮食护理

1. 进餐方式　协助老人采取高坐卧位，给予充分的时间，并告诉老人进食速度要慢，注意力要集中，每次进少量食物，且在一口吞下后再给另一口。应以少量多餐取代多量的三餐制。

2. 饮食要求　常规给予低脂饮食。为防止呛咳，食物的加工宜软而烂，多采用

煮、炖、熬、蒸等方法烹调，且可将食物加工成糊状或肉泥、菜泥、果泥等。另外，应根据个体的饮食习惯，注意食物的色、香、味、形等感观性状，尽量刺激食欲，食物的搭配宜多样化，主副食合理，粗细兼顾。

3. 饮食禁忌　胃容量增加能促进胃反流，因此应避免进食过饱，并尽量减少脂肪的摄入量；高酸性食物可损伤食管黏膜，应限制柑橘汁、西红柿汁等酸性食品；刺激性食品可引起胃酸分泌增加，应减少酒、茶、咖啡、碳酸饮料等的摄入。

### （三）胃灼热、反酸的护理

1. 指导患者改变不良睡姿，如避免将两上臂上举或枕于头下，引起膈肌抬高，胃内压力增加，从而使胃液反流。

2. 加强患者的口腔护理，出现反流症状后及时漱口，防止口腔溃疡发生。

3. 指导患者穿着宽松舒适的衣物。

### （四）用药护理

抑制胃酸分泌是治疗 GERD 的主要方法。治疗 GERD 最常用的药物有：①抑制胃酸分泌药：包括 $H_2$ 受体拮抗剂（如雷尼替丁、西咪替丁）和质子泵抑制剂（如奥美拉唑、兰索拉唑）；②促胃动力药（如西沙必利、多潘立酮）；③黏膜保护剂（如硫糖铝）。在用药过程中要注意观察药物的疗效，同时注意药物的副作用，如使用西沙必利时注意观察有无腹泻及严重心律失常的发生，使用硫糖铝时应警惕老年人便秘的发生。提醒老人在服药时须保持直立体位，适当饮水，以防止因服药所引起的食管炎。避免应用降低食管下括约肌压力的药物，如抗胆碱能药、肾上腺能抑制剂、地西泮、前列腺素 E 等。慎用损伤黏膜的药物，如阿司匹林、非甾体抗炎药等。

### （五）手术治疗前后的护理

1. 术前护理　做好术前心理护理，减轻老人的心理压力；练习有效咳嗽和腹式深呼吸；术前一周口服抗生素，术前 1 日经鼻胃管冲洗食管和胃。

2. 术后护理　手术后严密监测生命体征；持续胃肠减压一周，保持胃肠减压管的通畅；避免给予吗啡，以防老人术后早期呕吐；胃肠减压停止 24 小时后，如无不适，可进食清流质，一周后，逐步过渡到软食；避免食用生、冷、硬及易产气的食物。

### （六）心理调适

向老人解释引起胃部不适的原因，教会其防治胃食管反流病的方法和技巧，减轻其焦虑恐惧心理。调动家庭支持系统，多关心、爱护、陪伴老人，为老人创造参加各种集体活动的机会，如家庭娱乐、朋友聚会等，增加老人的归属感。

### （七）健康指导

1. 介绍疾病相关知识　向老人及家属介绍胃食管反流病的病因、身体状况及防治措施。

2. 日常生活指导　指导老人养成良好的生活方式和饮食习惯，合理安排休息和运动，避免一切增加腹压因素，如裤带不要束的过紧、注意防止便秘、肥胖者要控制体重等。

【护理评价】

老人学会了日常生活中避免不适加重的方法；能够按照医嘱正确服药；能够选择符合饮食计划的食物，并保证每日摄入足够的营养成分，体重有所增加；老人情绪稳定，无社交障碍发生。

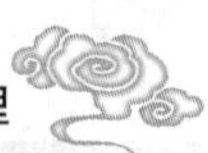

# 第六节　老年糖尿病

## 案例分析

张某，67岁。多尿、口渴、多饮半年，现每日饮水量达3000ml，食量明显增加，每餐吃米饭300g，仍有饥饿感。体检：体温38℃，血压160/96mmHg，下肢水肿，左脚趾皮肤破溃，血糖10.0mmol/L，尿检蛋白(+)，身高160cm，体重75kg。喜食油腻甜食，吸烟30年，常饮酒，每次饮酒量为500ml左右。

请问：1. 该患者的主要护理问题是什么？

2. 健康教育内容有哪些？

老年糖尿病（diabetes mellitus，DM）是指老年人由于体内胰岛素分泌不足或胰岛素作用障碍，引起内分泌失调，从而导致物质代谢紊乱，出现高血糖、高血脂，蛋白质、水与电解质等紊乱的代谢病。老年糖尿病95%以上是2型糖尿病，发病率随年龄增长而增加。2015年国际糖尿病联合会（IDF）公布最新数据显示，全球糖尿病患者数已达4.15亿，2015年因糖尿病死亡的人数约500万，其中半数以上的患者年龄大于60岁，中国居于首位。老年DM的发病率高，其并发症多且重，致死率和致残率高，是严重影响老年人生活质量和寿命的疾病。

【护理评估】

（一）健康史

老年糖尿病的发病与遗传、免疫、环境因素、生理性老化、多种药物的联合应用等相关。

1. 胰岛素抵抗和B细胞功能缺陷　生理性老化和病理因素引起的胰岛素抵抗和胰岛素分泌缺陷（包括两者的相互作用）是老年糖尿病发病机制的两个重要因素。

2. 环境因素　生活方式的改变也是影响老年人糖代谢的重要因素。高糖、高脂、高热量饮食，体力劳动减少，超重或肥胖均是老年糖尿病的易感因素。

3. 药物因素　老年人往往多种疾病并存而需要同时使用多种药物。由于药物的直接作用或相互影响，可能损害糖的内稳态而促发或诱发糖尿病。这些药物包括噻嗪类利尿剂、糖皮质激素、三环类抗抑郁药、阿司匹林、异烟肼、烟酸。

（二）身体状况

老年糖尿病的临床特点表现为以下几个方面：

1. 起病隐匿且症状不典型　多饮、多食、多尿和体重减轻症状多不典型，发病形式多样化，表现为疲乏无力、尿频、皮肤瘙痒、四肢酸痛麻木、视力障碍等。很多老人是在健康体检或因其他疾病就诊时作生化检查才发现血糖水平高于正常范围。

2. 合并症及并发症多　部分老年糖尿病患者常以感染为首发表现，如皮肤及呼吸、消化、泌尿生殖等各系统的感染。老年糖尿病患者更易发生高渗性非酮症性昏迷和乳酸性酸中毒，尤其是高渗性非酮症性昏迷在老年患者中最常见，也可作为老年糖尿病患者的首发症状。此外，各种大血管和微血管病变也是老年糖尿病患者常见的并发症，如高血压、冠心病、脑卒中、糖尿病肾病、皮肤瘙痒等，80%老年糖尿病患者

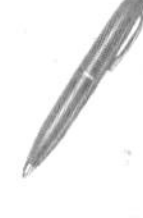

死于心脑血管合并症，周围神经病变和自主神经病变均随年龄的增长而增加，白内障、视网膜病变和青光眼的发病率也明显增多。

3．尿糖与血糖常不成正比　老年人并发肾小球硬化症时，肾小球滤过率降低，肾糖阈升高，尿糖与血糖往往不成正比。尿糖结果不能真实地反映血糖，故了解血糖控制情况应以血糖结果为准。

4．易发生低血糖　老年人自身保健意识不强及用药依从性差，不能定期检测血糖，使血糖控制不良或用药不当，容易发生低血糖。

5．老年人糖尿病的特殊表现　主要包括：①肩关节疼痛：可伴有中重度的关节活动受限；②糖尿病性肌病：主要表现为不对称的肌无力、疼痛和骨盆肌及下腹肌萎缩；③足部皮肤大疱：类似于Ⅱ度烧伤的水疱，常在1周内逐渐消失；④糖尿病性神经病性恶液质：主要表现为抑郁、明显消瘦、外周神经病变伴剧痛，可在持续1～2年后自然缓解，是老年糖尿病较为特殊的并发症；⑤恶性外耳炎：是由假单孢菌感染引起的一种坏死性感染，几乎均发生在老年糖尿病患者；⑥肾乳头坏死：可出现血尿、尿中排出坏死性组织，但少有明显发热和腰痛；⑦神经精神症状：出现精神萎靡不振、抑郁或焦虑、悲观和记忆力下降等。

（三）心理-社会状况

老年人在疾病诊断初期往往会表现为高度紧张；进入治疗期后，会因为症状不明显而怀疑诊断，拒绝配合治疗及护理；随着病情加重及各种并发症的出现，部分老年人会自暴自弃，甚至引起悲观厌世。

（四）辅助检查

1．血糖测定　老年糖尿病的诊断标准为：空腹血糖值≥7.0mmol/L和（或）餐后2小时≥11.1mmol/L（血浆葡萄糖）。老年人餐后2小时血糖增高明显多于空腹血糖，故必须重视。

2．尿糖测定　因为肾小球动脉硬化，使肾小球滤过率降低，尿糖阳性率低，表现为血糖和尿糖阳性程度不符。

3．胰岛素和胰岛素释放试验　老年人多存在胰岛素功能低下和胰岛素抵抗。

4．糖化血红蛋白（HbA1c）　此指标可反映较长时间内血糖的变化情况，其特异度高，但敏感性差。

【常见的护理诊断/问题】

1．营养失调：低于机体需要量　与胰岛素分泌或作用缺陷引起糖、蛋白质、脂肪代谢紊乱有关。

2．有感染的危险　与代谢紊乱、机体抵抗力下降和微循环障碍有关。

3．焦虑　与需要长期接受治疗、糖尿病慢性并发症、经济负担加重有关。

4．潜在并发症：低血糖、高渗性昏迷、酮症酸中毒、大血管或微血管病变。

【护理计划与实施】

老年糖尿病的治疗强调早期、长期、综合治疗及治疗方法个体化原则。治疗和护理的目标是：按照老年人的血糖标准控制血糖，防止和延缓各种并发症的发生，提高老年人的生活质量。具体护理措施如下：

（一）饮食护理

饮食疗法是糖尿病的基础治疗方法，应根据老年人的病情及饮食习惯，控制总能

量的摄入，合理均衡分配各种营养物质。对老年人而言，低血糖可能是一种致命的并发症，为预防低血糖的发生，老年人的饮食最好按一日五餐或六餐进行分配，注意总的热量保持不变，仅餐数增加。肥胖者要严格控制体重。

### （二）运动疗法

适当的运动有助于肌肉对糖的利用，提高胰岛素的敏感性，降低血糖、血脂，改善代谢紊乱。运动应量力而行、持之以恒，餐后散步 20～30 分钟是改善餐后血糖的有效方法。使用胰岛素治疗的患者，应避免在药物作用高峰时运动，以防发生低血糖反应，随身携带糖果或糖尿病患者身份卡，最好有人陪伴或在有人的区域内进行锻炼。

### （三）用药护理

1．磺酰尿类　第二代磺酰尿类的各个药物有不同的作用特点，应根据老年糖尿病患者的具体情况选择使用。格列本脲可减少心血管反应，但低血糖的发生率较高，故老年人应慎用；格列齐特和格列吡嗪作用温和，且对糖尿病并发症有一定防治作用，较适用于老年人；格列喹酮 95% 由胆汁经粪便排泄，仅 5% 从肾脏排泄，尤其适用合并轻度肾功能不全的老年人。第三代药物格列美脲低血糖发生率低，对心血管系统影响小。因所有磺酰脲类药物都能引起低血糖，故对老年糖尿病患者建议使用短效制剂。

2．双胍类　主要适用于肥胖的老年 2 型糖尿病患者，对非肥胖患者伴有肝脏病变、肌酐清除率异常时易导致肝肾功能不全。该类药常见副反应为腹泻，在用药过程中应注意观察消化道反应。

3．α 葡萄糖苷酶抑制剂　该类药单独使用不会产生低血糖，且通过降低餐后高血糖使胰岛素的需要量降低，尤其适用于老年糖尿病患者。主要副反应为肠胀气，伴有肠道感染者不宜使用。

4．噻唑烷二酮类　此类降糖药能同时降低血脂、糖化血红蛋白，可单用或与双胍类、磺酰脲类、胰岛素联合应用，且单独使用时无低血糖危险。但对于合并心力衰竭、活动性肝病、严重骨质疏松的老年人不宜使用。

5．胰岛素　对老年糖尿病患者主张积极、尽早使用胰岛素，推荐白天给予口服降糖药，睡前注射胰岛素。胰岛素应选择单一剂型，以免老年人在自己配制混合胰岛素时出错。加用胰岛素时，应从小剂量开始逐步增加。因老年人低血糖的危险性高于高血糖，故血糖控制不可过分严格，空腹血糖宜控制在 9mmol/L 以下，餐后 2 小时血糖在 12.2mmol/L 以下即可。

### （四）监测血糖

为控制好血糖及防止并发症的发生，必须在专科医生指导下定期检查空腹血糖及餐后 2 小时血糖，按照老年人血糖标准控制血糖，空腹血糖宜控制在 9mmol/L 以下，餐后 2 小时血糖在 12.2mmol/L 以下。老年人除控制血糖外，还要定期检测血脂、糖化血红蛋白、血压、心电图等，并随时观察和注意控制各种并发症的发生。

### （五）并发症的预防及护理

1．酮症酸中毒、高渗性昏迷　由于老年人口渴中枢功能减退，行动不便，饮水相对减少，容易引起机体脱水。加之老年人容易合并心血管疾病、感染，使用利尿剂及类固醇药物，能量摄取过量等，很容易发生糖尿病酮症酸中毒、高渗性昏迷。应定期监测血糖，了解血糖的控制水平；合理用药，不要随意减量或停用药物；鼓励患者多

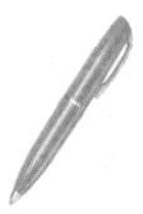

饮水，特别是发生呕吐、腹泻时，保证充足的水分摄入；需要脱水治疗时，应监测血糖、血钠和渗透压。对有可能或已发生酮症酸中毒、高渗性昏迷的患者，应密切观察并记录患者的生命体征、神志、24 小时液体出入量等变化，如有异常，应及时报告医生进行处理。急救配合与护理：①立即开放静脉通道，准确执行医嘱，确保液体和胰岛素的输入；②协助医生做好各种检验标本的采集及送检，如血糖、酮体、血浆渗透压、血气分析等；③患者绝对卧床休息，注意保暖，给予持续低流量吸氧；④密切观察病情变化，并做好重病记录和交接班，包括生命体征、神志、瞳孔、24 小时出入量、主要实验室检查结果等；⑤加强生活护理，应特别注意皮肤、口腔护理。

2. 低血糖　低血糖的临床表现与血糖水平以及血糖的下降速度有关，可表现为交感神经兴奋，如心悸、焦虑、出汗、饥饿感等，也可表现为中枢神经症状，如神志改变、认知障碍、抽搐和昏迷等，但部分老年患者发生低血糖时常可表现为行为异常或其他非典型症状。指导老人及家属了解低血糖反应的诱因及临床表现，如一旦出现低血糖反应时，应立即补充葡萄糖或含糖食物，以解除脑细胞缺糖症状。预防：①患者应定时定量进餐，如果进餐量减少应相应减少药物剂量；②有可能误餐时应提前做好准备，常规备用碳水化合物类食品，以便救急时食用；③运动量增加时，在运动前应增加额外的碳水化合物摄入；④酒精能直接导致低血糖，应避免酗酒和空腹饮酒；⑤低血糖反复发生者，应调整糖尿病的治疗方案或适当调高血糖控制目标；⑥老人外出时随身携带糖尿病急救卡，卡片上注明姓名、年龄、家庭住址、联系方式、疾病诊断、使用的药物名称等，以便发生意外时，其他人发现后可帮助及时处理。

3. 糖尿病足　评估老年人有无足溃疡的危险因素，既往有无足溃疡史，有无神经病变的症状和体征等；每天检查患者双足，了解患者有无感觉减退、麻木、刺痛感，观察足部皮肤有无颜色、温度改变及足背动脉搏动情况，注意检查趾甲、趾间、足底皮肤有无鸡眼、甲沟炎、甲癣，是否发生红肿、青紫、水疱、溃疡、坏死等损伤；定期做好足部感觉的测试，及时了解足部感觉功能。预防：①保持足部清洁，避免感染：嘱患者勤换鞋袜，每天清洁足部，若足部皮肤干燥，可外涂羊毛脂，但不可常用；②预防外伤：指导患者选择轻巧柔软、前端宽大的鞋子，袜子以弹性好、透气及散热性好的棉毛质地为佳；不要光脚走路，外出时不要穿拖鞋；趾甲避免修剪太短，趾甲应与脚趾平齐；冬天使用热水袋、电热毯时谨防烫伤；③指导和协助患者采用多种方法促进肢体血液循环；④积极控制血糖，说服患者戒烟：发生足溃疡的危险性与足溃疡的发展与血糖密切相关，故要积极控制血糖；劝导患者戒烟，因为吸烟可导致局部血管收缩而进一步促进足溃疡的发生。

### （六）心理调适

糖尿病为终身疾病，易并发大血管病变和微血管病变，可使患者致死、致残。老年人常存在恐惧、焦虑心理，护理人员应及时了解各阶段老年人的心理状态，多关心、体贴老人，告知其积极配合治疗，将血糖控制在理想范围内，可预防和延缓并发症的发生。鼓励老人保持乐观、稳定的情绪，正确对待疾病，树立战胜疾病的信心。

### （七）健康指导

1. 疾病预防　最有效的方法是改变不良的生活方式和习惯，提倡不吸烟、少喝酒、合理膳食（避免高盐、高脂、高糖）、经常运动，防止肥胖。

2. 疾病知识指导　评估老人及家属对知识的接受能力，用通俗易懂的语言，讲解

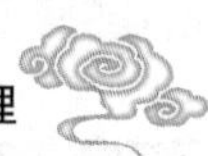

糖尿病的发病病因、身体状况、诊断与治疗方法等。

3. 用药指导　向老人及家属讲解降糖药的种类、剂量、给药时间和方法，学会观察药物不良反应；使用胰岛素者，应配合各种辅助工具，教会老年人及家属正确的注射方法；告知老人按医嘱正确用药，不可随意加减药量、换药、停药。

4. 监测指导　教会老人及家属监测血糖、血压、体重指数的方法。积极预防低血糖，学会低血糖反应的应急处理。

5. 定期复查　一般每3～6个月复查一次，每年全身检查一次，尽早防治并发症。

【护理评价】

老人学会了饮食及运动控制血糖的方法；能够按照要求正确口服降糖药或注射胰岛素；血糖水平控制平稳，并发症发生率减少或无；对疾病有正确的认知。

## 第七节　骨质疏松症

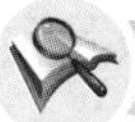

案例分析

杨某，男，76岁，因腰背部疼痛反复发作半年，加重1周就诊。经检查确诊为骨质疏松症。老人平素喜饮喝浓茶，嗜好烟酒，爱打牌，不喜欢外出活动。

请问：1. 该患者的主要护理诊断/问题有哪些？

2. 针对护理诊断，应采取的护理措施有哪些？

骨质疏松症（osteoporosis，OP）是一种以低骨量和骨组织微结构破坏为特征，导致骨质脆性增加和易于骨折的代谢性骨病。OP可分为原发性和继发性两类。老年骨质疏松症属于原发性骨质疏松症Ⅱ型，是机体衰老在骨骼方面的一种特殊表现，也是使骨质脆性增加导致骨折危险性增大的一种常见病。患骨质疏松症的老年人极易发生股骨颈骨折、脊椎骨折，尤其老年女性患者发病率更高，发生髋部骨折一年内可有15%死亡，50%残疾，因此OP是导致老年人卧床率和伤残率增高的主要因素。

【护理评估】

（一）健康史

老年人随着年龄的增长，骨代谢中骨重建处于负平衡状态。这是因为一方面破骨细胞的吸收增加，另一方面成骨细胞的功能衰减。此外，老年骨质疏松的发生还与多种因素有关。

1. 遗传因素　多种基因（如维生素D受体、雌激素受体等）的表达水平和基因多态性可影响峰值骨量和骨转换，而遗传因素决定了70%～80%的峰值骨量。另外，基质胶原和其他结构成分的遗传差异与骨质疏松性骨折的发生有关。

2. 性激素　性激素在骨生成和维持骨量方面起着重要的作用。老年人随着年龄的增长，性激素功能减退，激素水平下降，骨的形成减慢，吸收加快，导致骨量下降。女性绝经期后雌激素缺乏使破骨细胞功能增强，骨丢失加速。雄激素缺乏在老年性骨质疏松症的发病率中也起了重要作用，男性65岁以后发病较多。

3. 甲状旁腺素（PTH）和细胞因子　PTH作用于成骨细胞，通过其分泌的细胞因子（如IL-6）促进破骨细胞的作用。随着年龄的增加，血PTH逐年增高，骨髓细胞的护骨素（OPG）表达能力下降，导致骨质丢失加速。营养成分钙是骨质中最基本的矿物质成分，维生素D可促进骨细胞的活性作用，蛋白质、磷及微量元素可维持钙、磷比例，有利于钙的吸收。这些物质缺乏都可使骨的形成减少。

4. 生活方式　体力活动是刺激骨形成的基本方式，老年人活动过少或长期卧床易发生骨质疏松。此外，长期高蛋白和高盐饮食、大量饮咖啡、吸烟、酗酒或光照减少等均是老年人骨质疏松的易发因素。

### （二）身体状况

1. 骨痛和肌无力　是骨质疏松症出现较早的症状，表现为腰背痛或全身骨痛。疼痛为弥漫性，无固定部位，于劳累或活动后加重，负重能力下降或不能负重。

2. 身长缩短　骨质疏松非常严重时，可因椎体骨密度减少导致脊椎椎体压缩变形，每个椎体缩短2mm，身长平均缩短3～6cm，严重者伴驼背。

3. 骨折　为导致老年骨质疏松症患者活动受限、寿命缩短的最常见和最严重的并发症。常因轻微活动或创伤诱发，如打喷嚏、弯腰、负重、挤压或摔倒等。多发部位在老年前期以桡骨远端最为多见，老年期以后以腰椎和股骨上端多见，其中股骨颈骨折最常见。

### （三）心理-社会状况

老人因机体疼痛不适，身体外形改变导致心理负担加重，严重挫伤老人的自尊心，不愿进入公众场合，社交减少；因身体活动不便或担心骨折，活动减少甚至拒绝体育锻炼，从而不利于机体功能的改善。

### （四）辅助检查

1. X线检查　一般在骨量丢失达30%以上时，才能在X线平片上显示出骨质疏松，故对早期诊断意义不大。可表现为皮质变薄、骨小梁减少变细、骨密度降低、透明度加大，晚期出现骨变形及骨折。

2. 骨密度测定　是确诊骨质疏松症的重要依据，可采用单光子骨密度吸收仪（SPA）、双能X线吸收仪（DEXA）、定量CT等检查测定骨密度。WHO以处于峰值骨量阶段的年轻成年女性的骨密度作为诊断标准，若骨密度低于同性别峰值骨量的2.5个标准差（SD）以上可诊断为骨质疏松。

3. 生化检查　包括骨形成指标、骨吸收指标及血、尿骨矿成分。老年人发生改变的主要有以下检查：①骨钙素（BGP）：是骨更新的敏感指标，可有轻度升高，女性绝经后骨质疏松症BGP升高较明显；②尿羟赖氨酸糖苷（HOLG）：是骨吸收的敏感指标，可升高；③血清镁、尿镁：均有所下降。

### 【常见的护理诊断/问题】

1. 慢性疼痛　与骨质疏松、骨折及肌肉疲劳、痉挛有关。

2. 躯体活动障碍　与骨痛、骨折引起的活动受限有关。

3. 潜在并发症：骨折。

4. 情境性自尊低下　与椎体骨折引起的身长缩短或驼背有关。

### 【护理计划与实施】

本病主要通过补充钙剂及使用钙调节剂进行药物治疗，同时结合光疗、高频电疗、运动及营养疗法可进一步提高治疗效果，对骨折老人应积极手术治疗。治疗护理的总体目标是：①老人能正确使用药物或非药物的方法减轻或解除疼痛，舒适感增

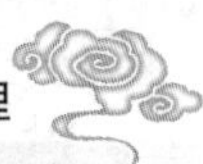

加；②老人能按照饮食及运动原则，合理进餐和活动，维持躯体的功能；③无骨折发生或骨折老人未因限制活动而发生有关的并发症；④老人能正视自身形象的改变，情绪稳定，无社交障碍。具体措施如下：

（一）一般护理

指导老人尽量避免弯腰、负重等行为，并提供安全的生活环境或装束，防止跌倒和损伤，如光线应充足，地面避免光滑或潮湿，卫生间和楼道安装扶手等。指导老人选择舒适、防滑的平底鞋，裤子或裙子不宜过长，以免上下楼梯时踩地摔倒。日常用品放在容易取到之处。

（二）饮食护理

老人每天元素钙的摄入量应为 800～1200mg，维生素 D 的需求量为 600～800U/d。补足钙质能够有效预防骨质疏松症，故老年人应多摄入富含钙和维生素 D 食物，同时补充足够维生素 A、维生素 C 及含铁的食物，以利于钙的吸收。富含钙质的食物有牛奶、乳制品、大豆、豆制品、芝麻酱、海带、虾米等；富含维生素 D 的食物有禽、蛋、肝、鱼肝油等。应提倡低钠、高钾、高钙和非饱和脂肪酸饮食，适度摄取蛋白质和脂肪，戒烟酒，避免咖啡因的摄入过多。

（三）疼痛护理

观察患者疼痛的部位、疼痛的程度及疼痛的性质。骨质疏松引起疼痛的原因主要与腰背部肌肉紧张及椎体压缩性骨折有关，故通过卧床休息，使腰部软组织和脊柱肌群得到松弛可减轻或缓解疼痛。休息时应卧于加薄垫的木板或硬棕床上，在腰下垫一薄枕，仰卧时头不可过高；必要时可使用背架、紧身衣等限制脊柱的活动度；通过洗热水浴、按摩、擦背以促进肌肉放松；应用音乐治疗、暗示疏导等方法分散患者注意力，以缓解疼痛；对疼痛严重者可遵医嘱使用止痛药、肌肉松弛剂等药物；对骨折行牵引或手术治疗者，按骨科护理常规护理。

（四）用药护理

1．钙剂和维生素 D　是防治骨质疏松症最基本的药物。服用钙剂时最好在用餐时间外服用，空腹服用效果最好，同时要增加饮水量，以增加尿量，减少泌尿系结石形成的机会，并防止便秘。服用维生素 D 时，不可和绿叶蔬菜一起服用，以免形成钙螯合物而减少钙的吸收。

2．性激素　雌激素可抑制破骨细胞介导的骨吸收，增加骨量，是女性绝经后骨质疏松症的首选用药。雄激素用于男性老年患者。告知患者性激素必须在医生指导下使用，剂量要准确，并要与钙剂、维生素 D 同时使用，效果更好。长期大量使用雌激素，易增加罹患乳腺癌和子宫内膜癌的几率，故应定期进行妇科检查和乳腺检查，若出现反复阴道出血应减少用量，甚至停药。雄激素对肝脏有损害作用，并常导致水、钠潴留和前列腺增生，用药过程中要定期监测。

3．二膦酸盐　如阿仑膦酸钠、依替膦酸二钠等，能抑制破骨细胞生成和骨吸收，增加骨密度，缓解骨痛。该类药可引起皮疹和暂时性低钠血症，且口服引起食管病变较多见，故应指导患者空腹晨起空腹服用，同时饮清水 200～300ml，至少在半小时内不能进食或喝饮料，也不能平卧，以减少对消化道的刺激。用药期间应监测血钙、磷和骨吸收生化标志物。

4．降钙素　对骨质疏松症患者有镇痛作用，能抑制骨吸收，促进钙在骨基质中的沉着。用药过程中观察老人有无恶心、腹泻、尿频等副作用，若出现眩晕、耳鸣、哮喘等应立即停药，长期用药者还需观察有无低血钙和继发性甲状腺功能亢进。

### （五）适当运动

运动疗法是防治骨质疏松症最有效、最基本的方法之一，应根据老人的病情及个人情况适当运动。对能运动的老人，鼓励每天进行适当的体育活动和户外日光照射，以增加和保持骨量，如游泳、步行、骑自行车、慢跑等运动，避免进行剧烈的、有危险的运动，防止运动损伤；对因疼痛导致活动受限的老人，指导老人维持关节的功能位，每天进行关节的主动和被动训练以及肌肉的等长等张收缩训练，以保持肌肉的张力；对因为骨折而固定或牵引的老人，要求每小时尽可能活动身体数分钟，如上下甩动臂膀、扭动足趾，作足背屈和跖屈等。

### （六）心理调适

由于骨质疏松症导致老年人身高变矮、驼背等，引起老年人的自我形象紊乱，存在自卑心理，护理人员应指导老人自我调节，穿宽松上衣掩盖形体变化，并逐步适应形象的改变。鼓励老年人保持正常的心态，消除心理压力，正确对待疾病，增强自信心。

### （七）健康指导

1. 疾病知识指导　向老人介绍有关骨质疏松症的病因、身体状况及预防措施，消除恐惧心理。告知老人预防更重要，从任何时候都不算早，从任何时候都不算迟，做到尽早预防，长期预防。

2. 用药指导　指导老人服用可咀嚼的片状钙剂时，应在饭前 1 小时及睡前服用，钙剂应与维生素 D 同时服用。教会老人观察各种药物的不良反应，明确各种药物的使用方法及疗程。

3. 康复训练　指导老人尽早实施康复训练，在急性期应注意立、坐、卧姿势，立位或坐位时应伸直腰背，收缩腰肌和臀肌，增加腹压。卧位时应平卧、低枕、睡硬板床，背部尽量伸直。

4. 预防骨折　骨折的高危患者需要特别注意避免过度负重和改变姿势，必要时可佩戴脊柱保护器和髋部保护器，使用扶梯和手杖等，防止跌倒致骨折。

5. 监测指导　指导老人定期测量骨密度和骨量，早期筛选出骨量降低者，以便及时进行治疗，防止骨折等并发症的发生。

### 知识链接

**早期骨质疏松症患者的康复训练**

1. 坐姿运动　①上肢划圆圈运动：患者坐在椅子上，上臂向上、向前、向后划圆圈数次；②躯干运动：患者坐在椅子上，将颈部向前弯曲，双臂自然下垂，然后将身体后仰，如有眩晕、面部潮红等不适反应可立即停止；③下肢摆动：站立时利用椅背支撑，将单手或双手放在椅背上，进行下肢前后及左右摆动。

2. 平躺运动　①平躺在床上或地面，背部保持平直，两膝屈曲，两脚平踏在床上，然后将双膝并在一起向左右两侧摆动数次；②呼吸及踢腿。患者俯卧，脸转向一侧，先做 2～3 次深呼吸，然后分别将左右腿向后弯曲，使脚跟接近臀部，重复数次。

3. 在康复医生指导下，按计划进行负重运动，每周3～5次，每次45～60分钟。步行是安全而有效的运动。此外，还可慢跑、上下楼梯锻炼，或打网球、太极拳、跳舞、骑自行车、游泳等。

来源：化前珍，郭明贤. 老年护理与康复. 西安：第四军医大学出版社，2007.

【护理评价】

老人疼痛减轻或消失；每日能够合理的进食和用药，躯体功能有所改善；无骨折发生或骨折后未出现并发症；情绪稳定，能正确认识对待疾病。

## 第八节　老年退行性骨关节病

退行性骨关节病（degenerative osteoarthritis）又称骨性关节炎（OA）、老年性骨关节炎、增生性关节炎等。是由于关节软骨发生退行性变，引起关节软骨完整性破坏以及关节边缘软骨下骨板病变，继而导致关节症状和体征的一组慢性退行性关节疾病。此病好发于髋、膝等负重关节以及肩、指间关节等，高龄男性髋关节受累多于女性，手骨性关节炎则以女性多见。本病随年龄的增长而发病率升高，65岁以上的老年人患病率达68%，该病的致残率高达53%，是老年人致残的主要原因之一。

【护理评估】

（一）健康史

临床上骨关节炎常分为原发性和继发性，引起关节发生以上改变的原因，原发性与继发性有所不同。

1. 原发性　发病原因可能与一般易感因素和机械因素有关。一般易感因素包括遗传因素、生理性老化、性激素、肥胖、吸烟等。机械因素包括长期从事反复使用某些关节的职业或剧烈的文体活动对关节的磨损、长期不良姿势导致的关节形态异常等。老年退行性骨关节病绝大部分为原发性。

2. 继发性　常见原因为关节先天性畸形、关节面的后天性不平衡、关节创伤及其他疾病。

（二）身体状况

1. 关节疼痛　关节疼痛是本病的主要症状，也是导致功能障碍的主要原因。特点为隐匿发作、持续钝痛，多发生在活动或劳累后，休息后可以缓解。随着病情进展，疼痛程度加重，关节活动因疼痛而受限，在休息时也可出现疼痛。其中膝关节病变在上下楼梯时疼痛明显，久坐或下蹲后突然起身可导致关节剧痛；髋关节病变疼痛常自腹股沟传导至膝关节前内侧、臀部及股骨大转子处，也可向大腿后外侧放射。

2. 关节僵硬　关节活动不灵活，特别在久坐或清晨起床后关节有僵硬感，如粘住一般，不能立即活动，需要经过一定时间后才能活动。这种僵硬和类风湿关节炎不同，持续时间比较短暂，一般不超过30分钟。多见于老年人下肢关节，活动后可改善，但到疾病晚期，关节不能活动将是永久的。

3. 关节内卡压现象　当关节内有小的游离骨片时，可引起关节内卡压现象。表现为关节疼痛、活动时有响声和不能屈伸。膝关节卡压易使老年人摔倒。

4. 关节肿胀、畸形　膝关节肿胀多见，因局部骨性肥大或渗出性滑膜炎引起，可伴局部温度增高、积液和滑膜肥厚，严重者可见关节畸形、半脱位等。手关节畸形可因指间关节背面内、外侧骨样肿大结节引起，部分患者可有手指屈曲或侧偏畸形，第一腕掌关节可因骨质增生出现“方形手”。

5. 功能受限　随着病情进展，各关节因骨赘、软骨退行性变、关节周围肌肉痉挛以及关节破坏而导致功能受限。如髋关节疼痛可向膝部内侧放射，关节活动受限以伸展和内旋最明显；膝关节有局部触痛，多在内侧髌骨边缘或内侧韧带附着点，引起膝内翻或外翻畸形；脊椎骨刺压迫椎动脉可引起眩晕、视力障碍、耳鸣、吞咽困难等。

（三）心理-社会状况

骨关节炎主要表现为反复或持续的关节疼痛、关节变形和功能障碍，给老年人的日常生活和心理健康带来极大的危害。老人往往会因为疼痛而不愿过多走动，拒绝体育锻炼，不利于机体功能恢复；由于功能障碍及身体外形改变，使老人产生自卑心理，社交活动减少；疾病迁延不愈使老人对治疗失去信心，产生消极悲观的情绪。

（四）辅助检查

1. X线平片　典型X线表现为受累关节间隙狭窄，关节面硬化和变形，关节边缘骨赘形成，关节内有游离骨片，软骨下骨质硬化和囊性变。严重者关节面萎缩、变形和半脱位。

2. MRI　能显示早期软骨病变，能观察到半月板、韧带等关节结构的异常，效果明显优于X线，有利于早期诊断。

3. CT　用于椎间盘疾病的检查，效果明显优于X线。

【常见护理诊断/问题】

1. 慢性疼痛　与关节退行性变引起的关节软骨破坏及骨板病变有关。

2. 躯体活动障碍　与关节疼痛、畸形所引起的关节或肢体活动困难有关。

3. 有跌倒的危险　与关节破坏所致的功能受限有关。

4. 无能为力感　与躯体活动受限及自我贬低的心理压力有关。

【护理计划与实施】

本病的治疗原则包括减轻或消除症状，延缓关节结构改变，维持关节功能，减少致残，提高生存质量。对于症状较轻、无明显功能障碍者，主要进行保守治疗；对症状严重、保守治疗无效，或关节畸形严重影响日常生活及工作者，宜采取手术治疗。治疗护理的总体目标是：①老人能通过有效的方法减轻疼痛；②关节功能有所改善；③能积极应对疾病造成的身心影响，自信心有所增强；④能够达到部分或完全的生活自理。具体护理措施如下：

（一）一般护理

急性发作期应限制关节的活动，症状严重时可适当卧床休息，用支架或石膏托固定患肢，防止畸形。症状缓解期可做适当的运动，尽量选择运动量适宜、能增加关节活动的运动项目，如早操、慢跑、太极拳等，以防止肌萎缩，改善关节软骨组织营养，增强关节周围肌力，改善关节的稳定性。但应避免长期、剧烈的运动，加强运动中的自我保护，防止运动中出现机械性损伤。肥胖老年人应坚持运动锻炼，同时注意饮食调节，控制体重，以减轻关节负担。

（二）疼痛护理

观察关节肿胀、疼痛、活动受限的程度及有无关节畸形等。关节疼痛严重者，可

采用卧床牵引限制关节活动。膝关节骨关节炎的老年人可通过上下楼梯时扶扶手、由坐位站起时手支撑扶手的方法减轻关节软骨承受的压力，膝关节积液严重时，应卧床休息。患髋关节骨关节炎的老年人，减轻关节的负重和适当休息是缓解疼痛的重要措施，可手扶手杖、拐、助行器站立或行走。另外，局部理疗或适度按摩患处均具有一定的镇痛作用。

（三）用药护理

1. 非甾体抗炎药　主要起到镇痛的作用。在炎症发作期使用，症状缓解后立即停药，防止过度用药。尽量避免使用阿司匹林、水杨酸、吲哚美辛等副作用大，且对关节软骨有损害作用的药物，可选择吡罗昔康、双氯芬酸等副作用小的药物。对应用按摩、理疗等方法可缓解疼痛的患者，最好不服用镇痛药。另应注意该类药对胃肠道有损害，宜饭后服用。

2. 氨基葡萄糖　不但能减轻疼痛，还可以修复损伤的软骨。常用药物有硫酸氨基葡萄糖、氨糖美辛片、氨基葡萄糖硫酸盐单体等。硫酸氨基葡萄糖最好吃饭时服用，氨糖美辛片饭后即服或临睡前服用效果较好。

3. 透明质酸　通过关节内注射，有较长时间的缓解症状和改善功能的作用，主要用于膝关节。用药期间应加强临床观察，注意监测X线片和关节积液情况。

（四）手术护理

对症状严重、关节畸形明显或丧失劳动力的晚期骨关节炎老人，可考虑手术治疗。多行人工关节置换术，术后应根据不同部位关节进行护理，如髋关节置换术后需皮牵引，应保持有效牵引，同时要保证老年人在牵引状态下的舒适和功能；膝关节置换术后患者用石膏托固定，应做好石膏固定及患者的护理。

（五）心理调适

关节变形和活动受限导致老年人的生活自理能力下降，护理人员应关心和帮助老年人，鼓励患者正确看待疾病，使其认识到关节软骨组织随着年龄的增长而老化是自然规律，以积极的心态对待，帮助其树立战胜疾病的信心，减少和消除老人的依赖心理，使其逐步主动参与肢体功能锻炼，提高自理能力。

（六）健康指导

1. 疾病知识指导　向老人介绍本病的病因、身体状况、治疗与预防措施。积极治疗原发疾病或创伤，定期复诊，如有异常及时就诊。

2. 保护关节　嘱老人注意保暖，防止关节受寒受凉。学会正确的关节活动姿势，尽量用大关节而少用小关节，动作幅度不宜过大，如用双脚移动带动身体转动代替突然扭转腰部；用屈膝屈髋下蹲代替弯腰和弓背；选用有靠背和扶手的高脚椅就坐，且膝髋关节成直角；枕头高度不超过15cm，保证肩、颈和头同时枕于枕头上；多做关节部位的热敷，热水泡洗、桑拿；避免从事可诱发疼痛的工作或活动，如长期站立等，减少骑车、爬山等剧烈活动，少做下蹲动作。

3. 增强自理　对于活动受限的老人，应根据其自身条件及受限程度，运用辅助器具或特殊的设计以保证或提高老年人的自理能力。如使用扶手、手杖、助行器等以减轻受累关节的负重。

4. 康复训练　通过主动和被动的功能锻炼，可以保持病变关节的活动，防止关节粘连和功能活动障碍。不同关节的锻炼根据其功能有所不同：①颈椎关节：先仰头，侧偏头颈使耳靠近肩，再使头后缩转动。每个动作后头应回到中立位，再做下一个动作，且动作宜慢；②肩关节：练习外展、前屈、内旋活动；③髋关节：早期练习踝部和足部的活动，鼓励老人尽可能做股四头肌的收缩，除去牵引或外固定后，床上练习髋关节的活动，进而扶拐下地活动；④膝关节：早期练习股四头肌的伸缩活动，解除外固定后，再练伸屈及旋转活动；⑤手关节：主要锻炼腕关节的背伸、掌屈、桡偏屈、尺偏屈。

【护理评价】

老人关节疼痛的症状减轻或消失；关节功能状态有所改善；日常生活基本能够自理；对应能力有所增强。

## 第九节　老年期痴呆

案例分析

赵某，75岁，丧偶，退休工人，初中文化。记忆力进行性下降6年，近年来遗忘严重，经常丢三落四，东西放下即忘，外出买菜忘记将菜带回家；熟悉的物品叫不出名称；常呆坐呆立，爱生气，从不主动与人交谈，不关心家人；不会穿衣，或将衣服穿反；不知主动进餐，或只吃饭，或只吃菜；在小区散步，找不到回家的路，经常走失被家人找回。

请问：1. 该老人的主要护理问题是什么？

2. 请制定主要护理措施。

老年期痴呆（dementia in the elderly）是指发生在老年期由于大脑退行性病变、脑血管性病变、感染、外伤、肿瘤、营养代谢障碍等多种原因引起，以认知功能缺损为主要临床表现的一组综合征。老年期痴呆主要包括阿尔茨海默病（Alzheimer's disease，AD，又称老年性痴呆）、血管性痴呆（vascular dementia，VD，又称多发性梗死痴呆）、混合性痴呆（mixed dementia，MD，即AD合并VD）和其他类型痴呆，如外伤、酒精依赖、帕金森病等引起的痴呆。其中以AD和VD为多见，占全部痴呆的70%～80%。

AD是一组病因未明的原发性退行性脑变性疾病。起病可在老年前期（早老性痴呆），但老年期的（老年性痴呆）发病率更高。临床表现为认知和记忆功能不断恶化，日常生活能力进行性减退，并有各种神经精神症状和行为障碍。VD是指各种脑血管病导致脑循环障碍引发的脑功能降低所致的痴呆。通常在70岁以后发病，男性、高血压和（或）糖尿病患者、吸烟过度者较为多见。如能控制血压和血糖、戒烟等，一般能使进展性血管性痴呆的发展有所减慢。

痴呆的患病率随年龄的增长而增加，随着社会老龄化问题的日趋严重，痴呆的患病率也在不断上升。痴呆是危害老年人身心健康的主要疾病，由于致残程度较重，给家庭及社会都造成了极大的精神负担和经济负担，并严重影响了老年人的生活质量，已成为目前的研究热点。

【护理评估】

（一）健康史

了解老年人有无脑外伤、心脑血管疾病、糖尿病、既往卒中史、吸烟等；评估老年

人有无 AD 发病的可能因素，如遗传因素、神经递质乙酰胆碱减少、免疫系统功能障碍、慢性病毒感染、铝的蓄积、高龄、文化程度低等。

## （二）身体状况

AD 和 VD 在临床上均有构成痴呆的记忆障碍和精神症状的表现，但二者又在多方面存在差异。见表 8-1

表 8-1　AD 与 VD 的鉴别

| | AD | VD |
|---|---|---|
| 起病 | 隐匿 | 起病迅速 |
| 病程 | 进行性缓慢发展，不可逆 | 波动或阶梯恶化 |
| 早期症状 | 近记忆障碍 | 脑衰弱综合征 |
| 精神症状 | 全面痴呆 | 以记忆障碍为主的痴呆 |
| | 判断力、自知力丧失 | 判断力、自知力较好 |
| | 早期即有人格改变 | 人格改变不明显 |
| | 情感淡漠或欣快 | 情感脆弱 |
| 神经系统 | 早期多无局限性体征 | 局灶性症状体征 |
| 脑影像学 | 弥漫性脑皮质萎缩 | 多发梗死、腔隙或软化灶 |

1. VD 的临床表现除了构成痴呆的记忆障碍及精神症状外，还有脑损害的局灶性神经精神症状，如偏瘫、感觉丧失、视野缺损等，且 VD 的这些临床表现与病损部位、大小及发作次数等密切相关。

2. AD 根据病情演变，一般分为三期：

（1）第一期（遗忘期、早期）：①首发症状为近期记忆减退；②语言能力下降，无法找出合适的词汇表达思维内容，甚至出现孤立性失语；③空间定向不良，易于迷路；④抽象思维和恰当判断能力受损；⑤情绪不稳，情感可较幼稚，或呈童样欣快，情绪易激惹，出现抑郁、偏执、急躁、缺乏耐心、易怒等；⑥人格改变，如主动性减少、活动减少、孤僻、自私、对周围环境兴趣减少、对人缺乏热情，敏感多疑。此期病程可持续 1～3 年。

（2）第二期（混乱期、中期）：①完全不能学习和回忆新信息，远事记忆力受损但未完全丧失；②注意力不集中；③定向力进一步丧失，常去向不明或迷路，并出现失语、失用、失认、失写、失计算；④日常生活能力下降，如洗漱、梳头、进食、穿衣及大小便等需别人协助；⑤人格进一步改变，如兴趣更加狭窄，对人冷漠，言语粗俗，无故打骂家人，缺乏羞耻感和伦理感，行为不顾社会规范，不知整洁，将他人之物据为己有，争吃抢喝类似孩童，随地大小便，或出现本能活动亢进，当众裸体，甚至发生违法行为；⑥行为紊乱，如精神恍惚，无目的性翻箱倒柜，爱藏废物，视作珍宝，无目的徘徊，出现攻击行为等，也有动作日渐减少、端坐一隅、呆若木鸡者。本期是本病护理照管中最困难的时期，多在起病后的 2～10 年。

（3）第三期（极度痴呆期、晚期）：①生活完全不能自理，二便失禁；②智力趋于丧失；③无自主运动，缄默不语，成为植物人状态。常因吸入性肺炎、压疮、泌尿系感染等并发症而死亡。此期多在发病后的 8～12 年。

（三）心理-社会状况

老年期痴呆患者大多数时间限制在家里，常感到孤独、寂寞、羞愧、抑郁，甚至有自杀行为。由于痴呆患者患病时间长、自理缺陷、人格障碍，需要家人付出大量时间和精力进行照顾，常给家庭带来很大烦恼，同时也给社会增加了负担，尤其是当付出与效果不成正比时，有些家属会失去信心，甚至会冷落、嫌弃老人。

（四）辅助检查

1．影像学检查　了解有无脑萎缩、多发性脑梗死、多发性腔隙性脑梗死表现。

2．心理测验　筛选痴呆可用简易智力状态检查（MMSE），长谷川痴呆量表；记忆障碍测量用韦氏记忆测查和临床记忆量表；智力测查用成人韦氏及简易智能量表。

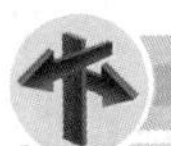

知识链接

**测验筛查老年性痴呆**

准备一支铅笔和一张白纸，要求受检人在白纸上独立画出一个钟，并标出指定的时间，例如，9点15分，要求受检老人在10分钟内完成。画钟测验计分：画出闭锁的圆记1分；将数字安置在表盘的正确位置记1分；表盘上包括全部12个正确的数字记1分；将指针安置在正确的位置记1分。3～4分表明认知水平正常，0～2分则表明认知水平下降。

【常见护理诊断/问题】

1．记忆功能障碍　与记忆进行性减退有关。

2．自理缺陷　与认知行为障碍有关。

3．睡眠型态紊乱　与白天活动减少有关。

4．语言沟通障碍　与思维障碍有关。

5．照顾者角色紧张　与老人病情严重和病程的不可预测有关以及照顾者照料知识欠缺、身心疲惫有关。

【护理计划与实施】

阿尔茨海默病迄今仅限于症状治疗，尚无有效的病因治疗。通过早期发现，早期诊断，早期治疗，可延缓病情进展，改善认知功能。但在疾病的中、晚期药物治疗无效，不能控制疾病的发展。其治疗以应用神经代谢复活剂为主，同时运用胆碱能药物、神经肽类药物和改善脑循环的药物。如伴随有精神症状者，其药物使用以小量为原则。对轻症患者重点应加强心理支持与行为指导，使之尽可能长期保持记忆力、生活自理和人际交往能力。鼓励患者参加适当的活动和锻炼，并辅以物理疗法、作业疗法、记忆和思维训练及康复训练。重症患者应加强护理，注意营养、预防感染。

治疗和护理的总体目标是：①老人能最大限度地保持记忆能力、语言沟通能力和社交能力，重建患者病前的生活经验；②日常生活能部分或完全自理；③家庭能应对痴呆老年人；④老人能较好地发挥残存功能，生活质量得以提高。具体护理措施如下：

（一）日常生活护理

1．日常生活的指导与帮助　注意老人的饮食与营养、日常清洁卫生，生活自理有缺陷或完全不能自理者，应给予部分或全补偿性护理和帮助；督促老人尽量按时自行完成穿衣、洗漱、进食、梳头、如厕等日常事宜，鼓励并赞扬参加力所能及的活动。

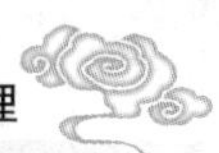

2. 训练自我照顾的能力　轻、中度痴呆症者，尽可能给予其自我照顾的机会，并进行生活技能训练，如反复练习洗漱、穿脱衣服、用餐及如厕等，以提高老人的自尊。护理人员应对老人的动手困难给予理解，并加强对照顾者生活护理、生活技能训练等相关知识和技巧的培训。

3. 加强重症患者的护理　晚期痴呆症者，要有专人照顾，注意饮食及大小便的护理，保证营养摄入，加强管理因记忆障碍而超量进食、因徘徊或兴奋而拒食的患者。预防走失、跌倒及意外伤害等并发症的发生。长期卧床者，要定时翻身、清洁，以预防压疮及并发感染；喂食时，应避免呛咳，引起肺部感染；发生肺部感染者，要指导并鼓励老人有效地咳嗽排痰，可进行体位引流或给予拍背来协助排痰；泌尿系感染者，应鼓励患者多饮水，增加尿量，注意保持尿道和会阴部的清洁，并做好留置尿管的护理。

### （二）认知、思维障碍者的护理

1. 协助老人确认现实环境　老人房间及使用的物品、储柜等，可以用明显的标志标明，便于识记。房间色彩要明快、活泼，有温馨感；不宜采用冷色调，否则，使人感到紧张、压抑。如果老人丧失了适应新环境的能力，则应建立稳定、简单、明了及固定的生活日程，如个人生活用品、桌椅等家居用品固定位置。帮助确认所住地址、房间、卫生间等现实环境。房间内的布置和物品摆设尽量不移动，且不放老人未见过的物品，以减少其辨认环境的困难和错误。

2. 诱导正向行为　尽可能随时纠正或提醒老人正确的时间、地点、人物等概念，诱导其向正向行为改变。

3. 智能康复训练　①记忆训练：鼓励老人回忆过去生活经历，帮助其认识目前生活中的真实人物与事件，以恢复记忆并减少错误判断；②智力锻炼：如进行拼图游戏，让老人对一些图片、实物、单词作归纳和分类；③理解和表达能力训练：在讲述一些事情后，提一些问题让老人回答，也可以让其解释一些词语的意义；④社会适应能力训练：如针对日常生活中可能遇到的问题，提出来让老人解决；对于日期、时间的概念，以及生活中必须掌握的常识，在日常生活中结合实际训练；⑤数字概念和计算能力的训练：如计算日常生活开支费用，较差者，可计算物品的数量等；保证足够的睡眠，保持乐观的情绪，多吃核桃、芝麻、莲子等食物，以延缓认知功能减退；⑥理解和表达能力训练：在讲述一件简单的事情后，提问让老人回答，或让其解释一些词语的含义；⑦社会适应能力的训练：结合日常生活常识，训练老人自行解决日常生活中的问题。

### （三）行为异常患者的护理

1. 有暴力行为者，在患者认知范围内，尽可能让其参与治疗，逐渐增加对患者的限制；对于非攻击性行为，如更换衣物、搓手、洗手等，可采取以下护理措施：语言沟通，讲话速度要慢，音调轻柔，建立良好的人际关系；提供适宜的环境，减少感知觉刺激；分散患者注意力；遵医嘱给予抗躁动药物。

2. 对语言上的攻击性行为，如尖叫、诅咒等，采取以下措施护理：①语言控制，认知障碍较轻的患者可有行为的反馈；②给患者提供宽敞的活动空间，必要时可暂时离开病房，可减轻患者的躁动；③了解患者对失去控制的恐惧，使用抚摸和握手等方式可起到一定的效果；④提供娱乐活动和工娱疗法，如听音乐、集体活动等。

3. 对身体上的攻击性行为，如打、踢、咬、推、拉等，可采取以下护理措施：①允许患者用语言表达烦躁不安的情绪；②监视患者的异常行为，必要时使用约束带。

### （四）安全管理

1. 环境管理 运动障碍者，应注意保持地面的平整、防滑，有台阶处要设法消除，地毯应固定，保持平整。厕所要选用坐式马桶，墙壁上安装把手，帮助老人保持身体平衡。床不宜过高，最好设有扶手架，便于老人安全上下和防止坠床。家具高度适宜，尽可能减少镜子、玻璃等。

2. 物品管理 注意危险物品的管理，防止意外事故的发生。尽可能不让老人直接接触电线、电器开关、热水瓶、煤气等日常物品，注意火种熄灭、关闭煤气开关，并妥善保管药品。

3. 外出管理 老人外出活动或散步时应有家人陪同，并佩戴写有老人及其保护人的名字、家庭住址、电话号码的卡片或定位手环，以助迷路或走失时被人送回。

### （五）心理调适

1. 关心、理解老人 在帮助、护理痴呆老人时，照顾者的真诚最重要。对待老人要特别亲切、耐心，并注意老人的情绪变化，以保护老人的自尊心。

2. 沟通技巧 与痴呆老人谈话时，语调要低、温和；语速要慢，清晰地说出每个字；语句要简短，使用名词，不用代名词；在每次交谈之前，称呼老人的名字且说出自己的身份。最好重复关键词并用手势。

### （六）照顾者的支持与护理

患痴呆症的老人如住在熟悉的环境，由熟悉的人来照顾，是相当有益的。许多痴呆症者，在社区中与家人同住，护理人员应对其家庭及其照顾者给予帮助支持与护理。

1. 指导照顾者及家属合理应对 为了缓解长期照顾患痴呆症的老人所带来的紧张情绪和压力，照顾者及家属要学会放松自己，合理休息，以保持良好的身心健康。对老人要进行合理安排，若老人尚能自我照顾，则可让其住在家里，利用家庭照顾机构进行家庭护理或家事服务；若晚期痴呆症者，则需要住进医院或专门机构，由专业人员照顾。

2. 帮助照顾者及其家属寻找社会支持 虽然痴呆是进行发展的，但有些老人的认知减退是可以改善的。护理人员要帮助寻找社会支持，并组织有痴呆症患者的家庭，进行相互交流，相互联系与支持。

### （七）健康指导

1. 及早发现痴呆 加强对全社会的健康指导，提高对痴呆症的认识，及早发现轻度认知障碍和记忆障碍，做到“三早”——早发现，早诊断，早干预。

2. 早期预防 ①老年期痴呆的预防要从中年开始做起；②积极合理用脑、劳逸结合，保护大脑，保证充足睡眠，注意脑力活动多样化；③培养广泛的兴趣爱好和开朗性格；④培养良好的卫生饮食习惯，多吃富含锌、锰、硒、锗的健脑食物，如海产品、贝壳类、鱼类、乳类、豆类、坚果类等，适当补充维生素 E，中医的补肾食疗也有助于增强记忆力；⑤戒烟限酒；⑥尽量不用铝制炊具，经常将过酸过咸的食物在铝制炊具中存放过久，就会使铝渗入食物而被吸收；⑦积极防治高血压、脑血管病、糖尿病等慢性病；⑧按摩或灸任脉的神阙、气海、关元，督脉的命门、大椎、膏肓、肾俞、志室，胃经的足三里穴（双），均有补肾填精助阳、防止衰老和预防痴呆的效果，并且研究表明按摩太阳、神庭、百会、四神聪等穴位可有效提升认知功能，或延缓认知功能的衰退；⑨许多药物能引起中枢神经系统不良反应，包括精神错乱和倦怠，尽可能避免使用镇静剂如苯二氮䓬类药物，抗胆碱能药物如某些三环类抗抑郁剂、抗组胺制剂、抗精神病药物以及甲磺酸苯扎托品。

3. 预防VD措施　必须预防和治疗脑血管病，积极预防高血压、糖尿病、肥胖症、高脂血症，及早发现脑血管疾病的患者在记忆、智力方面的改变。

知识链接

**轻度认知障碍**

轻度认知障碍（mild cognition impairment，MCI）是正常衰老和阿尔茨海默病的过渡状态。被广泛采用的诊断标准包括：①以记忆力减退为主诉（有家属或知情者证实）；②客观检查有与年龄和教育程度不符的记忆损害；③总体认知功能正常；④日常生活功能正常；⑤不符合痴呆诊断标准。

在MCI中，相当比例可演化为痴呆，包括老年性痴呆（AD）、血管性痴呆（VD）以及混合性痴呆，但以AD为主。近期欧美的研究表明，其演化率趋于每年12%左右，较普通人群中痴呆的发生率约高10倍。研究提示10%～15% MCI患者在1年内，23%在2年内，34%在3年内，50%在4年内可进展为AD。所以，及时检出并针对MCI采取积极的干预非常重要。

【护理评价】

老年人的日常生活是否能够自理；营养状况是否改善，能够满足机体的基本需要；家属是否能够为老人实施合理的照顾，减少并发症的发生。

## 第十节　帕金森病

案例分析

刘某，75岁，因"行动迟缓伴左上肢不自主抖动6年"入院。患者6年前无明显诱因出现行走困难，步伐变小变慢，转身及翻身困难，右手静止性震颤，穿衣、夹菜动作迟缓，伴有头昏，无恶心呕吐。精神、睡眠可，大便干结，1次/2～3天。既往有高血压病史8年余，自服降压药治疗（具体不详），血压控制欠佳。查体：T 37℃，P 102次/分，R 20次/分，BP 160/100mmHg，神志清楚，焦虑不安，心尖搏动位于左侧第6肋间锁骨中线外1cm，A2亢进，心律齐。余检查未见明显异常。

请问：1. 该患者存在哪些护理问题？

2. 健康指导应包含哪些内容？

帕金森病（Parkinson disease，PD）又称震颤麻痹（paralysis agitans），是中老年常见的神经系统变性疾病，临床以静止性震颤、运动迟缓、肌强直和体位不稳为特征，主要病理改变是中脑黑质多巴胺能神经元的变性缺失，从而引起纹状体多巴胺缺乏。PD起病高峰在60岁左右，发病率随年龄的增长而升高，男性略多于女性。

知识链接

**帕金森综合征**

帕金森综合征是一个大的范畴，包括原发性帕金森病、帕金森叠加综合征、继发性帕金森综合征和遗传病变性帕金森综合征。帕金森综合征是六种特征性、独立运动症状的组合，即静止性震颤、运动迟缓、肌强直、姿势反射丧失、屈曲体态及冻结现象，这六种表现不一定全部出现，但至少需要两种，且必须包括静止性震颤或运动迟缓。帕金森叠加综合征包括多系统萎缩、进行性核上性麻痹和皮质基底节变性等，在疾病早期即出现突出的语言和步态障碍，姿势不稳，中轴肌张力明显高于四肢，无静止性震颤，对左旋多巴治疗无反应或疗效不持续；继发性帕金森综合征由药物、感染、中毒、脑卒中外伤等明确病因所致；遗传变性帕金森综合征往往伴随有其他的症状和体征。

来源：Jeffrey BH，Joseph GO，Mary ET. 哈兹德老年医学. 6版. 李小鹰，王建业，译. 北京：人民军医出版社，2015.

【护理评估】

（一）健康史

导致黑质多巴胺能神经元变性的原因除遗传因素外，其他病因尚未明确。目前认为老年PD的发生可能与老化、环境因素有关。

1. 生理性老化　黑质多巴胺能神经元数目随着年龄增长而逐渐减少，纹状体内多巴胺递质水平也逐渐下降。当黑质多巴胺能神经元数目减少50%以上，纹状体内多巴胺递质含量减少80%以上，临床就会出现PD的运动障碍表现。

2. 环境因素　环境中的有害因素如农药、金属锰、饮水中的钙、镁含量等可能是PD发病的危险因素。

（二）身体状况

PD的临床表现以运动功能改变为主，也可伴有非运动症状，老年人出现各种非运动症状的概率更大。

1. 运动功能改变　早期主要表现为静止性震颤、动作迟缓和肌强直。震颤最早出现肢体远端，以手部震颤最常见且最明显。震颤在静止时出现，随意运动时减轻或消失，在紧张时加重，睡眠时消失。肌强直主要表现为主动肌和拮抗肌张力增加，在被动运动中始终存在，故称为"铅管样强直"，如同时合并震颤，肢体被动运动时常有轮齿运动感，又称为"轮齿样强直"。随着病情进展，非多巴胺相关症状开始出现，如屈曲体态、慌张步态、冻结现象等，这些严重表现会进一步导致残疾。

2. 非运动症状　包括反应迟钝、淡漠、痴呆、乏力、抑郁和焦虑、睡眠障碍、自主神经功能障碍（如便秘、流涎、脂溢性皮炎等）及感觉异常（如患肢疼痛、麻木、烧灼感）等。

（三）心理 - 社会状况

PD患者本身常有抑郁、焦虑等症状，部分老人会因流涎、动作迟缓等引起自卑心理，随着病情进展，老人逐渐丧失劳动力、生活自理能力下降，会产生无助、恐惧甚至绝望的心理。

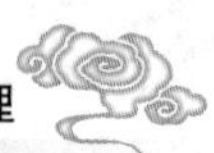

（四）辅助检查

目前尚无可确诊 PD 的实验室检查。血常规、脑脊液检查多无异常，头 CT、MRI 也无特征性改变。用 $^{16}F$-6- 氟左旋多巴做正电子发射计算机断层扫描，可发现纹状体内多巴胺合成和储蓄能力有损伤。

【常见护理诊断 / 问题】

1. 躯体移动障碍　与黑质多巴胺能神经元病变所致的震颤、肌强直、体位不稳、随意运动异常等有关。

2. 营养失调：低于机体需要量　与吞咽困难、饮食减少有关。

3. 便秘　与疾病所致的胃肠蠕动减慢和活动量减少有关。

4. 自尊低下　与震颤、流涎、肌强直等身体形象改变和言语障碍、生活依赖有关。

5. 潜在并发症：外伤、压疮、感染。

【护理计划与实施】

目前尚无药物或手术方法能延缓 PD 的进展，故老年 PD 患者的基本治疗原则是保护神经功能、保持运动功能及个体化干预等。治疗与护理的总体目标是：①减轻各种运动或非运动性症状，减少各种并发症的发生，延长老年人的生命；②通过药物或非药物方法减轻老年人的焦虑、抑郁情绪，增强自尊，提高生活质量。具体护理措施如下：

（一）一般护理

1. 休息与环境　鼓励老人采取主动舒适卧位，对于完全卧床者，应适当抬高床头 15°～30°。PD 进展期的老人下肢行动不便、坐起困难、慌张步态等导致日常生活能力下降，易导致跌倒受伤，故环境应当安全、无障碍。保持室内光线均匀柔和，室内地面保持平整、防滑，通道保持宽敞、无杂物；卫生间安装扶手，尽量使用坐便器，在浴缸旁和马桶旁安装扶手。

2. 安全护理　对于上肢震颤明显的老人，应避免拿热水、热汤，餐具应选择不易打碎的材质；对有焦虑、抑郁或痴呆的老人，应有专人陪护，正确指导用药；防止老人接触危险品，避免出现自伤、伤人、坠床等意外。

3. 饮食护理　老年 PD 患者存在营养不良和便秘情况，宜给予高热量、高维生素、高纤维素、低盐、低脂、低胆固醇、适量优质蛋白的易消化饮食，少量多餐，多食水果与蔬菜等。对于流涎较多的患者可使用吸管，进食、饮水时尽量使患者保持坐位或半卧位，上肢震颤严重者可协助其进食。

（二）运动护理

运动对老年 PD 患者非常重要，其不但可以防止和推迟关节的强直与肢体的挛缩，还有助于减轻非运动症状。应根据老人所处疾病的不同时期及个人活动受限情况制定相应的运动计划。

1. 疾病早期　鼓励老人从事力所能及的家务或工作、尽量参与各种形式的活动、坚持适当的运动锻炼，以保持身体和各关节的活动量及活动强度。

2. 疾病中期　老人已出现部分运动障碍，应根据老人的具体情况有计划、有目的进行锻炼。如起步困难者，可放置一个小的障碍物在脚前作为视觉提示，也可用有明显节拍的音乐作听觉提示，以帮助起步练习走路；步态异常者在行走时两腿尽量保持一定距离，可摆动双臂来增加平衡，转身时以弧线形式前移，尽量不要在原地转弯。

3. 疾病晚期　老人往往因严重的运动障碍而卧床不起，应帮助老人采取舒适体位，保持关节功能位，可在床上进行被动肢体运动，活动关节及按摩肌肉等。

（三）用药护理

指导患者掌握正确的抗帕金森药物服用方法及注意事项，观察药效及不良反应。

1. 复方左旋多巴　是治疗PD最基本、最有效的药物。主要不良反应为运动障碍和症状波动等长期治疗综合征，运动障碍也称为"异动症"，表现为舞蹈症或手足不自主运动，包括面、舌嚼动，摇头摆臂等各种异常运动；其他常见副作用为恶心、呕吐、低血压、意识模糊等，还可有失眠、多梦、幻觉、妄想等精神症状。用药时应告知老年人及其家属，该类药物需要连续服用数天或数周后才会见效，服药时需整片吞服，避免嚼碎药片；因蛋白质会影响该药的吸收，故应避免与高蛋白食物一起服用，最好在摄入高蛋白之前30～60分钟服用；用药过程当中要避免突然停药，否则会导致发热、出汗、肌强直、精神错乱及意识模糊等表现。

2. 金刚烷胺　是目前已知的唯一治疗异动症有效的药物，可与左旋多巴合用。老年人对该药不易耐受，可出现幻觉、精神错乱等不良反应，有心脏病、肾功能不全的老年人禁用。为避免老年人失眠，尽量在黄昏前服用。

3. 抗胆碱能药物　可减轻震颤的严重程度，但老年人易出现记忆损害，70岁以上老人应避免使用；其他常见不良反应有口干，唾液、汗液分泌减少，排尿困难、瞳孔调节功能不良等，青光眼及前列腺肥大者禁用。

（四）心理调适

告知老年人及家属，良好的心态及稳定的情绪有助于病情的恢复，鼓励老年人积极配合治疗，针对不同的老年帕金森患者给予心理疏导和心理支持，减轻或消除心理负担，帮助老年人树立信心，正确对待疾病以及形象改变。

（五）健康指导

1. 健康教育　根据老年人的年龄、病情、对疾病的认知程度等，向患者及家属介绍PD的治疗方法、常见并发症、疾病护理方面的知识。

2. 生活指导　结合一般护理及运动护理相关内容指导老年人及其家属做好个人卫生、活动与休息、营养饮食及安全方面的工作。

3. 照顾者指导　PD为一种无法根治的疾病，病程长达数年甚至数十年，照顾者身心疲惫，容易产生无助感，故应给予照顾者充分的关心和理解，并提供疾病护理相关的指导，如：协助患者进食、服药，做好日常生活照顾；细心观察病情变化、药物常见不良反应、预防各种并发症，当病情加重时及时就诊；为患者提供心理支持，保持积极乐观心态。

【护理评价】

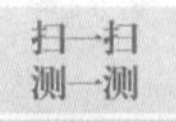

老年人的躯体活动障碍有所改善；摄入营养达到机体所需量；便秘情况得到纠正；能维持较好的外观形象，保持自尊良好；没有发生意外受伤，无压疮及感染等并发症。

（郝　刚　陈　姝）

## 复习思考题

1. 心绞痛发作时的处理原则有哪些？
2. 老年肺炎的临床特点有哪些？

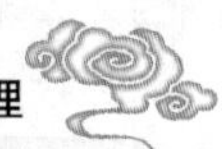

3. 如何预防老年糖尿病患者发生低血糖？
4. 老年骨质疏松症的健康指导内容有哪些？
5. 如何预防老年期痴呆？

课件

09章PPT

# 第九章

# 老年人的康复护理

扫一扫
知重点

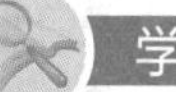

学习要点

1. 康复护理的基础知识。
2. 老年康复护理的常用技术。

康复护理是康复医学的重要组成部分，在总的康复医疗计划下，为达到全面康复的目标，与其他康复专业人员共同协作，对残疾者、老年病、慢性病且伴有功能障碍者进行适合康复医学要求的专门护理和各种专门的功能训练，以预防残疾的发生、发展及继发性残疾，减轻残疾的影响，以达到最大限度地康复并使之重返社会。

案例分析

王奶奶，70岁，因外伤致右下肢缺失，既往体健，现双侧肌力、肌张力正常，坐位平衡良好，日常生活可自理。

请问：1. 该患者应选择何种康复器具？

2. 应如何指导患者使用？

## 第一节　老年康复的相关知识

### 一、相关概念

#### （一）康复

康复（rehabilitation）是指综合地、协调地应用医学的、教育的、社会的、职业的各种措施，使病、伤、残者（包括先天性残者）已经丧失的功能尽快地、尽最大可能地得到恢复和重建，使他们在体格上、精神上、社会上和经济上的能力得到最大可能的恢复，使他们重新走向生活，重新走向工作，重新走向社会。康复不仅针对疾病，而且着眼于整个人从生理上、心理上、社会上以及经济能力的全面康复。

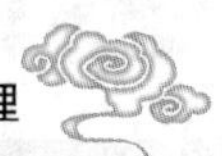

### （二）康复护理

康复护理是在总的康复医疗计划下，为达到全面康复的目标，与其他康复专业人员共同协作，对残疾者、老年病、慢性病且伴有功能障碍者进行适合康复医学要求的专门护理和各种专门的功能训练，以预防残疾的发生、发展及继发性残疾，减轻残疾的影响，以达到使残疾者（或患者）的残存功能和能力得到恢复，重建患者身心平衡，最大限度地恢复其生活自理能力，以平等的资格重返社会。

康复护理有别于一般临床护理：临床护理的重点是解除病因和症状以治疗疾病，促进和恢复身体健康；康复医学的任务是解决患者的功能障碍和功能重建。

### （三）老年康复护理

老年康复护理是指针对老年人的功能障碍，增强和维持他们的功能状态而采取的预防、评定、诊断和康复治疗的措施。广义的老年康复护理则包含了对老年人出现的残疾进行预防、医疗、恢复性功能训练或补偿、调节和适应性处理以及对患者及其家人的教育，除包括相对专业的康复治疗，也融入了康复理念与技术的生活照料和基础的医疗护理。一般包括两个方面：一是预防性康复护理，即为防止老年人陷入失能和半失能状态实施的康复训练；二是针对老年性疾病进行的康复训练，如脑卒中、老年期痴呆以及老年骨关节疾病等的康复照顾。

老年康复的形式在国外主要有老年之家或休养所；老年病院和老年康复医院；日间医院或老年日托所；乡村户址和家庭服务等。在国内主要以老年医院、门诊部或老年康复医院；干休所、养老院、敬老院；社区老年服务站家庭病床的形式进行。

## 二、老年康复护理目标与护理原则

### （一）老年康复护理目标

老年康复护理的最终目的是在于恢复年迈体衰者及因伤、病致残老年人的日常生活活动能力，提高生活自理程度，减少发生久病卧床和老年性痴呆的机会，力争重返社会。提高老年人生活的品质只是老年康复护理的一个目的，老年康复护理的另一个更重要的目的是支持和帮助老年人在老年生活中保持“自立”，或是帮助失能或半失能老年人恢复“自立”。一般而言，自立有三个要素：

1. 身体性自立　指日常生活中不必依赖他人，自己能够独立生活。如果一个人身体性自立不存在问题，但在心理上却处处依赖于他人，缺乏自我判断和自我决策的能力，那么，他（她）还是缺乏自立。

2. 心理性自立　指患有重度残疾而需要康复照护的人，尽可能在生活的各个方面自己决定完成。20世纪60年代，美国曾发起过普及全球残疾人的“自立生活运动”，主张患有重度残疾的人，通过自身努力决定日常生活完成的内容。

3. 社会性自立　鼓励患有残疾的人积极地走出康复或养老机构，回归社会，作为社区的一员参加社会活动，获得与其他居民同样的生活。

### （二）老年康复护理原则

康复应早期进行，从实际出发，选择合理的康复治疗计划和方法，康复护理人员应充分地与康复治疗小组的其他成员合作，保持紧密的联系，严格执行康复治疗、护理计划，共同实施对老人的康复指导，促使其早日回归社会。其护理原则为：

1. 因人而异　即根据患者功能障碍的特点、病情、年龄和性别的差异，设定康复目标和治疗方案，并根据康复治疗进程及时调整方案。

2. 循序渐进　老年人年迈体弱，康复初期治疗强度要小、治疗时间宜短，康复治疗难度、强度和总量应该逐步提高，避免突然或大幅度变化，确保老年人身体对运动负荷或相关治疗的逐步适应，随时关注老年人身体状况，避免发生危险，确保医疗安全。

3. 持之以恒　保存和恢复机体功能，是整体康复的中心。早期的功能锻炼，可以预防残疾的发生与发展及继发性残疾。后期的功能训练可最大限度地保存和恢复机体的功能。护理人员应了解患者残存功能性质、程度、范围，在总体康复治疗计划下，结合护理工作特点，坚持不懈、持之以恒地对患者进行康复功能训练，从而促进功能的早日恢复。

4. 主动参与　一般基础护理采取的是“替代护理”的方法照顾患者，患者被动地接受护理人员喂饭、洗漱、更衣等生活护理。康复护理则侧重于“自我护理”和“协同护理”，即在病情允许的条件下，通过耐心的引导、鼓励、帮助和训练残疾患者，充分发挥其潜能，使他们部分或全部地照顾自己，同时鼓励家属参与，以适应新的生活，为重返社会创造条件。

5. 重视心理调节　老年患者多有认知能力低下、孤独和依赖、易怒和恐惧、抑郁和焦虑等表现，可能会影响到老年疾病的康复疗效。因此，要注意老年患者的心理变化，积极采取措施，加强心理调节，尽量使老年患者处于最佳的心理状态。

## 三、老年康复护理行为

老年康复照护是手、口、眼并用的行为，主要包括：一是“扶助”，二是“口头扶助”，三是“看护”。

### （一）扶助

日常生活行为指的是日常生活中有许多行为，如吃饭、如厕、洗脸、打扮、换衣服等，这些行为是每天都要做的，也是最基本的行为。而失能和半失能状态下的老年人，吃饭和排便等基本的生活行为就无法完成，应该对他们提供支持和帮助，例如给老年人喂饭、协助老年人排便、抑或是帮助老年人穿衣等，这些行为就属于“扶助”。

### （二）口头扶助

很多老年人在日常生活中会存在错误或者混乱的行为，这种情况下，需要家属和护理人员通过口头提示，告诉老年人应该怎样做；有些老年期痴呆患者会出现烦躁不安、行为粗暴等“问题行为”，在这些情况下，对老年人进行哄、劝等行为就是“口头扶助”，即“通过口头进行的照护”。

### （三）看护

是指家属或护理人员在老年人身旁，确定其日常生活行为是否正确、是否安全。比如防止腿脚不便的老年人行走时跌倒，或者防止老年期痴呆患者在无人看护下外出等，看护实际就是“用眼睛进行照护”的行为。

在老年护理过程中，老年人的家属和护理人员应该视不同场合分别进行“扶助”“口头扶助”和“看护”，有时则要三种行为并用，保证照护好老年人，提高老年人生活质量。

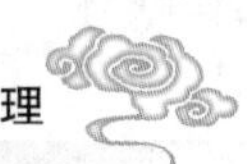

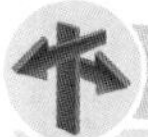

知识链接

**康复照护**

1. 伺候型生活照护　是指维持失能和半失能老年人现状的情况下进行的照料，例如为卧床不起的老年人换尿布，让老年人依靠纸尿布毫无知觉地排便，即为伺候型照料。

2. 自立支援型康复照护　是指对卧床不起的老年人，康复照护不是单纯地重复进行换纸尿布等行为，而是设法帮助卧床不起老年人，脱掉纸尿布，尽可能地帮助卧床不起的老年人自立地排便，常对卧床不起时间比较短的老年人采用。自立支援型康复照护，见效快，会使部分老年人从卧床不起的初期阶段恢复到自立，或者接近于自立的状态，其中“自立支援型康复照护”的手法和技巧也很重要。

### （四）老年康复护士的职责

1. 评价患者的残疾情况　包括患者失去的和残存的功能、对康复训练过程中残疾程度的变化和功能恢复的情况，认真做好记录，并向其他康复医疗人员提供信息。

2. 预防继发性残疾和并发症的发生　协助和指导长期卧床或瘫痪患者的康复，如适当的体位变化、良好肢位的放置、体位转移技术、呼吸功能、排泄功能、关节活动能力及肌力训练等技术，以预防发生褥疮、消化道、呼吸道、泌尿系感染、关节畸形及肌肉萎缩等并发症的发生。

3. 功能训练的护理　学习和掌握综合治疗计划的各种有关的功能训练技术与方法，有利于评价康复效果、配合康复医师和其他康复技术人员对患者进行康复评定和残存功能的强化训练，协调康复治疗计划的安排，并使病房的康复护理工作成为康复治疗的重要内容之一。

4. 日常生活活动能力的训练　指导和训练患者进行床上活动、就餐、洗漱、更衣、整容、入浴、排泄、移动、使用家庭用具，以训练患者的日常生活自理能力。

5. 心理护理　通过良好的语言、态度、仪表、行为去影响患者，帮助他们改变异常的心理和行为，正视疾病与残疾。对有依赖心理的老人要耐心地讲解康复训练的重要性，鼓励其积极锻炼，力争做到生活自理或部分自理。

6. 假肢、矫形器、自助器、步行器的使用指导及训练　康复护士必须熟悉和掌握其性能、使用方法和注意事项，根据不同功能障碍者指导选用合适的支具和如何利用支具进行功能训练，指导患者在日常生活中的使用和功能训练方法。

7. 康复患者的营养护理　根据患者疾病、体质或伤残过程中营养状况的改变情况，判断造成营养缺乏的不同原因、类型，并结合康复功能训练中基本的营养需求，制订适宜的营养护理计划。应包括有效营养成分的补充、协助患者进食、指导饮食动作、训练进食，配合治疗性的实施和训练吞咽功能，使康复患者的营养得到保障。

## 第二节　常用老年康复护理技术

康复护理技术包括基础护理技术和专项护理技术。常用老年康复护理技术包括体位的摆放、体位转移技术、生活自理能力的训练、功能训练等，目的是使老年人最大限度恢复残疾功能，尽早回归家庭社会。

## 一、体位的摆放

体位摆放及转移技术是日常生活能力训练的重要内容。正确的体位摆放有助于预防和减轻挛缩或畸形的出现、使躯干和肢体保持在功能状态的作用，定时的更换体位有助于预防并发症的发生。护士应根据疾病的种类以及疾病的发展阶段，协助并指导老年患者采取正确的体位。

### （一）良肢位与功能位

体位是指人的身体所保持的姿势或某种位置。在临床上通常是指患者根据治疗、护理以及康复的需要所采取并能保持的身体姿势和位置。在康复护理中，护士应根据疾病的特点、协助并指导患者摆放正确、舒适的体位。康复护理中常用的体位摆放技术有良肢位、功能位等。

1. 良肢位　指躯体、四肢的良好体位，具有防畸形、减轻症状、使躯干和肢体保持功能状态的作用。在脑损伤患者的康复护理中，良肢位摆放的目的是为了防止或对抗痉挛姿势的出现、保护肩关节及早期诱发分离运动。

2. 功能位　指当肌肉、关节功能不能或尚未恢复时，必须使肢体处于发挥最佳功能活动的体位。

### （二）脑损伤患者的良肢位摆放

在急性期时，大部分脑损伤患者的患侧肢体成迟缓状态。急性期过后，患者逐渐进入痉挛阶段。大部分患者的患侧上肢以屈肌痉挛占优势，患侧下肢以伸肌痉挛占优势。长时间的痉挛会造成关节挛缩、关节半脱位和关节周围软组织损伤等并发症。早期实施良肢位的摆放可有效预防各种并发症的发生，为后期的康复打下良好的基础。脑损伤患者的良肢位摆放包括患侧卧位、健侧卧位、仰卧位、床上坐位等。

1. 患侧卧位（图 9-1）　即患侧肢体在下方，健侧肢体在上方的侧卧位。患侧卧位对偏瘫患者的康复来说是最重要的体位，又称第一体位或首选体位。该体位可以伸展患侧肢体、减轻或缓解痉挛，使瘫痪关节韧带受到一定压力，促进本体感觉的输入，同时利于自由活动健侧肢体。取患侧卧位时，患者的头下给予合适高度（一般为 10～12cm）的软枕，躯干稍向后旋转，后背用枕头支撑。患臂前伸，前臂外旋，将患肩拉出以避免受压和后缩；手指伸展，掌心向上，手中不应放置任何东西，以免诱发抓握反射而强化患侧手的屈曲痉挛。患侧髋关节略后伸，膝关节略屈曲，放置舒适位，患侧踝关节应置于屈曲 90°位，防止足下垂的发生。健侧上肢放在身上或后边的软枕上，避免放在身前，以免因带动整个躯干向前而引起患侧肩胛骨后缩。健侧下肢充分屈髋屈膝，腿下放一软枕支撑。

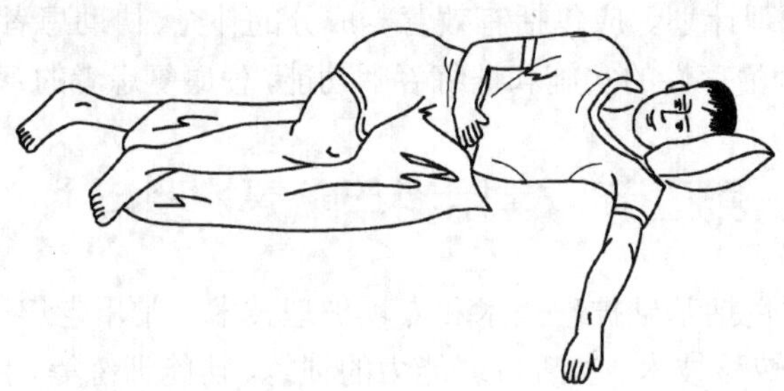

图 9-1　患侧卧位

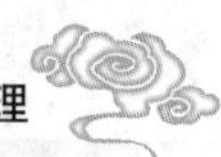


2. 健侧卧位（图 9-2）　即健侧肢体在下方，患侧肢体在上方的侧卧位。此体位可避免患侧肩关节直接受压，减少了患侧肩关节的损伤，但是限制了健侧肢体的主动活动。取健侧卧位时，患者的头下给予合适的软枕，胸前放一软枕。患肩充分前伸，患侧肘关节伸展，腕、指关节伸展放在枕上，掌心向下。患侧髋关节和膝关节尽量前屈90°，置于体前另一软枕上，注意患侧踝关节不能内翻悬在软枕边缘，以防造成足内翻下垂。健侧肢体自然放置。

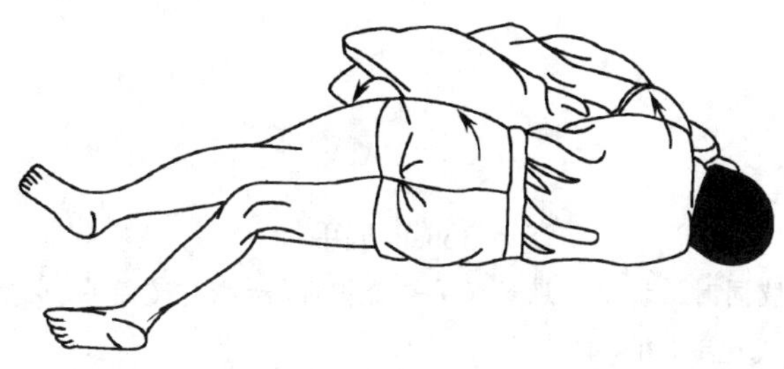

图 9-2　健侧卧位

3. 仰卧位（图 9-3）　即面朝上的卧位。这种体位容易受紧张性颈反射的影响，极易激发异常反射活动，从而强化了患者上肢的屈肌痉挛和下肢的伸肌痉挛。因此，因尽量缩短仰卧位的时间或与其他体位交替使用。仰卧位时，患者使用的软枕不宜太高，以防因屈颈而强化了患者的痉挛模式。患侧肩下垫一厚软垫，使肩部上抬前挺，以防肩胛骨向后挛缩，患侧上臂外旋稍外展，肘、腕关节伸直，掌心朝上，手指伸直并分开，整个患侧上肢放置于枕头上。患侧髋下放一枕头，使髋向内旋，患侧臀部、大腿外侧放一枕头，其长度要足以支撑整个大腿外侧，以防下肢外旋，膝关节稍垫起使微屈并向内。足底不放任何东西，以防止增加不必要的伸肌模式反射活动。

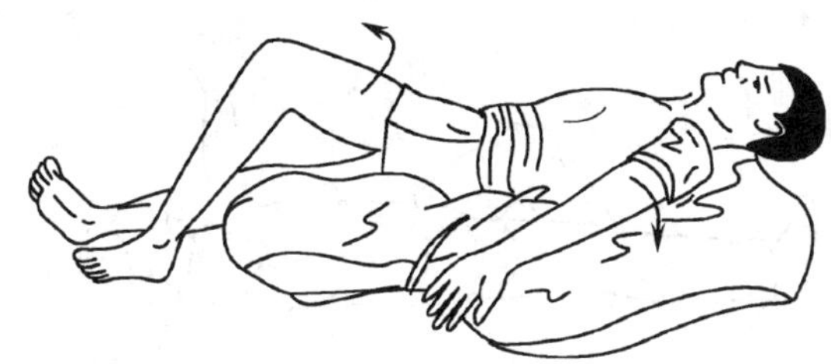

图 9-3　仰卧位

4. 床上坐位　当病情允许，应鼓励患者尽早在床上坐起。但是床上坐位难以使患者的躯干保持端正，容易出现半卧位姿势，助长躯干的屈曲，激化下肢的伸肌痉挛。因此在无支持的情况下应尽量避免这种体位。仰卧位。

上述良肢位的摆放方法应该经常变换，一般 2～3 小时变换一次体位，不要在某一姿势上停留过长时间，以免出现压疮。

## 二、体位转移

体位转移是指通过一定的方式改变身体的姿势或位置。体位转移一般分为独立转移、辅助转移和被动转移三大类。独立转移是指患者独自完成、不需要他人帮助的转移方法。辅助转移是指由康复护理人员或护理人员协助的转移方法。被动转移即搬运，是指患者因瘫痪程度较重而不能对抗重力完成独立转移及辅助转移时，完全由外力将患者整个抬起从一个地方转移到另一个地方，分为人工搬运和机械搬运。

（一）床上转移活动

1. 床上翻身

（1）从仰卧位到患侧卧位：患者仰卧，双侧髋、膝屈曲，双上肢 Bobath 握手伸肘，肩上举约 90°，健上肢带动患上肢先摆向健侧，再反方向摆向患侧，以借摆动的惯性翻向患侧。

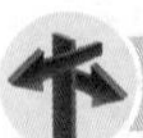

知识链接

Bobath 握手

患者双手及上肢同时活动时让患者双手掌心相对，十指交叉握手，患侧拇指在上，此形式的握手又叫 Bobath 式握手（图 9-4）。

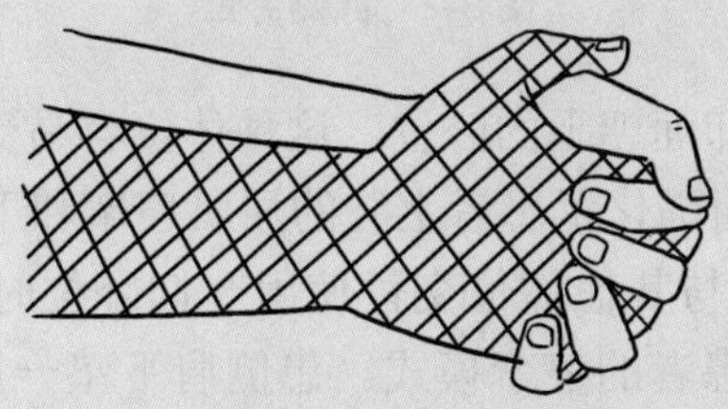

图 9-4　Bobath 握手

（2）从仰卧位到健侧卧位（图 9-5）：患者仰卧，健足置于患足下方。双手 Bobath 握手上举后向左、右两侧摆动，利用躯干的旋转和上肢摆动的惯性向健侧翻身。

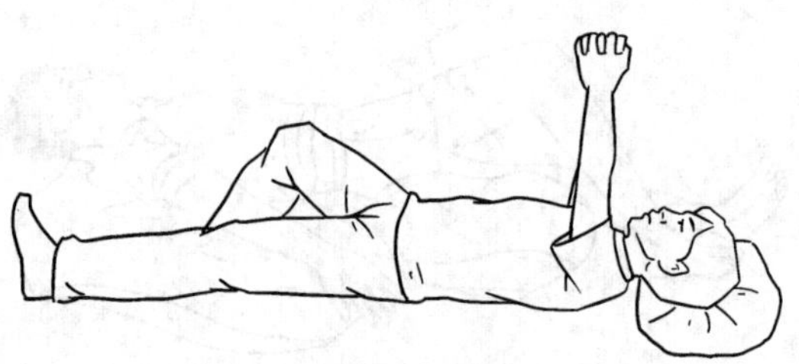

图 9-5　从仰卧位到健侧卧位

2. 床上卧位移动　患者仰卧，健足置于患足下方；健手将患手固定在胸前，利用健下肢将患下肢抬起向一侧移动；用健足和肩支起臀部，同时将臀部移向同侧；臀部侧方移动完毕后，再将肩、头向同方向移动。

3. 由卧位到床边坐位

（1）独立从健侧坐起（图 9-6）：①患者健侧卧位，患腿跨过健腿；②用健侧前臂支撑自己的体重，头、颈和躯干向上方侧屈；③用健腿将患腿移到床缘下；④改用健手支撑，使躯干直立。

（2）独立从患侧坐起（图 9-7）：①患者患侧卧位，用健手将患臂置于胸前，提供支撑点；②头、颈和躯干向上方侧屈；③健腿跨过患腿，在健腿帮助下将双腿置于床缘下；④用健侧上肢横过胸前置于床面上支撑，侧屈起身、坐直。

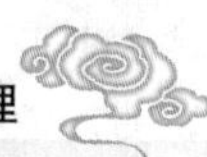

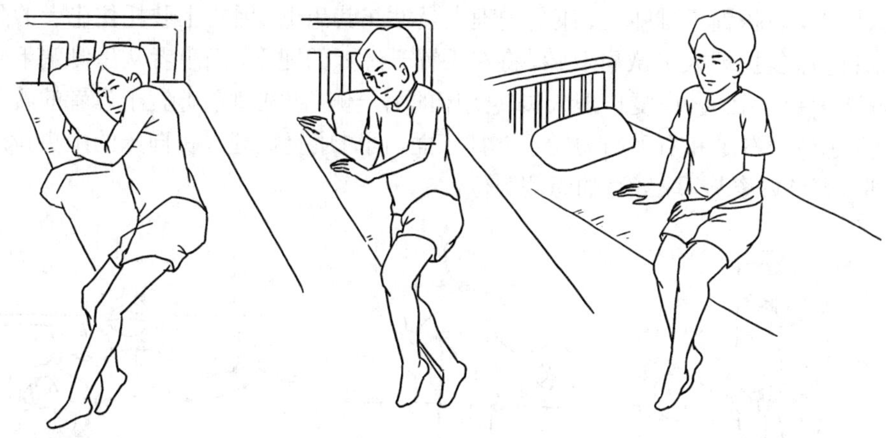

图 9-6　独立从健侧坐起

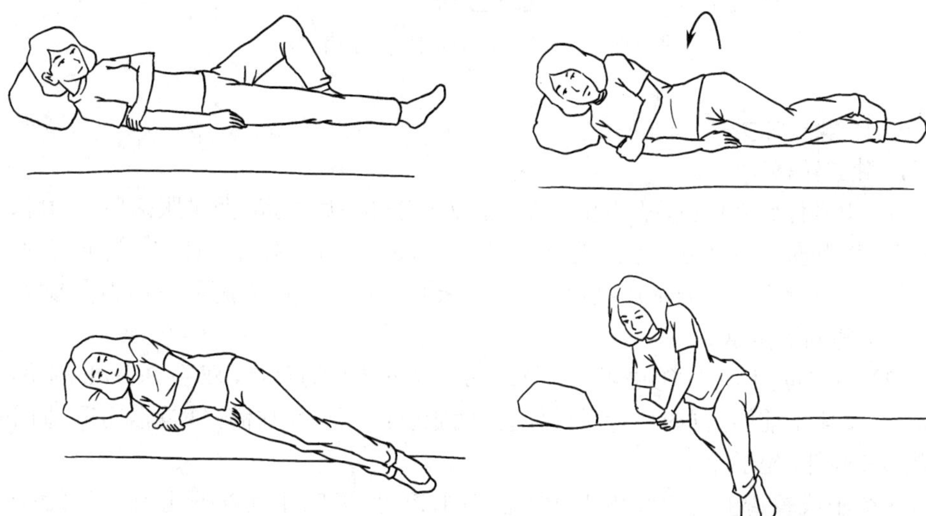

图 9-7　独立从患侧坐起

（3）康复护理人员辅助下坐起：①患者侧卧位，两膝屈曲；②康复护理人员先将患者双腿放于床边，然后一手托着位于下方的腋下或肩部，另一手按着患者位于上方的骨盆或两膝后方，指导患者向上侧屈头部；③康复护理人员抬起下方的肩部，以骨盆为枢纽转移成坐位。

4. 由床边坐位到卧位

（1）独立从患侧躺下：①患者坐于床边，患手放在大腿上。健手从前方横过身体，置于患侧髋部旁边的床面上；②患者将健腿置于患腿下方，并将其上抬到床上；③当双腿放在床上后，患者逐渐将患侧身体放低，最后躺在床上。

（2）独立从健侧躺下：①患者坐于床边，患手放在大腿上，健腿置于患腿后方；②躯干向健侧倾斜，健侧肘部支撑于床上，用健腿帮助患腿抬到床上；③当双腿放在床上后，患者逐渐将身体放低，最后躺在床上，并依靠健足和健肘支撑使臀部向后移动到床的中央。

（3）康复护理人员辅助躺下（图 9-8）：以左侧为患侧为例：①患者坐于床边，患手

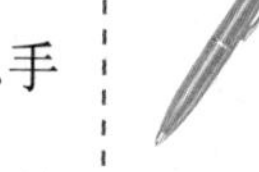

放在大腿上，患腿置于健腿上，康复护理人员站在其患侧，用右上肢托住患者的颈部和肩部；②康复护理人员微屈双膝，将左手置于患者的腿下，当患者从患侧躺下时帮助其双腿抬到床上；③康复护理人员转到床的另一侧，将双侧前臂置于患者的腰及大腿下方，患者用右足和右手用力向下支撑床面，同时康复护理人员向床的中央拉患者的髋部。调整好姿势，取舒适的患侧卧位。

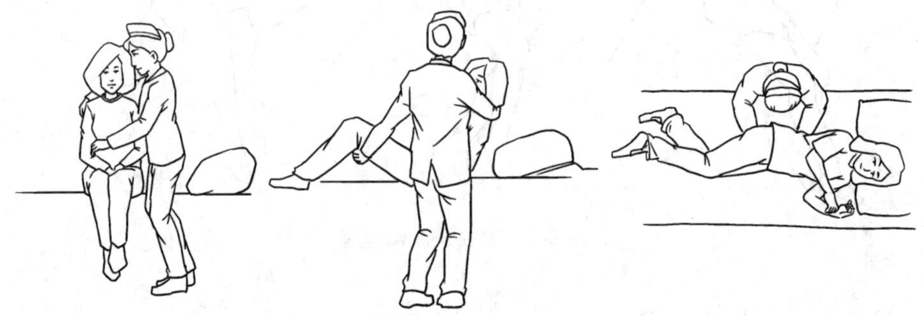

图 9-8 康复护理人员辅助躺下

## （二）坐位与立位之间的转移

1. 独立转移

（1）由坐位到立位：①患者坐于床边，双足分开与肩同宽，两足跟落后于两膝，患足稍后，以利负重及防止健侧代偿；②双手 Bobath 握手，双臂前伸；③躯干前倾，使重心前移，患侧下肢充分负重；④臀部离开床面，双膝前移，双腿同时用力慢慢站起，立位时双腿同等负重。

（2）由立位到坐位：①患者背靠床站立，双下肢平均负重，双手 Bobath 握手，双臂前伸；②躯干前倾，同时保持脊柱伸直，两膝前移，屈膝、屈髋；③慢慢向后、向下移动臀部和髋部，坐于床上。

从椅子或轮椅上站起和坐下的方法基本相同，但应注意以下几点：①椅子应结实、牢固、椅面硬，具有一定的高度，高椅子比矮椅子易于站起，开始训练时，应选择高椅子；②有扶手的椅子比较理想，有利于站起和坐下时的支撑；③轮椅应制动，脚踏板向两侧移开。

2. 辅助转移

（1）由坐位到立位：①患者坐于床边或椅子上，躯干尽量挺直，两脚平放地上，患足稍偏后；②患者 Bobath 握手伸肘，康复护理人员站在患者偏瘫侧，面向患者，指引患者躯干充分前倾，髋关节尽量屈曲，并注意引导患者体重向患腿移动；③康复护理人员进一步引导患者将重心向前移到足前掌部，一手放在患膝上，重心转移时帮助把患膝向前拉，另一手放在对侧臀部帮助抬起体重；④患者伸髋伸膝，抬臀离开床面后挺胸直立；⑤起立后患者双下肢应对称负重，康复护理人员可继续用膝顶住患膝以防“打软”。

（2）由立位到坐位：与上述顺序相反。应注意：①无论是站起还是坐下，患者必须学会向前倾斜躯干，保持脊柱伸直，并必须学会两侧臀部和下肢平均承重；②康复护理人员向下压患者的患膝（向足跟方向），鼓励患者站立时两腿充分负重；③康复护理人员应教会患者在完全伸膝前将重心充分前移。

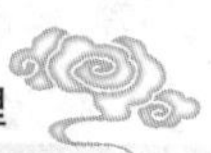

### （三）床与轮椅之间的转移

1．独立由床到轮椅的转移　①患者坐在床边，双足平放于地面上，轮椅置于患者健侧，与床成45°角，制动，卸下近床侧扶手，移开近床侧脚踏板；②患者健手支撑于轮椅远侧扶手，患手支撑于床上，患足位于健足稍后方；③患者向前倾斜躯干，健手用力支撑，抬起臀部，以双足为支点旋转身体直至背靠轮椅；④确信双腿后侧贴近轮椅后正对轮椅坐下。

2．辅助下由床到轮椅的转移

方法一：①患者坐在床边，双足平放于地面上。轮椅置于患者健侧，与床成45°角，制动，卸下近床侧扶手，移开近床侧脚踏板；②康复护理人员面向患者站立，双膝微屈，腰背挺直，双足放在患足两边，用自己的膝部在前面抵住患膝，防止患膝倒向外侧；③康复护理人员一手从患者腋下穿过置于患者患侧肩胛骨上，并将患侧前臂放在自己的肩上，抓住肩胛骨的内缘，另一上肢托住患者健上肢，使其躯干向前倾，然后将患者的重心前移至其脚上，直至患者的臀部离开床面；④康复护理人员引导患者转身坐于轮椅上。

方法二（图9-9）：①患者坐在床边，双足平放于地面上，轮椅置于患者健侧，与床成45°角，制动，卸下近床侧扶手，移开近床侧脚踏板；②康复护理人员站在患侧，面向患者，用同侧手穿拇握法握住患手，另一手托住患侧肘部；③患者患足位于健足稍后方，健手支撑于轮椅远侧扶手，同时患手拉住康复护理人员的手站起，然后以双足为支点转动身体直至背靠轮椅；④康复护理人员向前倾斜身体，并半蹲，帮助患者臀部向后、向下移动慢慢坐于轮椅中。

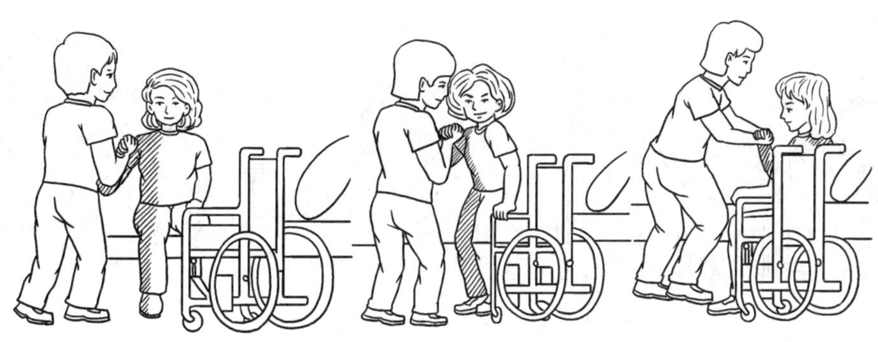

图9-9　辅助下由床到轮椅的转移

### （四）轮椅与坐便器之间的转移

1．独立由轮椅到坐便器的转移（图9-10）　①患者驱动轮椅正面接近坐便器，制动，移开脚踏板。双手支撑于轮椅扶手站起；②先将健手移到对侧坐便器旁的对角线上的扶栏上，然后健腿向前迈一步，健侧上下肢同时支撑，向后转身，背向坐便器；③将患手置于轮椅另一边扶手上，然后再移到坐便器旁的另一侧扶栏上；④脱下裤子，然后坐下。

2．辅助下从轮椅到坐便器的转移（图9-11）　①患者坐于轮椅上，正面接近坐便器，刹住车闸，移开脚踏板，轮椅与坐便器之间留有一定空间，以利康复护理人员活动，康复护理人员站在患者瘫痪侧，面向患者，同侧手穿拇握法握住患手，另一手托

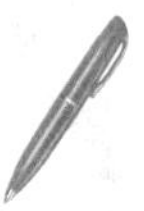

住患侧肘部；②患者健手支撑于轮椅扶手，同时患手拉住康复护理人员的手站起，然后患者将健手移到坐便器旁的扶栏上；③康复护理人员和患者同时移动双足向后转身，直到患者双腿的后侧贴近坐便器；④脱下裤子，康复护理人员协助患者臀部向后、向下移动坐于坐便器上。

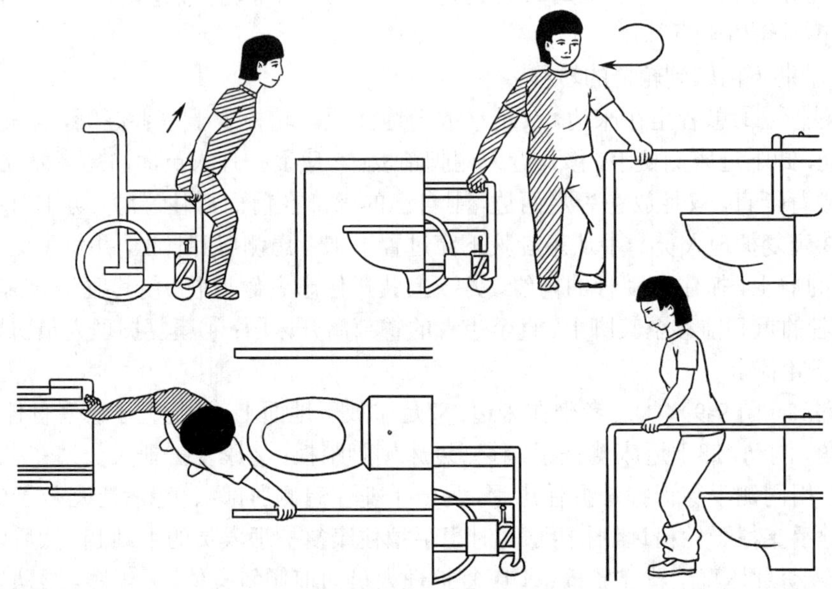

图 9-10 独立由轮椅到坐便器的转移

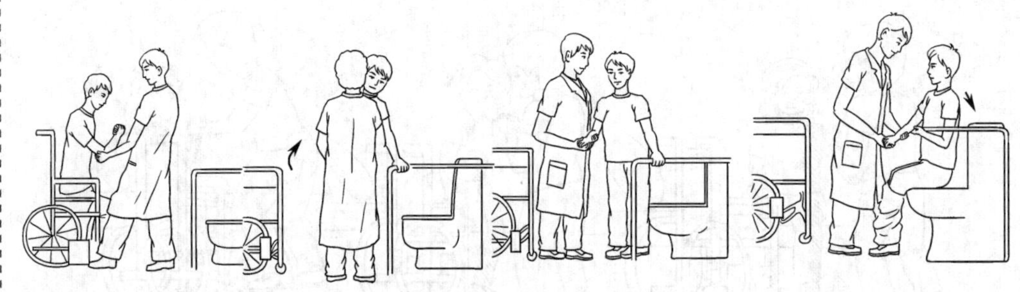

图 9-11 辅助下从轮椅到坐便器的转移

## 三、生活自理能力的训练

生活自理能力包括进食、更衣、如厕、转移、上下楼梯、家务劳动等。生活自理能力的训练目的是帮助患者提高生活自理能力，以适应生存环境。

### （一）穿脱衣物训练

穿脱衣物是生活自理能力中不可缺少的动作，指导和训练患者利用残存功能进行穿脱衣物训练，可尽快帮助患者提高独立生活的能力。在生活自理能力中，穿脱衣服可用单手完成，以偏瘫患者为例。

1. 穿脱前开身上衣训练　①穿衣时，患者取坐位，健手抓衣领将患手伸入衣袖内，拉至肩以上，再将健手穿入衣袖内，整理并系好衣扣；②脱衣时，用健手解开衣扣，抓住衣领，先脱患侧衣袖至肩以下，然后健手脱掉整个衣袖，随后健手再将患侧衣袖脱出。

2. 穿脱套头上衣训练　①穿衣时，患者取坐位，先将患手伸入衣袖内，拉到肘以上，再将健手穿入衣袖内，最后套过头部，整理衣服；②脱衣时，先将衣身拉到胸部以上，再用健手拉住后背部的衣服从头脱出，脱出健手，最后脱患手。

3. 穿脱裤子训练　①卧床穿脱裤子：患者坐起，将健腿插伸至患腿下方，使患腿搭放在健腿上，先穿患侧裤腿，拉至膝以上，放下患腿，再穿入健侧裤腿，抬起臀部，健手把裤子拉到腰部，放下臀部，整理系紧，脱裤的顺序与穿的顺序相反；②坐位穿脱裤子：将患腿搭放在健腿上穿裤腿，将裤拉至膝关节以上，放下患腿，再穿入健腿裤腿，将裤拉到膝关节以上后站起，健手向上拉到腰部，整理系紧，脱裤子的顺序与穿的顺序相反。

4. 穿脱袜和鞋训练　穿袜、鞋时，患者取坐位，健手将患腿抬起置于健腿上，用健手为患足穿袜和鞋，放下患腿，再将健腿放在患腿上，穿好健足袜和鞋。脱袜、鞋时与穿的顺序相反。

5. 注意事项

(1) 衣物大小、松紧、厚薄的选择要适宜，以方便穿脱，穿着舒适。

(2) 偏瘫患者穿脱衣服时，应先穿患肢，后穿健肢；先脱健肢，后脱患肢。

(3) 为便于穿脱，可将衣服进行改制，如上衣将扣子改用拉链或尼龙搭扣，裤子不用腰带改用松紧带，不穿系带鞋改穿船形鞋等，也可使用穿衣自助具，如纽扣器、长柄鞋拔等。

(4) 袜子和鞋应放在患者身边便于取放的位置。

### （二）进食训练

有吞咽障碍和进食不能自理的患者，进行进食动作训练，对促进患者身体健康和营养的补充具有重要的意义。必须先进行基础训练，再进行进食训练。

1. 基础训练　①感官刺激：如用棉签、压舌板等刺激面颊、唇、舌等处，以增加敏感度；②坐位训练：每日逐渐抬高床头直到患者能够保持独立坐位的训练，以预防直立性低血压，为进食训练打下良好的基础；③口、颜面功能训练：包括口、舌、唇、颌渐进性肌肉训练，以促进主动收缩功能恢复；④吞咽训练：用棉棒蘸少许冷水，轻刺激患者软腭、舌根及咽后壁，以强化吞咽反射，然后嘱患者做吞咽动作。

2. 进食训练　①进食体位：一般选择半坐位，头部前屈，利于食物进入食管；②进食动作：先训练手部动作和模仿进食，然后再训练进食；③食物：食物的性状应根据吞咽障碍的程度及阶段，选择易在口腔内移送和吞咽的食物，从果冻、香蕉、蛋羹等羹状食物开始，逐渐过渡到糊状及正常食物；④摄食训练：进食时每口量不宜过多，尽量将食物放在舌后部，咀嚼和吞咽速度不宜过快；⑤抓握餐具训练：对上肢丧失抓握能力、动作不协调而不能正常进食的患者，应进行抓握餐具和进食动作训练，并将餐具加以改造，如将匙柄或叉柄加粗、加长或成角，或在杯、碗、盘底部加吸盘，杯碗外加一C形箍，饮水可使用吸管等。

3. 注意事项

(1) 提供良好的进食环境，如有活动义齿应取下。

(2) 开始训练时防止疲劳，必要时护理人员协助完成。

(3) 注意观察患者咀嚼和吞咽能力，防止食物误吸的发生。

（三）个人卫生训练

清洁是人的基本需要，个人卫生直接影响着人的精神状态和社会交往，对于生活不能自理、失去自我清洁能力的患者，进行个人卫生训练可增强患者的自信心，提高生活自理能力，改善精神状态。

1. 洗手、洗脸、刷牙　患者坐在洗脸池前或把脸盆放在患者前方，用健手洗患手、洗脸。洗健手时，可将带吸盘的洗手刷吸附在水池壁上，手在刷子上刷洗，也可将毛巾铺在水池壁上，涂上肥皂，健手及前臂在毛巾上搓洗后冲净。拧毛巾时，可将毛巾绕在水龙头上或患侧手臂上，用健手拧干。刷牙时，可借助身体将牙膏固定，用健手将盖旋开，刷牙动作由健手完成，必要时将牙刷柄加粗、加长，或在柄上加一尼龙搭扣圈以便于抓握。

2. 洗澡　盆浴时，患者坐在浴盆外轮椅或椅子上，脱去衣物，先用健手把患腿置于浴盆内，再用健手握住盆沿，健腿撑起身体前倾移至浴盆内，再把健腿放于浴盆内。淋浴时，患者可坐在专用淋浴椅上进行。擦洗时，用健侧手持毛巾擦洗或用长柄海绵浴刷擦后背或下肢。拧毛巾时，将毛巾压在腿下或缠在患侧臂上，用健手拧干。

3. 注意事项

(1) 浴室的环境温度一般在24℃左右，水温在38～42℃，并应有安全措施。

(2) 出入浴室应穿防滑拖鞋，并要有专人在旁保护。

(3) 浴盆内水不宜过满，患者洗澡时间不宜过长。

(4) 注意观察患者全身状况，以便给予及时处理

## 四、功能训练

（一）排泄训练

1. 膀胱功能训练　目的是维持膀胱正常的收缩和舒张功能，重新训练反射性膀胱。须注意的是在无严重输尿管膀胱逆流且泌尿系感染得到控制时，才能进行此训练。

(1) 留置导尿管法：采用定期开放导尿管，让膀胱适当地充盈和排空的方法，促进膀胱壁肌肉张力的恢复。操作步骤：①定时开放导尿管，日间视喝水量多少，每3～4小时开放导尿管1次，在开放的同时，嘱患者做排尿动作，主动增加腹压或用手按压下腹部，使尿液排出，睡眠后导尿管持续开放；②训练时应注意下列预兆式信号，如脸红、寒战、起鸡皮疙瘩或出冷汗等，如有上述征兆，应及时放尿；③指导排尿动作，教会患者做收缩肛门括约肌及仰卧位抬起臀部动作，这些训练有利于重建排尿功能；

(2) 间歇导尿法：间歇导尿法是较好的治疗方法，尤其适用于女性患者，且泌尿道感染率较低，合并症少。间歇导尿法应注意以下几点：①每4～6小时导尿1次，睡前导尿管留置开放；②每次导尿前半小时，让患者试行自解，一旦开始排尿，需测定残尿量；③如果残尿量越来越少，可适当延长导尿间隔时间，以至逐渐停止导尿。

(3) 排尿训练：即使完全处于昏迷状态的患者，留置导尿管也应该定期开放，以利于排尿肌功能恢复。

2. 排便训练　有排便意识的老人应当给予鼓励自行排便。养成良好的排便习惯和方法。能坐位排便时，则使用坐式便盆。利用胃 - 结肠反射促进排便，即一般在饭后，特别是在早饭后，将开塞露类药物放入肛门内，10分钟后嘱患者坐在便盆上，经20～30分钟后即可排便。

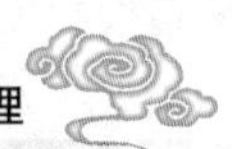

（二）呼吸功能训练和排痰方法

1. 呼吸功能锻炼　让老人掌握有效的呼吸方法。通常是利用吹气囊、吹蜡烛的方法和胸廓向上抬举、上肢外展扩大胸廓的辅助性呼吸运动，以增加肺活量、防止肺功能下降和肺栓塞。常用的方法有胸式呼吸训练法、吸气呼吸训练法和腹式呼吸训练法。

2. 排痰方法　常用的有体位排痰法和吸痰法。

（三）沟通技术

1. 失语症患者　言语障碍并不等于就有听力障碍，因此不必高声讲话。如果经过训练仍不能说话时，可用发音方法加以诱导，待其理解后再改变话题；对语言理解力非常差的老人，可用简单的“是”或“不”来回答提出的问题，也可用图片或卡片示意。若患者能够正确应答，应给予鼓励。

2. 失认患者　对日常生活中的物品要反复加以说明，直至患者理解。对穿衣不能区分表里、左右、上下的患者，应标以不同的颜色或符号。

3. 痴呆、精神异常患者　精神症状因病灶部位、年龄、性格等不同而不同。患者的企求往往与现实有很大的差距，常因此而焦虑不安。患者一旦出现腹泻、便秘、失眠、排尿困难，就会呈现出假性忧郁病症状。可借助书、报、杂志及日常会话，促进患者思考问题，并消除一切不良精神因素，也可让患者做一些自己喜欢而又可以缓和精神紧张的手工操作，以便恢复其自信心。痴呆者不会述说自己的症状，常常是把几种症状都混在一起，对此应该认真地加以分析，制定正确的治疗、护理方案。

（四）吞咽技能与饮食指导

1. 协助患者进食　经口进食时，抬高床头，从偏瘫的一侧喂入，嘱患者一口一口地下咽。开始时用半流食，而后根据患者下咽情况改变饮食性状。若出现噎食等现象，应随时观察并记录，以便调整饮食，切勿发生误饮或窒息。

2. 指导饮食动作　患者如患手麻痹而又不易恢复时，则训练其健侧手功能；麻痹症状轻的患手，开始训练时使用叉或匙，而后逐渐改用筷子；对不能完成精细动作的患手，可用健手辅助之；若单靠健手吃饭，应备有一个装放餐具的小盒，或在食具下垫上金属板、硬纸板或毛巾等，使之稳固易于持拿；患者尽可能不在床上吃饭，如果患者能够在轮椅上持续端坐 30 分钟，则应在轮椅上吃饭；生活可以自理的患者应去食堂吃饭。

（屈晓敏　唐凤平）

## 复习思考题

1. 老年康复护理行为有哪些？
2. 穿脱衣物训练的注意事项有哪些？

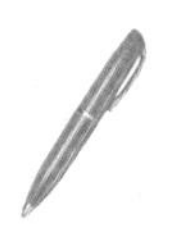

# 附录一　老年人常用评估量表

## 量表 1　Barthel 指数

| 生活能力 | 项目 | 分值 |
|---|---|---|
| 进食 | 可独立进食 | 10 |
| | 需部分帮助 | 5 |
| | 需极大帮助或留置胃管 | 0 |
| 洗澡 | 可独立完成 | 5 |
| | 需他人帮助 | 0 |
| 修饰 | 可独立完成 | 5 |
| | 需他人帮助 | 0 |
| 穿衣 | 可独立完成 | 10 |
| | 需部分帮助 | 5 |
| | 需极大帮助或完全依赖他人 | 0 |
| 控制大便 | 可控制大便 | 10 |
| | 偶尔失控或需他人提示 | 5 |
| | 完全失控 | 0 |
| 控制小便 | 可控制小便 | 10 |
| | 偶尔失控或需他人提示 | 5 |
| | 完全失控 | 0 |
| 如厕 | 可独立完成 | 10 |
| | 需部分帮助 | 5 |
| | 需极大帮助或完全依赖他人 | 0 |
| 床椅移动 | 可独立完成 | 15 |
| | 需部分帮助 | 10 |
| | 需极大帮助 | 5 |
| | 完全依赖他人 | 0 |
| 平地行走 | 可独立在平地行走 45m | 15 |
| | 需部分帮助 | 10 |
| | 需极大帮助 | 5 |
| | 完全依赖他人 | 0 |
| 上下楼梯 | 可独立上下楼梯 | 10 |
| | 需部分帮助 | 5 |
| | 需极大帮助或完全依赖他人 | 0 |

## 量表2 Katz日常生活功能指数评价表

指导语：Katz功能量表分级如下：A. 能完全独立完成以下六项（进食，控制大小便，移动，入厕，更衣，洗澡）；B. 能独立完成以下六项中的五项；C. 除洗澡和另外一项活动外，能独立完成其余四项；D. 不能洗澡、更衣和另外一项活动；E. 不能完成洗澡、更衣、入厕、移动和另外一项活动；F. 只能独立完成控制大小便或进食；G. 六项都不能独立完成；其他. 至少两项不能完成，但不能用C、D、E、F的分类法来区分。

| 生活能力 | 项目 | 分值 |
|---|---|---|
| 进食 | 进食自理无需帮助 | 2 |
| | 需帮助备餐，能自己进食 | 1 |
| | 进食或经静脉给营养时需要帮助 | 0 |
| 更衣<br>（取衣、穿衣、扣扣、系带） | 完全独立完成 | 2 |
| | 仅需要帮助系鞋带 | 1 |
| | 取衣、穿衣需要协助 | 0 |
| 沐浴<br>（擦浴、盆浴或淋浴） | 独立完成 | 2 |
| | 仅需要部分帮助（如背部） | 1 |
| | 需要帮助（不能自行沐浴） | 0 |
| 移动<br>（起床、卧床，从椅子上站立或坐下） | 自如（可以使用手杖等辅助器具） | 2 |
| | 需要帮助 | 1 |
| | 不能起床 | 0 |
| 入厕<br>（入厕大小便自如，便后能自洁及整理衣裤） | 无需帮助，或能借助辅助器具进出厕所 | 2 |
| | 需帮助进出厕所、便后清洁或整理衣裤 | 1 |
| | 不能自行进出厕所完成排泄过程 | 0 |
| 控制大小便 | 能完全控制 | 2 |
| | 偶尔大小便失控 | 1 |
| | 排尿、排便需别人帮助，需用导尿管或失禁 | 0 |

## 量表3 Lawton功能性日常生活能力量表

| 生活能力 | 项目 | 分值 |
|---|---|---|
| 你能自己做饭吗？ | 无需帮助 | 2 |
| | 需要一些帮助 | 1 |
| | 完全不能自己做饭 | 0 |
| 你能自己做家务或勤杂工作吗？ | 无需帮助 | 2 |
| | 需要一些帮助 | 1 |
| | 完全不能自己做家务 | 0 |
| 你能自己服药吗？ | 无需帮助（能准时服药，剂量准确） | 2 |
| | 需要一些帮助[别人帮助备药，和（或）提醒服药] | 1 |
| | 没有帮助完全不能自己服药 | 0 |

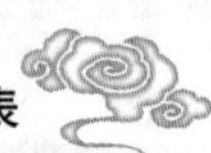

续表

| 生活能力 | 项目 | 分值 |
|---|---|---|
| 你能去超过步行距离的地方吗？ | 无需帮助 | 2 |
| | 需要一些帮助 | 1 |
| | 除非作特别安排，否则完全不能旅行 | 0 |
| 你能去购物吗？ | 无需帮助 | 2 |
| | 需要一些帮助 | 1 |
| | 完全不能自己出去购物 | 0 |
| 你能自己理财吗？ | 无需帮助 | 2 |
| | 需要一些帮助 | 1 |
| | 完全不能自己理财 | 0 |
| 你能打电话吗？ | 无需帮助 | 2 |
| | 需要一些帮助 | 1 |
| | 完全不能自己打电话 | 0 |

## 量表4　Pfeffer功能活动问卷

指导语：请仔细地阅读下列的10个问题（读出问题），并按老人的情况，选择一个最能合适地反映老人活动能力的评定，每一道问题只能选择一个评定，不要重复评定，也不要遗漏。

| 项目 | 请圈上最合适的情况 | | | |
|---|---|---|---|---|
| 1. 使用各种票证（正确使用，不过期） | 0 | 1 | 2 | 9 |
| 2. 按时支付各种票据（如房租、水电费等） | 0 | 1 | 2 | 9 |
| 3. 自行购物（如购买衣、食及家庭用品） | 0 | 1 | 2 | 9 |
| 4. 参加需技巧性的游戏或活动（下棋、打麻将、绘画、摄影） | 0 | 1 | 2 | 9 |
| 5. 使用炉子（包括生炉子、熄灭炉子） | 0 | 1 | 2 | 9 |
| 6. 准备和烧一顿饭菜（有饭、菜、汤） | 0 | 1 | 2 | 9 |
| 7. 关心和了解新鲜事物（国家大事或邻居中发生的重要事情） | 0 | 1 | 2 | 9 |
| 8. 持续一小时以上注意力集中地看电视或小说，或收听收音机并能理解、评论或讨论其内容 | 0 | 1 | 2 | 9 |
| 9. 记得重要的约定（如领退休金、朋友约会、接送幼儿等） | 0 | 1 | 2 | 9 |
| 10. 独自外出活动或走亲访友（指较远距离，如相当于三站公共汽车的距离） | 0 | 1 | 2 | 9 |

备注：

1. 评分采用0～2的三级评分法：0级没有任何困难，能独立完成，不需要他人指导或帮助；1级有些困难，需要他人指导或帮助；2级本人无法完成，完全或几乎完全由他人代替完成。如项目不适用，如老人一向不从事这项活动，记9，不记入总分。

2. FAQ只要两项统计指标：总分0～20和单项0～2。临界值：总分25，或有两个或两个以上单项功能丧失（2分）或1项功能丧失，2项以上有功能缺损（1分）。

3. FAQ≥5，并不等于痴呆，仅说明社会功能有问题，尚需进一步确定这类损害是否新近发生，是因智力减退还是另有原因，如年龄，视力缺陷、情绪抑郁或运动功能障碍等。

# 量表5　简易智力状态检查

| 项目 | 正确 | 错误 |
|---|---|---|
| 1. 今年是哪一年? | 1 | 5 |
| 2. 现在是什么季节? | 1 | 5 |
| 3. 今天是几号? | 1 | 5 |
| 4. 今天是星期几? | 1 | 5 |
| 5. 现在是几月份? | 1 | 5 |
| 6. 你能告诉我现在我们在哪里? | 1 | 5 |
| 7. 你住在什么区(县)? | 1 | 5 |
| 8. 你住在什么街道? | 1 | 5 |
| 9. 我们现在在几楼? | 1 | 5 |
| 10. 这里是什么地方? | 1 | 5 |

11. 请你把这三种物品说一遍(以第1次答案计分)

| | 正确 | 错误 | 拒绝回答 |
|---|---|---|---|
| 皮球 | 1 | 5 | 9 |
| 国旗 | 1 | 5 | 9 |
| 树木 | 1 | 5 | 9 |

12. 现在请你从100减去7,然后将所得的数目再减去7,如此一直计算,把每个答案告诉我。直到我说“停”为止(若错了,但下一个答案都是对的,只记一次错误)

| | 正确 | 错误 | 说不会做 | 其他原因不做 |
|---|---|---|---|---|
| 93 | 1 | 5 | 7 | 9 |
| 86 | 1 | 5 | 7 | 9 |
| 79 | 1 | 5 | 7 | 9 |
| 72 | 1 | 5 | 7 | 9 |
| 65 | 1 | 5 | 7 | 9 |
| 停止 | | | | |

13. 现在请你告诉我,刚才我要你记住的三样东西是什么?

| | 正确 | 错误 | 说不会做 | 拒绝回答 |
|---|---|---|---|---|
| 皮球 | 1 | 5 | 7 | 9 |
| 国旗 | 1 | 5 | 7 | 9 |
| 树木 | 1 | 5 | 7 | 9 |

14. 请问这是什么?

| | 正确 | 错误 | 拒绝回答 |
|---|---|---|---|
| 手表(评估者手指手表) | 1 | 5 | 9 |
| 铅笔(评估者手指铅笔) | 1 | 5 | 9 |

15. 现在我说句话,请你清楚地复述一遍,“四十四只石狮子”(只能说一遍,咬字清楚的记1分)

| | 正确 | 错误 | 说不会做 | 拒绝回答 |
|---|---|---|---|---|
| 四十四只石狮子 | 1 | 5 | 7 | 9 |

16. 请按照卡片上的要求做(评估者把写有“闭上您的眼睛”大字的卡片交给被评估者)

| | 有 | 没有 | 说不会做 | 拒绝 | 文盲 |
|---|---|---|---|---|---|
| 闭眼睛 | 1 | 5 | 7 | 9 | 8 |

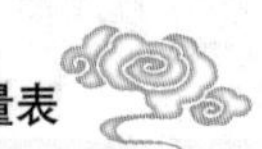

续表

| 17. 请用右手拿这张纸，再用双手把纸对折，然后将纸放在你的大腿上 | | | | |
|---|---|---|---|---|
| | 正确 | 错误 | 说不会做 | 拒绝 |
| 用右手拿纸 | 1 | 5 | 7 | 9 |
| 把纸对折 | 1 | 5 | 7 | 9 |
| 放在大腿上 | 1 | 5 | 7 | 9 |
| 18. 请你说一句完整的有意义的句子（句子必须有主语，动词） | | | | |
| **记录所述句子的全文** | **句子合乎标准** | **句子不合乎标准** | **说不会做** | **拒绝** |
| | 1 | 5 | 7 | 9 |
| 19. 照这张图把它画出来（对：两个五边形的图案，交叉处形成个小四边形） | | | | |
| | **正确** | **错误** | **说不会做** | **拒绝** |
| | 1 | 5 | 7 | 9 |

备注：

1. 共 19 项，项目 1～5 是时间定向；6～10 为地点定向；项目 11 为语言即刻记忆，分三小项；项目 12 检查注意力和计算能力，共五小项；项目 13 检查短期记忆，分三小项；项目 14 为物品命名，分二小项；项目 15 为语言复述；项目 16 为阅读理解；项目 17 为语言理解，分三小项；项目 18 检测语言表达；项目 19 为描图。共 30 个小项。

2. 回答或操作正确记“1”，错误记“5”，拒绝或说不会做记“9”和“7”。全部答对总分为 30 分。

3. MMSE 的主要统计量为所有记“1”的项目（和小项）的总和，即回答 / 操作正确的项目 / 小项数，可以称为 MMSE 总分，范围为 0～30。

4. MMSE 总分与受教育程度有关，按教育程度的分界值，未受教育文盲组 17 分，教育年限≤6 年 20 分，教育年限 >6 年 24 分，低于分界值的为有认知功能缺损。

## 量表 6 汉密尔顿焦虑量表

| **圈出最适合患者的分数** | | | | | |
|---|---|---|---|---|---|
| **项目** | **分数** | | | | |
| 1. 焦虑心境 | 0 | 1 | 2 | 3 | 4 |
| 2. 紧张 | 0 | 1 | 2 | 3 | 4 |
| 3. 害怕 | 0 | 1 | 2 | 3 | 4 |
| 4. 失眠 | 0 | 1 | 2 | 3 | 4 |
| 5. 记忆或注意障碍 | 0 | 1 | 2 | 3 | 4 |
| 6. 抑郁心境 | 0 | 1 | 2 | 3 | 4 |
| 7. 肌肉系统症状 | 0 | 1 | 2 | 3 | 4 |
| 8. 感觉系统症状 | 0 | 1 | 2 | 3 | 4 |
| 9. 心血管系统症状 | 0 | 1 | 2 | 3 | 4 |
| 10. 呼吸系统症状 | 0 | 1 | 2 | 3 | 4 |
| 11. 胃肠道症状 | 0 | 1 | 2 | 3 | 4 |
| 12. 生殖系统症状 | 0 | 1 | 2 | 3 | 4 |
| 13. 神经系统症状 | 0 | 1 | 2 | 3 | 4 |
| 14. 会谈时行为表现 | 0 | 1 | 2 | 3 | 4 |

备注：

1. 0＝无症状；1＝轻度；2＝中度，有肯定的症状，但不影响生活和劳动；3＝重度，症状重，已影响生活和劳动，需要进行处理；4＝极重，症状极重，严重影响生活。

2. 总分大于 29 为严重焦虑；总分大于 21 为明显焦虑；总分大于 14 为有肯定的焦虑；总分大于 7 为可能有焦虑；总分小于 7 为无焦虑。

3. 因子分计算：精神性焦虑因子，第 1～6 项与第 14 项分数之和除以 7；躯体性焦虑因子分，第 7～13 项分数之和除以 7。因子分提示病人焦虑症状的特点。

# 量表 7.1 状态 - 特质焦虑问卷

指导语：下面列出的是一些人们常常用来描述自己的陈述，请阅读每一个陈述，然后在右边适当的圈上打勾，来表示你现在最恰当的感觉。没有对或错的回答，不要对任何一个陈述花太多的时间去考虑，但所给的回答应该是你现在最恰当的感觉。

| 评价状态焦虑内容 | 完全没有 | 有些 | 中等程度 | 非常明显 |
|---|---|---|---|---|
| *1. 我感到心情平静 | ① | ② | ③ | ④ |
| *2. 我感到安全 | ① | ② | ③ | ④ |
| 3. 我是紧张的 | ① | ② | ③ | ④ |
| 4. 我感到被限制 | ① | ② | ③ | ④ |
| *5. 我感到安逸 | ① | ② | ③ | ④ |
| 6. 我感到烦乱 | ① | ② | ③ | ④ |
| 7. 我现在正在为困难发生的不幸而烦恼 | ① | ② | ③ | ④ |
| *8. 我感到满意 | ① | ② | ③ | ④ |
| 9. 我感到害怕 | ① | ② | ③ | ④ |
| *10. 我感到舒适 | ① | ② | ③ | ④ |
| *11. 我有自信心 | ① | ② | ③ | ④ |
| 12. 我觉得神经过敏 | ① | ② | ③ | ④ |
| 13. 我极度紧张不安 | ① | ② | ③ | ④ |
| 14. 我优柔寡断 | ① | ② | ③ | ④ |
| *15. 我是轻松的 | ① | ② | ③ | ④ |
| *16. 我感到心满意足 | ① | ② | ③ | ④ |
| 17. 我是烦恼的 | ① | ② | ③ | ④ |
| 18. 我感到慌乱 | ① | ② | ③ | ④ |
| *19. 我感到镇定 | ① | ② | ③ | ④ |
| *20. 我感到愉快 | ① | ② | ③ | ④ |

备注：

1. 将表"*"号条目反向计分，即①为 4 分，②为 3 分，③为 2 分，④为 1 分。然后将 1～20 项的得分相加即状态焦虑总分（20～80 分）；将 21～40 项的得分相加即特质焦虑总分（20～80 分）。

2. 分数越高，说明焦虑越严重。该量表国内尚无常模，美国常模如下：

状态焦虑量表，19～39 岁，男性 56 分，女性 57 分；40～49 岁，男性 55 分，女性 58 分；50～69 岁，男性 52 分，女性 47 分。

特质焦虑表，19～39 岁，男性 53 分，女性 55 分；40～49 岁，男性 51 分，女性 53 分；50～69 岁，男性 50 分，女性 43 分。

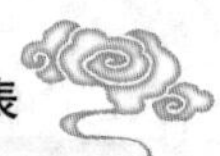

# 量表 7.2 特质焦虑问卷

指导语：下面列出的是一些人们常常用来描述自己的陈述，请阅读每一个陈述，然后在右边适当的圈上打勾，来表示经常的感觉。没有对或错的回答，不要对任何一个陈述花太多的时间去考虑，但所给的回答应该是平常所感觉到的。

| 评价特质焦虑内容 | 几乎没有 | 有些 | 经常 | 几乎总是如此 |
|---|---|---|---|---|
| *21. 我感到愉快 | ① | ② | ③ | ④ |
| 22. 我感到神经过敏和不安 | ① | ② | ③ | ④ |
| *23. 我感到自我满足 | ① | ② | ③ | ④ |
| *24. 我希望像别人那样的高兴 | ① | ② | ③ | ④ |
| 25. 我感到像个失败者 | ① | ② | ③ | ④ |
| *26. 我感到宁静 | ① | ② | ③ | ④ |
| *27. 我是平静、冷静和镇定自若的 | ① | ② | ③ | ④ |
| 28. 我感到困难成堆，无法克服 | ① | ② | ③ | ④ |
| 29. 我过分忧虑那些无关紧要的事 | ① | ② | ③ | ④ |
| *30. 我是高兴的 | ① | ② | ③ | ④ |
| 31. 我的思想处于混乱状态 | ① | ② | ③ | ④ |
| 32. 我缺乏自信 | ① | ② | ③ | ④ |
| *33. 我感到安全 | ① | ② | ③ | ④ |
| *34. 我容易作出决断 | ① | ② | ③ | ④ |
| 35. 我感到不太好 | ① | ② | ③ | ④ |
| *36. 我是满足的 | ① | ② | ③ | ④ |
| 37. 一些不重要的想法缠绕着我，并打扰我 | ① | ② | ③ | ④ |
| 38. 我如此沮丧，无法摆脱 | ① | ② | ③ | ④ |
| *39. 我是个很稳定的人 | ① | ② | ③ | ④ |
| 40. 一想到当前的事情和利益，我就陷入紧张状态 | ① | ② | ③ | ④ |

备注：

1. 将表“*”号条目反向计分，即①为 4 分，②为 3 分，③为 2 分，④为 1 分。然后将 1～20 项的得分相加即状态焦虑总分（20～80 分）；将 21～40 项的得分相加即特质焦虑总分（20～80 分）。

2. 分数越高，说明焦虑越严重。该量表国内尚无常模，美国常模如下：

状态焦虑量表，19～39 岁，男性 56 分，女性 57 分；40～49 岁，男性 55 分，女性 58 分；50～69 岁，男性 52 分，女性 47 分。

特质焦虑表，19～39 岁，男性 53 分，女性 55 分；40～49 岁，男性 51 分，女性 53 分；50～69 岁，男性 50 分，女性 43 分。

# 量表8 抑郁自评量表

| 项目 | 无 | 有时 | 经常 | 持续 |
|---|---|---|---|---|
| 1. 我觉得闷闷不乐，情绪低沉（抑郁） | □ | □ | □ | □ |
| *2. 我觉得一天中早晨最好（晨重晚轻） | □ | □ | □ | □ |
| 3. 我一阵阵哭出来或觉得想哭（易哭） | □ | □ | □ | □ |
| 4. 我晚上睡眠不好（睡眠障碍） | □ | □ | □ | □ |
| *5. 我吃的跟平常一样多（食欲减退） | □ | □ | □ | □ |
| *6. 我与异性密切接触时和以往一样感到愉快（性兴趣减退） | □ | □ | □ | □ |
| 7. 我发觉我的体重在下降（体重减轻） | □ | □ | □ | □ |
| 8. 我有便秘的苦恼（便秘） | □ | □ | □ | □ |
| 9. 我心跳比平常快（心悸） | □ | □ | □ | □ |
| 10. 我无缘无故地感到疲乏（易倦） | □ | □ | □ | □ |
| *11. 我的头脑跟平常一样清楚（思考困难） | □ | □ | □ | □ |
| *12. 我觉得经常做的事情并没有困难（能力减退） | □ | □ | □ | □ |
| 13. 我觉得不安而平静不下来（不安） | □ | □ | □ | □ |
| *14. 我对将来抱有希望（绝望） | □ | □ | □ | □ |
| 15. 我比平常容易生气激动（易激惹） | □ | □ | □ | □ |
| *16. 我觉得做出决定是容易的（决断困难） | □ | □ | □ | □ |
| *17. 我觉得自己是个有用的人，有人需要我（无用感） | □ | □ | □ | □ |
| *18. 我的生活过得很有意思（生活空虚感） | □ | □ | □ | □ |
| 19. 我认为如果我死了，别人会生活得好些（无价值感） | □ | □ | □ | □ |
| *20. 平常感兴趣的事我仍然照样感兴趣（兴趣丧失） | □ | □ | □ | □ |

备注：

1. SDS 按症状出现频度评定，分 4 个等级：没有或很少时间；少部分时间；相当多时间；绝大部分或全部时间。若为正向评分题，依次为粗分 1、2、3、4。反向评分题（前有“*”号者），则评为 4、3、2、1。

2. 量表结构和内容：SDS 含有 20 个项目，每条文字及其所希望引出的症状如表 3-7，其中括号内为症状名称。

3. SDS 的主要统计指标是总分，但要经过一次转换。自评结束后，把 20 个项目的各项得分分数相加，即得到总粗分 X，然后通过公式 Y＝1.25X 转换。即用总粗分乘以 1.25 后，取其整数部分，就得到标准总分 Y。

4. 按中国常模结果，正常人 SDS 总粗分的分界值为 41 分，标准分为 51 分。

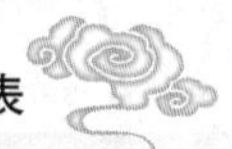

# 量表9　汉密尔顿抑郁量表

指导语：请圈上最适合病人情况的分数。

| 圈出最适合患者情况的分数 | | | | | |
|---|---|---|---|---|---|
| 1. 抑郁情绪 | 0 | 1 | 2 | 3 | 4 |
| 2. 有罪恶感 | 0 | 1 | 2 | 3 | 4 |
| 3. 自杀 | 0 | 1 | 2 | 3 | 4 |
| 4. 入睡困难 | 0 | 1 | 2 | | |
| 5. 睡眠不深 | 0 | 1 | 2 | | |
| 6. 早醒 | 0 | 1 | 2 | | |
| 7. 工作和兴趣 | 0 | 1 | 2 | 3 | 4 |
| 8. 迟缓 | 0 | 1 | 2 | 3 | 4 |
| 9. 激越 | 0 | 1 | 2 | 3 | 4 |
| 10. 精神性焦虑 | 0 | 1 | 2 | 3 | 4 |
| 11. 躯体性焦虑 | 0 | 1 | 2 | 3 | 4 |
| 12. 胃肠道症状 | 0 | 1 | 2 | | |
| 13. 全身症状 | 0 | 1 | 2 | | |
| 14. 性症状 | 0 | 1 | 2 | | |
| 15. 疑病 | 0 | 1 | 2 | 3 | 4 |
| 16. 体重减轻 | 0 | 1 | 2 | | |
| 17. 自知力 | 0 | 1 | 2 | | |
| 18. 日夜变化 | | | | | |
| A. 早 | 0 | 1 | 2 | | |
| B. 晚 | 0 | 1 | 2 | | |
| 19. 人格解体或现实解体 | 0 | 1 | 2 | 3 | 4 |
| 20. 偏执症状 | 0 | 1 | 2 | 3 | 4 |
| 21. 强迫症状 | 0 | 1 | 2 | | |
| 22. 能力感减退感 | 0 | 1 | 2 | 3 | 4 |
| 23. 绝望感 | 0 | 1 | 2 | 3 | 4 |
| 24. 自卑感 | 0 | 1 | 2 | 3 | 4 |

备注：该表是临床上评定抑郁状态时应用得最为普遍的量表，本表有17项、21项和24项三种版本。

1. 评定方法：应由经过培训的两名评定者对病人进行HAMD联合检查。一般采用交谈与观察的方式，检查结束后，两名评定者分别独立评分。

2. 表中的8、9及11项，依据对病人的观察进行评定；其余各项则根据病人自己的口头叙述评分；其中第1项需两者兼顾。另外，第7和22项，尚需向病人家属或病房工作人员收集资料；而第16项最好是根据体重记录，也可依据病人主诉及其家属或病房工作人员所提供的资料评定。

3. HAMD大部分项目采用0～4分的5级评分法。各级的标准：0为无；1为轻度；2为中度；3为重度；4为极重度。

4. HAMD少数项目采用0～2分的3级评分法，其分级的标准：0为无；1为轻～中度；2为重度。

# 附录二　老年人日常生活护理操作技能

## 1. 喂食

| 项目 | 操作步骤及要求 |
| --- | --- |
| 准备工作 | 仪容、仪表整洁、大方，修剪指甲，洗手<br>环境清洁，无异味<br>备齐物品：餐具（碗、汤匙、筷子）、小毛巾、餐巾、吸管、刷牙或漱口、洗手用具，食物温度适宜 |
| 操作过程 | 向老人解释，洗手<br>视老人情况取合适体位。手边放清洁小毛巾，胸前围餐巾<br>先喂适量温水以湿润口腔，再小口喂固体食物，偏瘫者送食入口腔健侧<br>小口喂食，固体、流质食物交替喂，防噎食<br>流质食物可用吸管饮用<br>喂食完毕，协助刷牙或漱口<br>安置老人于半卧位或健侧卧位，整理用物，健康指导 |
| 注意事项 | 1. 对肢体活动不便者，可选择加长、加粗的汤勺，餐具下面以吸盘固定，以方便老人自行进食<br>2. 进食过程中不催促老人，细嚼慢咽，小口吞咽。尤其是吞咽困难的老人，不宜选择圆形、滑溜或带黏性的食物，食物去骨、切细、煮软，必要时将食物加工成糊状<br>3. 对视力有障碍的老人，喂食时主动告知食物的名称。<br>4. 注意食物温度，预防烫伤 |

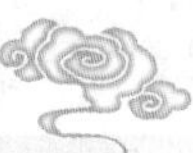

## 2. 拐杖使用

| 项目 | 操作步骤及要求 |
|---|---|
| 准备工作 | 仪容、仪表整洁、大方<br>备齐物品：手杖、腋杖。检查所用物品有无损坏，拐杖与地面摩擦力是否够大<br>调整腋杖至适合老年人的高度（手杖高度以手臂下垂时手腕到地面为宜），站立时拐杖头离腋下2～3cm，两手按手柄时肘部成30° |
| 操作过程 | 向老人解释，取得配合<br>手杖使用法：<br>站立，手杖置健侧手上。重心在健侧脚上，手杖向前拄出一步，患侧脚向前迈出一步，重心转移到患侧与手杖上，健侧跟上。遵循“手杖—患侧—健侧”的顺序前行<br>使用手杖上下楼：<br>上楼梯时，手杖放在上一个台阶上，健侧先上，患侧跟上；下楼梯时，手杖先放在下一个台阶上，患侧先下，再下健侧<br>腋杖使用法：<br>患脚不着地的行步方法：双侧腋杖同时放前一步，患脚腾空，健脚跟上<br>患脚可着地的行步方法：①四点步：右拐前移，迈左脚，移左拐，右脚跟上。②三点步：两侧腋杖与患脚同时向前，健脚跟上。③二点步：右腋杖与左脚同时移动，左腋杖与右脚同时移动<br>腋杖上下楼法：<br>上楼梯：健脚先上，然后患脚与左右腋杖同时上<br>下楼梯：两腋杖同时先下，患脚下移，健脚跟上 |
| 注意事项 | 1. 选择适合老人的手杖或腋杖。手杖使用在健侧手，先移动手杖，调整好重心后再移动脚步；使用腋杖要用手臂支托身体的重量，上端接触腋窝部位要有软垫，避免用腋窝支撑重量<br>2. 未熟练使用用具前，应有人扶持或陪伴，防止跌倒 |

## 3. 助步器使用

| 项目 | 操作步骤及要求 |
|---|---|
| 准备工作 | 仪容、仪表整洁、大方<br>周围地面平整无障碍物<br>备齐物品：合适的助步器，检查各部件是否完好 |
| 操作过程 | 向老人解释，说明目的，取得配合<br>协助老人平稳站起<br>双手放在扶手上支撑体重，身体略向前倾<br>无轮的助步器：举起助步器放前约15cm，放稳，患脚前行，健脚跟上<br>有轮助步器：向前推进助步器约15cm，放稳，患脚前行，健脚跟上<br>指导老人循序渐进行走，帮助适应<br>整理用物，协助老人回到床休息 |
| 注意事项 | 1. 发挥老人的主观能动性，争取老人的积极配合<br>2. 使用带轮子的助步器，注意陪护，防止意外；未熟练使用前，应有人扶持或陪伴，防止跌倒 |

## 4. 穿脱衣裤

| 项目 | 操作步骤及要求 |
| --- | --- |
| 准备工作 | 仪容、仪表整洁、大方，修剪指甲，洗手<br>关门窗，避免对流，冬季室温24～26℃为宜<br>备齐物品：清洁、得体的老人衣裤 |
| 操作过程 | 向老人解释，取得配合<br>脱开襟上衣：<br>解开纽扣，协助脱去健侧衣袖，将一侧上衣平整地掖于老人身下协助老人侧卧，脱下另一侧衣袖，整理衣服<br>脱套头衫：<br>将上衣拉至胸部，协助老人一侧手臂上举，顺势脱出一侧袖子，依法脱另一侧，再一手托起老人头颈部，另一手将衣服从头上脱出<br>穿开襟上衣：<br>协助老人穿好患侧衣袖，翻身侧卧，将另一侧衣服平整掖于身下，协助平卧，从另一侧身下拉出衣服，穿好另一侧，扣好纽扣，整理衣服<br>穿套头衫：<br>辨清衣服前后面，护理员一手从衣服袖口处穿入到衣服的下摆，手握老人手腕，将衣袖轻轻向老人手臂套入，同法穿好另一侧，再将衣领口从老人头部套入，整理衣服<br>脱裤子：<br>协助松开裤带、裤口，护理员一手托腰骶部，另一手将裤腰向下褪至臀部以下，再协助褪至膝部，然后一手托膝部，另一手拉出裤管，同法脱出另一侧<br>穿裤子：<br>一手从裤管口伸入到裤腰口，再套入另一侧裤管口伸入到裤腰口，轻握老人脚踝，另一手将裤管向老人大腿方向提拉，同法穿好另一侧，向上提拉至臀部，再协助老人侧卧，提拉裤腰到腰部，平卧，系好裤带，整理裤子<br>安置舒适卧位，整理床单位 |
| 注意事项 | 1. 先脱健侧，后脱患侧。先穿患侧，后穿健侧。上床时先脱裤子后脱上衣，起床时先穿上衣后穿裤<br>2. 脱套头衫时，若老人一侧上肢活动不便时，则先脱健侧，再脱头部，后脱患侧 |

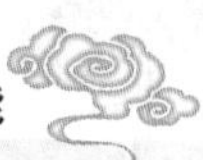

# 5. 协助翻身

| 项目 | 操作步骤及要求 |
| --- | --- |
| 准备工作 | 仪容、仪表整洁、大方<br>备齐用物：软枕3个，必要时备干净衣裤、床单<br>关门窗，调节室温 |
| 操作过程 | 向老人解释，说明目的，取得配合<br>放平床头、床尾支架，拉起对侧床挡<br>协助老人仰卧屈膝<br>协助一般老人翻身法：护理员双手分别托老人颈肩部和腰部，移向近侧，双手分别托臀部和膝部，移向近侧，转对侧一手扶老人肩部，另一手扶髋部，向护理员侧翻身<br>协助偏瘫老人翻身法：<br>(1) 独立翻身法：适用于体力较好、痉挛不太严重的老人<br>1) 向健侧翻身法：①老人仰卧于床上，健腿插在患腿下方；②健侧手与患侧手交叉（Bobath式握手）上举，并向前伸直上肢；③双上肢同时向左右侧摆动，利用腰腹肌力量及上肢摆动的惯性，让上肢和躯干一起翻向健侧<br>2) 向患侧翻身法：①老人仰卧于床上，双手Bobath式握手，向上伸展上肢，健侧下肢屈膝；②将双上肢摆向健侧，再摆向患侧，可重复摆动一次，借助惯性，将身体翻向患侧；调整肢体位置<br>(2) 他人协助翻身法：适用于体力较虚弱或痉挛较严重的老人<br>1) 向健侧翻身法：①老人双手交叉握住；②护理员先将老人患侧下肢屈曲，双手分别置于患侧肩部与臀部，用适当力量将老人翻向健侧，调整肢体位置<br>2) 向患侧翻身法：①令老人抬起健侧腿向患侧伸，健侧上肢也向前摆；②护理员一手放在患膝上辅助患腿外旋，另一手辅助使患侧上肢处于前伸位置（肩部向前伸，伸肘、伸腕）；③护理员用左手掌顶住患肢手掌，右手拉住老人健手，用力翻向患侧<br>截瘫老人翻身法：适用于脊柱稳定性良好的老人<br>(1) 独立翻身法：适用于能控制躯体和具有一定的上肢肌力者。先翻转上半身成侧卧位，再用单肘支撑起上部躯干，另一手调整下肢位置<br>(2) 他人协助翻身法：适用于躯干控制能力不足或上肢肌力欠佳者<br>1) 一人协助翻身法：适合体重较轻、有一定转换能力的老人。①老人仰卧，双手放于腹部或交叉相握上举于胸前，双足蹬于床面；②护理员站在老人欲转向侧的床对侧，先将老人向操作者身侧床缘，然后一手托肩部，一手托膝部，轻将老人推向对侧，使其背向操作者呈侧卧位；③调整姿势，使其保持关节功能位<br>2) 二人协助翻身法：适合体力虚弱或者体重较重的老人。①老人仰卧，双手放于腹部；②护理员和助手同站在老人欲转向侧的床对侧，一人双手分别托老人颈肩部和腰部，另一人双手分别托老人臀部和腘窝部，同时抬起老人移向操作者身侧床缘；③护理员和助手在分别托扶老人的肩、腰、臀和膝等部位，使其转向对侧，背向护理员呈侧卧位；④整理床单位，使其保持关节功能位<br>观察背部皮肤，整理衣服。<br>在老人的背部、胸前各放一软枕，上侧腿略向前方屈曲，下侧腿微屈，两膝之间，垫以软枕<br>整理床单位，根据需要支起床头、床尾支架，拉起床挡 |
| 注意事项 | 1. 遵循节力原则，移位时嘱老人做相应的协助<br>2. 注意保证老人安全，严防坠床；注意保暖、保护隐私；带导管者，要先固定好导管，防止脱落，保持管道通畅<br>3. 保持床褥平整，预防压疮发生<br>4. 保持肢体处于功能位或抗痉挛体位 |

## 6. 协助坐起

| 项目 | 操作步骤及要求 |
|---|---|
| 准备工作 | 仪容、仪表整洁、大方<br>备齐用物：软枕，绳梯，吊带，必要时备干净衣裤、床单<br>关门窗，调节室温 |
| 操作过程 | 向老人解释，说明目的，取得配合<br>偏瘫老人坐起训练<br>(1) 独立坐起法：适用于健侧上肢支撑能力较好的老人<br>1) 健侧坐起法：①先将患侧上肢放在胸前；②将健侧腿伸置于患腿下方，利用健侧下肢带动患侧下肢移至床边；③利用健侧肘将躯干支撑起，将躯干调整至坐位<br>2) 患侧坐起法：先用健侧下肢带动患侧下肢移至床边，后用健侧手直接支撑，再将身体调整至坐位<br>(2) 他人协助坐起法：①将患侧上肢放在胸前；②护理员身体前倾，双手插入老人腋下或肩胛下，老人健手抱住护理员的颈部；③指导老人主动用力抬起上身，同时护理员利用身体上升之力帮助老人抬起上身；④移双足到床沿下，调整至坐位<br>截瘫老人坐起训练<br>(1) 独立坐起法：仰卧位更换坐位：①老人仰卧，双下肢伸直，双肘支撑于身体两侧的床面上；②用力屈肘，使上部躯干抬离床面；③双肘移动到一定位置，用手撑于床面；④双手前移使躯干立起成坐位，调整坐姿<br>(2) 借用辅助设备坐起法<br>1) 借用绳梯：①老人仰卧，一侧手拉住绳梯，另一侧肘支撑于床面并同时移动，借助拉力抬起上部躯干；②支撑肘向前逐渐移动，拉绳梯的手拉住第二个绳梯来协助；③支撑肘继续前移直到拉住第三个绳梯时变为手支撑；④摆正上部躯干成坐位<br>2) 借用悬吊带：①一侧肘部穿过吊环，借助拉力使上部躯干抬离床面；②另一侧肘部支撑于床面，再穿吊环的肢体穿过第二个吊环；③借助拉力抬起躯干，支撑肘抬起向后摆动于身后成手支撑，再穿吊环的肢体穿过第三个吊环；④借助拉力支撑手向前移动使上部躯干坐起成坐位<br>(3) 他人协助坐起法：适用于上肢肌力不理想者。①老人仰卧，双腿伸直，屈肘，肘关节支撑于身体两侧的床面上；②护理员位于老人侧前方，双手托起老人双肩并向上牵拉；③同时指导老人利用双肘支撑，后改用双手掌支撑身体而坐起 |
| 注意事项 | 1. 卧床时间较长或体质差者，训练前，先训练床头抬高30°的半坐位，在承受的最长时间超过30分钟后，隔天床头增高10°再训练，直到能维持90°超过30分钟后才可以开始训练床边坐起<br>2. 偏瘫老人先练习健侧卧位坐起，再到患侧卧位坐起；从需人协助到独立坐起<br>3. 对脊髓损伤后脊柱稳定性良好的老人应早期(伤后/术后1周左右)开始训练。<br>从坐位转为卧位与上面的步骤相反 |

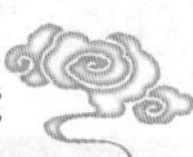

## 7.1　移位的照护-协助床上移动

<table>
<tr><th>项目</th><th>操作步骤及要求</th></tr>
<tr><td>准备工作</td><td>仪容、仪表整洁、大方<br>备齐用物：软枕，必要时备干净衣裤、床单<br>关门窗，调节室温</td></tr>
<tr><td>操作过程</td><td>向老人解释，说明目的，取得配合<br>偏瘫老人床上移动法<br>（1）独立移动法<br>1）向身侧移动：①老人坐于床上，患侧上肢放在胸前或将患手放入裤袋；②健侧上肢轻微外展，使健侧上肢支撑身体并向健侧方向用力，带动臀部向健侧移动；③健侧下肢插入患侧膝关节下，带动患侧下肢向健侧移动<br>2）向前方移动：①老人坐于床上，患侧上肢放在胸前或将患手放入裤袋；②用健侧上肢支撑身体，健侧下肢插入患侧膝关节的下方；③健侧髋关节屈曲、外展，膝关节屈曲，健侧上肢外展，使臀部向前方滑行<br>3）向后方移动：①老人坐于床上，患侧上肢放在胸前或将患手放入裤袋；用健侧上肢支撑身体，健侧下肢插入患侧膝关节的下方；②健侧髋关节屈曲、外展，用足底贴紧床面，健侧上肢外展、内收，使臀部向后方滑行<br>（2）他人协助移动法<br>1）向身侧移动：①取仰卧屈曲位；②护理员一手将患膝下压，并向床尾方向牵拉，另一手扶臀，嘱抬臀，向一侧移动，肩部与身体成直线<br>2）向前后方移动：①取坐位，双手交叉前伸，在护理员的帮助下，把重心转移到一侧臀部；②一侧负重，对侧向前或向后移动，犹如老人用臀部行走；③护理员站在偏瘫侧，把住老人的大转子部位，帮助老人转移重心以促进“行走”动作<br>截瘫老人床上移动法<br>（1）独立移动法<br>1）前方移动法：①上半身坐起；②双手放在身后床面，利用上肢撑起躯干将臀部抬离床面向前移动；③放下臀部坐稳，用双手搬动下肢，调整下肢<br>2）侧方移动法：①上半身坐起；②双手放在身体两侧，利用上肢撑起躯干将臀部抬离床面向左或右移动；③放下臀部坐稳，双手搬动下肢，调整下肢<br>（2）他人协助移动法<br>1）一人协助移向床头法：适合体重较轻、上肢有一定肌力的老人。①根据病情放平床头，枕横立于床头；②老人仰卧屈膝，双手拉住床头栏杆，双足蹬于床面；③护理员一手稳住老人双脚，一手在臀部提供助力，使其移向床头；④放回枕头，视病情酌情抬高床头，整理床铺，使关节处于功能位<br>2）二人协助移向床头法：适合体力虚弱、体重较重或上肢瘫痪的老人。①根据病情放平床头，枕横立于床头；②护理员和助手分别站于床的两侧，交叉托住老人颈肩部和臀部，同时将老人抬起移向床头，或两人同侧，一人托住颈、肩部及腰部，另一人托住臀部及腘窝部，同时将老人抬起移向床头；③整理床单位，使用支具，使老人舒适并保持关节功能位</td></tr>
<tr><td>注意事项</td><td>1. 动作轻柔，忌生搬硬拉<br>2. 循序渐进，协助移动再过渡到独立移动</td></tr>
</table>

# 7.2　移位的照护 - 床椅间转移

| 项目 | 操作步骤及要求 |
| --- | --- |
| 准备工作 | 仪容、仪表整洁、大方<br>备齐物品：轮椅、外衣，必要时备毛毯。检查轮椅，特别注意轮胎、刹车、安全带是否完好 |
| 操作过程 | 向老人解释，说明目的，取得配合<br>偏瘫老人床椅间的转移<br>（1）从床到轮椅的转移<br>1）独立转移法：①将轮椅置于老人健侧床旁，与床成 30°～45° 夹角，刹住车闸，移开脚踏板；②老人坐在床边，双脚着地，健手握住轮椅外侧扶手，躯干向前倾斜，用健手、健腿支撑站起；③站稳后以健足为轴，向健侧缓慢转动身体，使臀部正对椅子缓慢坐下；④调整身体位置，移回脚踏板，将双足放在脚踏板上<br>2）他人协助转移法：①轮椅置于老人健侧床旁，与床呈 30°～45° 角，刹住车闸，移开脚踏板；②老人坐在床边，两脚着地。护理员与老人面对面弯腰站立，用膝盖顶住老人患侧下肢膝盖，双手抱住老人腰部或背部，老人健手抱住护理员的颈部或肩膀；③护理员使老人身体向前倾斜，将其重心移到脚上，用力其使臀部离开床面，同时以健脚为轴，向健侧旋转身体，使臀部对准椅面坐下；④整理好老人坐姿，打开车闸，向后驱动轮椅离开床，翻下脚踏板，将双足放在脚踏板上<br>（2）从轮椅到床的转移<br>1）独立转移法：①将轮椅驱动至床边，健侧靠近床，使轮椅与床之间成 30°～45° 夹角，刹住车闸；老人身体向前移动，双足放至地上，向两侧移开脚踏板；②健手抓住轮椅床侧扶手，躯体向前移，健足后于患足，利用健手、健腿支撑站起；站稳后，健手向前移至床面支撑，以健足为轴，身体向健侧缓慢转动，使臀对床，慢慢坐下；③调整坐位姿势<br>2）他人协助转移法：①将轮椅驱动至床边，健侧靠近床，使轮椅与床之间成 30°～45° 角，刹住车闸，老人身体向前移动，双足放至地上，翻起脚踏板；②护理员将一只脚插入老人两腿之间，用手抱起老人腰背部，嘱老人同时用力，协助站起；③以健腿为轴，协助老人缓慢转动身体，坐到床沿；④调整老人坐位姿势<br>截瘫老人床椅间转移<br>（1）从床到轮椅的转移<br>1）独立转移法：直角转移法：又称正面转移。①轮椅向前与床成直角，刹住车闸；②老人背向轮椅，以双手多次的撑起动作将臀部后移向床边；③将双手改放在轮椅扶手中央，撑起上身，使臀部向后坐于轮椅内；④打开车闸，向后驱动轮椅至足跟移离床沿（至两脚在床边），刹住车闸；⑤移回脚踏板，并将双足放在脚踏板上<br>2）借助滑板转移法：利用滑板完成轮椅与床之间的转移。①轮椅尽量靠近床缘，刹住车闸；②去掉轮椅侧面扶手，在床与轮椅之间放一滑板，板的一端放于老人臀下；③老人一手撑于轮椅坐垫，一手撑于床缘，抬起上身，将臀移离床垫顺滑板滑进轮椅；④装上扶手，将双足放于踏板上<br>3）他人协助转移法：<br>锐角转移法：①轮椅置于床旁与床呈 30°～40° 角，刹住车闸，移开脚踏板；②协助老人坐起移至床边，双足着地，躯干略前倾；护理员屈髋面向老人站立，双下肢分开位于老人双腿两侧，双膝夹紧老人双膝外侧并固定，双手抱住老人臀部或拉住腰部皮带，老人双臂抱住护理员的颈部，并将头放在护理员靠近轮椅侧的肩上。操作者挺直后背并后仰将老人拉起完全离开床面并站立；③在老人站稳后护理员以足为轴旋转躯干，使老人背部转至轮椅，臀部正对轮椅正面；④使老人慢慢弯腰，平稳入坐；⑤帮助老人坐好，翻下脚踏板，将双足放在脚踏板上<br>直角转移法：与下面“从轮椅到床的他人协助直角转移法”步骤相反 |

续表

| 项目 | 操作步骤及要求 |
| --- | --- |
| | （2）从轮椅到床的转移<br>1）独立转移法<br>直角转移法：①驱动轮椅至床旁，使轮椅正对床成直角，离床约20～40cm时刹住车闸，移开脚踏板；②将两脚提至床上并伸直，再打开车闸，向前移动轮椅，使轮椅紧靠床，刹住车闸；③头部和躯干向前屈曲，两手撑住轮椅扶手向上支撑，使臀部离开椅垫，并向前移动；④将两手放在床上后，继续支撑抬起臀部，向前移动直至臀部移至床上<br>侧方转移：与“从床到轮椅侧方转移法”步骤相反<br>2）他人协助转移法<br>锐角转移法：与“从床到轮椅的他人协助锐角转移”步骤相反<br>直角转移法：①将老人推至床旁，使轮椅正面向床，距离床约20～40cm，并与床成直角，刹住车闸；②护理员协助老人抬起双腿，将下肢放于床上并伸直；③护理员站于轮椅的一边，打开车闸并用身体稳定轮椅。一手扶住老人的肩胛部，一手置于老人大腿下，往前推动轮椅，使老人双腿移至床上。至轮椅靠近床时再次刹住车闸；④护理员仍一手扶住老人的肩胛部，一手置于老人大腿下，老人双手抓住轮椅扶手，两人同时用力，老人尽可能撑起躯干并将臀部向前移动，使老人的臀部从轮椅上移至床上；⑤打开车闸，推走轮椅，协助老人取床坐位或者卧位；⑥整理床单位，使老人舒适并保持关节功能位 |
| 注意事项 | 1. 床铺高度要与轮椅座接近，床头宜装一短扶手，轮椅带有车闸和可拆卸式搁脚板<br>2. 进行轮椅转移前，关住车闸，确保安全 |

# 主要参考书目


1. 化前珍，胡秀英. 老年护理学. 4版. 北京：人民卫生出版社，2017.
2. 唐凤平. 老年护理. 2版. 北京：人民卫生出版社，2014.
3. 孙建萍. 老年护理学. 3版. 北京：人民卫生出版社，2014.
4. 范利，王陇德，冷晓. 中国老年医疗照护. 北京：人民卫生出版社，2017.
5. 王燕. 老年护理学. 北京：中国中医药出版社，2016.
6. Jeffrey BH，Joseph GO，Mary ET. 哈兹德老年医学. 6版. 李小鹰，王建业，译. 北京：人民军医出版社，2015.
7. 陈冀英. 老年人康复护理. 北京：北京师范大学出版社，2015.
8. 刘霞. 实用老年康复指南. 北京：人民卫生出版社，2015.
9. 吴红宇，王春霞. 老年护理. 北京：高等教育出版社，2015.
10. 陈峥. 老年综合征管理指南. 北京：中国协和医科大学出版社，2010.
11. 黄岩松，李敏. 老年健康照护. 武汉：华中科技大学出版社，2017.
12. 贾红红. 养老护理员培训教程. 北京：人民卫生出版社，2017.
13. 皮红英，张立力. 中国老年医疗照护. 北京：人民卫生出版社，2017.
14. 燕铁斌. 康复护理学. 北京：北京师范大学出版社，2015.
15. 刘海林. 老年医学高级教程. 北京：人民军医出版社，2012.
16. 郭桂芳，老年护理学（双语）. 北京：人民卫生出版社，2012.
17. 尤黎明，吴瑛. 内科护理学. 5版. 北京：人民卫生出版社，2012.
18. 蔡文广. 中风康复训练手册. 上海：世界图书出版社公司，2009.
19. 劳动和社会保障部教材办公室. 养老护理员（高级技师）. 北京：中国劳动社会保障出版社，2006.
20. 李建军. 老年康复训练师实务培训. 北京：中国社会出版社，2014.
21. 郑松柏，朱汉民. 老年医学概论. 上海：复旦大学出版社，2010.

# 复习思考题答案要点和模拟试卷

# 《老年护理》教学大纲